U0258501

生活之道

现代医学之父的人生智慧

Osler's
A Way of Life

[加] 威廉·奥斯勒
Sir. William Osler 著
马向涛 译

中信出版集团 | 北京

图书在版编目（CIP）数据

生活之道：现代医学之父的人生智慧／（加）威廉
·奥斯勒著；马向涛译. -- 北京：中信出版社，
2024.9

ISBN 978-7-5217-6280-8

Ⅰ．①生… Ⅱ．①威… ②马… Ⅲ．①医学－文集
Ⅳ．①R-53

中国国家版本馆CIP数据核字（2023）第 251556 号

生活之道——现代医学之父的人生智慧
著者： ［加］威廉·奥斯勒
译者： 马向涛
出版发行：中信出版集团股份有限公司
　　　（北京市朝阳区东三环北路 27 号嘉铭中心 邮编 100020）
承印者：北京通州皇家印刷厂

开本：787mm×1092mm 1/16 印张：24 字数：300 千字
版次：2024 年 9 月第 1 版 印次：2024 年 9 月第 1 次印刷
书号：ISBN 978-7-5217-6280-8 定价：88.00 元

版权所有·侵权必究
如有印刷、装订问题，本公司负责调换。
服务热线：400-600-8099
投稿邮箱：author@citicpub.com

寻觅生活之道

威廉·奥斯勒爵士是 20 世纪初期著名的加拿大医生与教育家，他提出了一系列重要的医学教育原则与医生职业道德规范，被后人誉为"现代医学之父"。不仅如此，奥斯勒爵士还是医学人文主义的先驱之一。他强调医学职业的人文性和道德性，提倡医生与患者建立良好的关系，并将医学视为一种终身学习与探索。许多人可能认为奥斯勒爵士只是一位医学泰斗，其实仔细端详起来才理解他深厚的人文底蕴。无论是关于古希腊的柏拉图、亚里士多德与希波克拉底，还是英国的莎士比亚、弥尔顿与阿诺德，奥斯勒爵士都会巧妙地引经据典并且娓娓道来。

1913 年 4 月 20 日晚，奥斯勒爵士在耶鲁大学发表了名为《生活之道》的演讲。其主旨是对日常工作与生活的规劝，他在其中引用了苏格兰哲学家卡莱尔的名言："我们的要务不是辨明朦胧的远方，而是专注清晰的眼前。"这场演讲如同一颗启迪思维的种子，影响着莘莘学子的内心世界。他在宁静的校园探讨了人生哲学，并将思想、语言与行动交织在一起，从而勾勒出每个人独特的生命旅程。此后，人们将其部分演讲整理成书以《生活之道》为名出版。尽管我与奥斯勒爵士生活的年代相距遥远，但我仿佛亲身坐在长椅上聆听了他的教诲。之所以我按捺不住心中的那份期待，是因为我有幸成为台下的一名观众，近距离感受空气中弥漫的知识氛围。我似乎在不远处看到了一张熟悉的面孔，他就是深受爵士影响的大师戴尔·卡耐基，其作品从《生活之道》的观点中获得了灵感。在短暂的寂静之后，奥斯勒爵士的声音在礼堂中响起。它仿佛带着一种特殊的光环，吸引了现场所有人的注意力。他的话语既婉转温和又犀利深刻，潜移默化地滋润着每个人的心灵。

同学们：人生哲学随着岁月积淀而成长，无法以传统说教灌输给年轻人。奥斯勒爵士的开场白让我深深感到责任重大，似乎某种光荣的使命从此已植根于我的灵魂。奥斯勒爵士并不试图将哲理教条化，他强调的是阅历与时光的相互关系。生活之道是一种内省，一种自我发现，需要我们在人生道路上逐渐领悟与体验。正如奥斯勒爵士所言，无论是在思想深处还是在行为举止中，每个人都有着属于自己的处世哲学。或许，人们平时并未意识到这一点的存在，但生活之道就像是照亮天际的灯塔，始终在暗夜之中指引着我们前行。在演讲中，奥斯勒爵士用"踌躇满志者"与"穷困潦倒者"作为代表，凸显了大千世界生活哲学的普适性与多元性。有的人可能以追求名利为生活目标，有的人则以寻觅内心平静为理想信念。

奥斯勒爵士在《教学与思考》中提到，医生需要头脑清晰与心地善良；他的工作既艰巨又复杂，需要发挥最高的心智能力，同时持续深化情感交流。他的影响力从未像现在这样强大，他的善行从未像现在这样重要，一所伟大大学的最高职责之一，就是让人们能够胜任这一使命。因此，你们的最高使命是，继续与疾病和死亡进行无休止的斗争，虽然你们比自己的前辈条件更好、能力更强，但要以他们的精神为动力以及希望为支撑，"因为我们高举的旗帜就是每个生灵的希望"。

尽管社会在发展，人类总是在进步，但本质始终如一。构成人性的爱、希望、恐惧与信仰，以及人类内心的基本情感均保持不变。生活是一件朴实无华的事情，并且这条道路的方向非常清晰，它由世世代代的强者为你们开辟，你们将会延续前辈的自强不息：把他们的理想化为你们的灵感。奥斯勒爵士满怀激情地指出，我可以看到二十年后的你们，目光坚定、思维开阔、和颜悦色，成为世间完美人生的典范；但无论你们属于哪一种类型，是否受到感性或理性控制，你们都需要前辈灵魂的指引。对于人类来说，所有精神与身体上的异常和疾病，就像正常运转的机器出现了故障，而你们的任务是把它们纠正过来。在科学与医学领域中，几乎一切都已经更新，但在漫长的几个世纪里，我们思考与关心的生活本质，却没有发生丝毫改变。

奥斯勒爵士继续讲道："让我祝贺你们选择了这项使命，它是一种智力与道德兴趣的结合，而这在其他职业中闻所未闻。"用詹姆斯·佩吉特爵士的话说就是，"[行医]可以将创新、求实与仁慈这三种品质，最完满与最持久地结合在一起，它们对于纯净与上进的心灵具有无限魅力。"听到这里，我顿时对自己的选择充满了信心，渴望投身于这个充满挑战的领域。奥斯勒爵士让我领悟到，行医不仅是传播健康知识，更是一种社会责任与担当。但是，如果我们没有掌握国家命运的奥秘，明白真正的考验源自其智力与道德标准，那么物质利益迅速发展会带来危险。对于财富的腐蚀影响，最有效的解药是，以学术研究作为生活目的，漠视眼前欲望与骄奢生活。我们忘记了，衡量一个国家对世界的价值不是物质，而是思想。怡然的大地硕果茁壮成长；高贵的思想之实润物无声。

虽然我们身处完全不同的时代，但生活面临着几乎同样的问题。正如世界历史上曾经发生过的那样，巨大的物质繁荣削弱了理想的作用。你们要具备人文关怀，在日常生活中展现出对弱者的温柔与体贴，对苦难者的无限怜悯，以及对所有人的宽厚仁爱。你们要保持诚实守信，在任何情况下都要忠于自己、崇高的使命与同胞。为了能够实现这种愿景，奥斯勒爵士建议我们参考以下原则。

首先是超然之术。这指的是让自己远离年轻时攀比与享乐的能力。由于大都市的各种诱惑会给获取知识造成严重障碍，因此这份礼物对于你们中那些初来之人非常重要。确保这门艺术的必要纪律引入了自控训练习惯，并且成为应对更加严峻生活现实的宝贵指南。其次是科学方法。工作有条不紊的人会合理分配每天的事情，而那些杂乱无章的人永远完不成日常工作。第三是透彻品质。我们对于知识不能一知半解，需要做到全面并深入领会，不是异想天开地要求面面俱到，而是掌握基于事实的重要原理。第四是谦卑之恩。应该本着知错就改的态度，而不是坚持自欺欺人的作风。你们将从自己的错误中汲取教训，从而使你们避免重蹈覆辙。生活之道不可能总是一帆风顺，你们也许能学会克制自己的怨言。要学会在沉默中接受微不足道的挫折，通过更加刻苦的努力来化解自己的羁绊，让周围的人不会被你们的抱怨之尘困扰。即我们的存在不是要尽可能为自己谋利，而是为了努力让他人的生活变得更幸福。行医是一门艺术而非交易，是一种使命而非生意。

在《送别》一章中，奥斯勒爵士谈及了自己有三个理想。第一个理想是，做好当天的工作，不要为明天忧虑。我所取得的任何成功都要归功于，这种尽心尽力做好每一天的工作，并让未来的事情顺其自然的力量。第二个理想是，尽己所能遵守金规则，善待我的医界同道以及我照护的患者。我们不仅是知识的传承者，更是患者的希望之光。这让我始终将人性与专业相结合，让临床医学实践充满温情和人道。第三个理想是，培养这样一种平和的心态，使我能在成功时保持谦逊，不骄不躁接受朋友的爱戴，当悲伤与难过的日子来临时，以成年人应有的勇气去面对。他最后引用了马修·阿诺德的诗歌：我从未爱过黑暗，不曾歪曲过真理，没有滋生过妄想，未尝允许过恐惧。这首诗歌以深刻的哲学思考与象征意义，表达了对人类存在与命运的思考，以及人类在自然面前的渺小与局限。这些观点不仅适用于任何追求高尚与美好生活的人，而且其价值观和原则至今仍然具有启发与指导作用。

　　激动人心的演讲时光飞逝如电，好像所有这些精华都凝结在瞬间。然而，奥斯勒爵士的精神令我铭记在心。其言行不仅彰显出人文关怀的伟大，更为我们这些后浪带来哲学的启迪。我早已跨越时空的阻隔，坐在灯影绰绰的长椅上，向前辈推心置腹地请教。随着时间的推移，奥斯勒爵士的演讲不仅成为一场思想的盛宴，更是引发了人们对生活意义的深刻思考。它呼唤我们在喧嚣之中平静下来，倾听并坚守属于自己的生活之道。或许，在历史的长河之中，我们有一天不禁会感叹道：生命是如此简单，却又如此精妙。威廉·奥斯勒爵士的演讲，唤醒了人们对生活的关注，鼓励我们探寻人生的真谛，激发出每个人内心的光芒。

马向涛
2023 年 9 月 3 日

译者注记

　　作为一位外科医生，威廉·奥斯勒爵士对我来说既熟悉又陌生。我应该是在研究生毕业后才听说过他的名字，但除了"现代医学之父"这个特殊的称谓之外，我并不知道奥斯勒爵士为何享有如此盛誉。然而，随着《生活之道》的出现，我的这些疑问都得到了诠释。

　　2022 年 8 月下旬，中信出版集团的首席出版人曹萌瑶老师联系我，希望能够重新翻译奥斯勒爵士的名著《生活之道》，而我当时还沉浸在《癌症传》凤凰涅槃的余晖里。机缘巧合的是，此前有一位《基因传》的读者曾经推荐过此书，可我只是简单浏览了一下繁体版的扉页，并未仔细阅读这部看上去有些沧桑的作品。这本书给我留下的唯一视觉冲击是封面上奥斯勒爵士那深邃的眼神。与其说他们二位的选择是一种冥冥中的邂逅，倒不如说是大家对于奥斯勒爵士精神的认可。我马上翻阅了与之相关的各种资料，并且在最短的时间内做出了判断，《生活之道》的价值远远超出我的认知。它不仅是一部充满人性光辉的知识宝库，更是普通人日常生活与工作的智慧指南。

　　在那个科学与文化蓬勃发展的时代，奥斯勒爵士凭借其浩瀚渊博的学识，写下了一篇又一篇发人深省的文章。尽管"现代医学之父"

的身份很容易让人产生联想，因为广大读者也许认为它们只是晦涩的医学专著，但是奥斯勒爵士却为我们带来了一场精神盛宴，他通过众多鲜活案例剖析了人性的弱点与矛盾。既批判了自私狭隘的本位主义思想，又讴歌了团结和谐的高尚人文情操。他的演讲内容很少提及深奥的专业知识，我从其字里行间读到的只是平和的谦卑。奥斯勒爵士对待原则问题的观点非常鲜明，不过他更多是采用了一种善意的规劝方式。他希望通过生活之道所蕴含的深意来帮助读者，让人们能够珍惜自己用心灵去追寻智慧的时光。

作为一位举足轻重的医学大师，奥斯勒爵士在人文领域的造诣绝无仅有，我想这也许跟他从小的耳濡目染有关。他经常在作品中引用宗教、文学与哲学经典，让我这个晚生后辈流连忘返在知识的海洋里。我的思绪时而在蔚蓝的天空中展翅高飞，时而又在延绵的历史中自由翱翔。他对于卡莱尔作品中的一句印象深刻："我们的要务不是辨明朦胧的远方，而是专注清晰的眼前。"奥斯勒爵士强调，专注于当下的职责本身就是终极成功的最佳保证。回想自己一路走来的过程，内心经常会遇到瞻前顾后或左右摇摆的斗争，从而将许多宝贵的时光浪费在不必要的纠结上。就像"观风者不播，望云者不收"所表达的那样，如果我们总是预设未来，就不可能踏实工作。由于奥斯勒爵士在医学教育中积淀深厚，因此他针对这个职业的属性提出了观点。如果人们持续地将精力集中在某一学科，那么无论多么有趣，都会把自己的思想束缚在狭小的领域里。医生既需要知识，也需要文化。一个人接受的通识教育越广泛、越自由，他就越有可能成为一名出类拔萃的医生。当我读到这里的时候，深深为自己感到惭愧。在大学与医院的日子里，我似乎只是与各种专业书籍与期刊为伴，希望能够聚焦于垂直领域做到精益求精，完全没有思考过什么通识教育的重要性。虽然我如今已经远离了巍巍的白色巨塔，但很愿意重温这些历久弥新的人文精华。

奥斯勒爵士认为，行医是一门艺术而非交易，是一种使命而非生意。在物质文明日益发展的社会中，能够坚守这份初心需要极大的勇气和决心。医生不仅要应对纷繁复杂疾病的挑战，还要面临各种道德与伦理困境的考验。尽管我们面对着生死、疾病与痛苦，但是也亲身见证了许多奇迹的诞生。我很荣幸能够翻译《生活之道》这部作品，其中朴素的道理让我谨记崇高使命的召唤，在认清自身弱点的同时承认专业的局限。正如奥斯勒爵士所说的那样，虽然这条道路不一定会带来地位或名声，但是只要矢志不渝坚持下去，它必定会给你们的青春带来激情与快乐，而这将使你们能够克服一切障碍；在你们成年之后，它能带来对人与事的冷静判断，以及不可或缺的宽厚慈善；在你们晚年之时，它能带来最大的祝福，还有心灵的平静。重读《生活之道》让我更透彻地理解了他的精神，也感受到奥斯勒爵士对于人性和生活的深刻洞察。这位伟大的智者用他的文字引领我们思考，让我们在纷繁复杂的世界中找到内心的平静。他的教诲如同明灯照亮前行的路程，不仅鼓励我们坚定地追求内在价值，还提醒我们时刻保持宽容恻隐之心。

歌德曾经说过："才华始于宁静，性格成自激荡。"而奥斯勒爵士也举了自己年轻时求学的例子，来说明他是如何适应环境以更好地迎接挑战。他没有回避在生活之道中遭遇的跌宕起伏，只是换了一种宽广豁达的积极态度来面对。在这种貌似平凡的娓娓道来中，他把个人发展的至高境界总结成了以下内容，即超然之术、科学方法、透彻品质与谦卑之恩。我们不可能都像大师一样以哲学视角思考问题，但至少能够从他身上学到一种弥足珍贵的精神，从而将这门智力与道德相结合的艺术推向极致。我们必将会迎来全新的完美世界，它由我们所创造，注定要超越我们。我们只是尽到了职责，同时见证了一个开端。就个人而言，我深感骄傲的是能够被允许参与这项崇高的事业，并且和那些拥有高尚人类理想的同道们一起前行。

综上所述，奥斯勒爵士的名字不再只是一个陌生的称谓，他是一个激励与启示我不断前进的精神偶像。虽然我如今已放下了手术刀，但是我很快又拿起了一支笔，并在其中找到了持久的动力。或者说，我只是换了另外一种方式在继续行医，可以为读者带来更多喜闻乐见的作品，而这也成为我多年职业生涯的延续。今年秋天恰逢我与《癌症传》这部作品结缘十年，我想不出还有什么比《生活之道》更适合作为纪念。我为能够传播奥斯勒爵士的思想而感到骄傲，也希望它能激励更多的人去追寻璀璨的星光，昂首挺胸且勇敢面对人生旅途中的艰难险阻。奥斯勒爵士的教诲提醒我，无论是在临床医学还是在其他领域，我们都有机会开辟出一片新天地，为社会与人类的福祉贡献微薄之力。

《生活之道》所涵盖的知识主要以人文学科为主，因此与《癌症传》《基因传》等科普作品完全不同。然而，我很快就被奥斯勒爵士所引用的经典吸引。无论是圣经故事、希腊哲学还是英美文学，这些内容都无一不让我深深地陶醉在其中。就像他所说的那样，任何文学作品中的灵感秘密就在于，拨动那根超越时空的共情之弦的能力。从某种意义上来说，语言与医学有类似之处，它也是一门博大精深的艺术，同时也难免带有各种遗憾，而翻译作品往往会首当其冲。尽管我非常珍视自己的作品，但我也承认每本书都有不足，甚至可能出现理解上的错误。为此我在书上留下了联系方式，以便于广大读者一起探讨交流。我觉得做书与行医没有什么不同，它既是一种不断自我完善的探索，也是一种长期独孤求败的坚持。正是因为这些作品的语言可以表达心声，我才能够将自己的感受与理解传达给读者，同时用文字来启迪人们对美好生活的向往。

我要感谢赐予自己生命的父亲和母亲，是你们引领我走上了这条生活之道。我要感谢共筑美好明天的妻子和女儿，是你们让我看到人生旅途的五彩斑斓。我要感谢工作中遇到的老师与同道，是你们为我提供了持续发展的平台。我要感谢那些朴实无华的患者与家属，是你们教会我应该如何去敬畏生命。我要感谢长期支持我的广大读者们，是你们见证了此番天路历程的艰辛。我要感谢本书的首位品鉴人沈影老师，是你提出了许多深思熟虑的真知灼见。我要感谢始终默默坚守的姝霖老师，是你目睹了一位外科医生的蜕变。我要感谢董正、刘俐娴与丁川老师，以及很多我无法一一具名的朋友，是你们陪伴我踏上了这条生活之道。我很高兴能够与中信出版集团曹萌瑶老师的团队合作，感谢蒲晓天、姜雪梅、宋笑宇、张若依与侯明洁老师的辛勤付出，你们的高效运作让我这个挑剔的外科医生感到心悦诚服。

奥斯勒爵士提出的生活之道不是陈旧的教条，而是一种积极进取且泽被后世的行动指南。它让我们在攀登快乐山的途中不至于迷失方向，并遇到了知识、经验、警觉与真诚等心灵牧者。追求尽善尽美是人类社会发展的终极目标，但是我们也要理性看待生活中的汹涌澎湃。艺术的最高境界只能源于对理想的持久热爱，我们应该保持诚信且对所有人表现出宽厚仁慈，在任何情况下都要忠于自己的内心、使命与同胞。

马向涛

2023 年 11 月 24 日

目录

生活之道 001

沉着冷静 023

教师与学生 037

书与人 059

团结、平安与和谐 071

学生生活 091

真理的成长 119

柏拉图笔下的医学与医生 163

科学的推动力 195

二十五年后 219

医学中的沙文主义 237

医院即学院 263

教学与思考 277

医生与护士 291

护士与患者 301

医学要义 315

固定期限 341

送别 363

生活之道

1913 年 4 月 20 日星期日晚，威廉·奥斯勒面向耶鲁大学学生发表了名为《生活之道》的演讲，前言由弗朗西斯·伦道夫·帕卡德撰写。[1] 由保罗·B.霍伯公司，[2] 即哈珀兄弟公司医学图书部出版。[3]

1 弗朗西斯·伦道夫·帕卡德（Francis Randolph Packard, 1870 年 3 月 23 日—1950 年 4 月 18 日）是一位美国耳鼻喉科医生，他曾经在奥斯勒爵士手下工作。帕卡德是美国耳鼻喉科医学的先驱之一，为该领域做出了许多贡献。此外，帕卡德创办了《医学史年鉴》，并且撰写了《美国医学史》。

2 保罗·霍伯（Paul B. Hoeber, 1883 年 10 月 16 日—1937 年 8 月 20 日）是一位著名的医学书籍出版商。1935 年，其业务由哈珀兄弟公司接手后，公司改名为保罗·B.霍伯，B 来自 Brothers 的首字母。

3 1817 年，詹姆斯·哈珀（James Harper）和兄弟约翰·哈珀（John Harper）在纽约开始了图书出版业务，后来约瑟夫·韦斯利·哈珀与弗莱彻·哈珀两兄弟也加入其中。1833 年，公司更名为哈珀兄弟公司，几经合并后，成为现在的哈珀柯林斯出版集团。哈珀兄弟公司早期出版物主要是宗教书籍和学术著作，后来逐渐扩展到文学作品、杂志、教科书和儿童读物等领域。

奥斯勒于 1913 年春季来到美国，在耶鲁大学发表了西利曼讲座。[1] 他在出行前曾承诺给学生们做一次演讲，在此转载的正是这篇"俗人布道"。库欣在其作品《奥斯勒的生平》这部书中提到，[2] 尽管奥斯勒在撰写这篇文章时曾经殚精竭虑，但在文章完成后并没有看出任何吃力的痕迹。他引用了奥斯勒写在手稿上的一句话："我在去美国的汽船上写下了这篇文章，内容源自我一个月来匆忙草拟的笔记，并且直到交稿的那个星期天我才完成。"库欣补充道："在他发表演讲前的星期六，奥斯勒在纽黑文毕业生俱乐部埋头完成了任务，他演讲的手稿总共有十九页，其中最后七页，也就是据此印制的讲座内容，均是手写在纽黑文毕业生俱乐部的便笺上。"

奥斯勒演讲的主旨是呼吁做好日常工作，活在当下，然后他讲述

1　1883 年，为了纪念奥古斯都·伊利·西利曼（Augustus Ely Silliman）和他的母亲赫普萨·伊利·西利曼夫人（Hepsa Ely Silliman），耶鲁大学利用奥古斯都·伊利·西利曼的遗赠设立了西利曼讲座。该讲座由耶鲁大学研究生院主办，每年邀请国内外知名学者在该校开设一系列的讲座，涵盖了广泛的学术领域，是耶鲁大学学术活动的重要组成部分。

2　哈维·威廉姆斯·库欣（Harvey Williams Cushing, 1869 年 4 月 8 日—1939 年 10 月 7 日）是一位著名的美国神经外科医生。他开创了现代神经外科学的发展方向，被誉为"现代神经外科学之父"。他撰写的《奥斯勒的生平》获得了 1926 年普利策奖。

了自己年轻时读到的卡莱尔的那句熟悉的名言："我们的要务不是辨明朦胧的远方，而是专注于清晰的眼前。"[1]

库欣说，在奥斯勒图书馆里的一份演讲稿中，作者曾题写了以下诗句：

> 聆听黎明的忠告！
>
> 期待这样的一天！
>
> 因为它是生命，是生命的真谛。
>
> 在其简短的进程中，包含所有
>
> 你们存在的多样性与现实性：
>
> 成长的快乐，
>
> 奋斗的荣耀，
>
> 美丽的辉煌；
>
> 因为昨天只是一场梦境，
>
> 而明天也不过是个幻象。
>
> 但今天的美好生活会使
>
> 每个昨天成为幸福梦想，
>
> 每个明天充满希望之光。
>
> 因此期待这一天的到来！
>
> 这就是对于黎明的礼赞！

奥斯勒在这首诗的下面写道："如果需要再版，请将此内容放在我的页面上。"我们很乐意遵从威廉爵士的建议，将如此精美的一首

---

1 托马斯·卡莱尔（Thomas Carlyle, 1795 年 12 月 4 日—1881 年 2 月 5 日）是一位苏格兰哲学家、散文家与历史学家，他对十九世纪的艺术、文学和哲学产生了深远的影响。出自其作品《时代征兆》（*Signs of the Times*）。

诗重现。

弗朗西斯·伦道夫·帕卡德

每日问所需。

每日有话题。

歌德

生活之道

同学们：

　　每个人在思想、言语或行动上都有自己的人生哲学，并且会潜移默化地在其身上得到体现。踌躇满志者可能不知其存在，穷困潦倒者可能会引以为荣。人生哲学随着岁月积淀而成长，无法以传统说教灌输给年轻人。明亮的眼眸、鲜红的血液、疾速的呼吸和紧绷的肌肉与哲学有什么关系？伟大的斯塔基拉人不是说年轻人不适合学习哲学吗？他们充耳不闻，并且无利可图。那我为什么要给你们添麻烦呢？[1]因为我有一则可能有益的观点。它既不是哲学，也不是严格意义上的道德或宗教，有人告诉我，在某种程度上，我的演讲应该涵盖全部三个领域。它非常古老又无比现代，极其简单又特别实用，由于它实际上是如此简单，因此你们中的一些人可能会失望地转身离去，就像被告知去约旦河沐浴即可洁净的亚兰人乃缦。[2]如你所知，那些50美分

1　希腊古城斯塔基拉（Stagira）是古希腊哲学家亚里士多德的出生地，位于东部海岸附近。伟大的斯塔基拉人在此指的是亚里士多德。

2　乃缦（Naaman）是约兰执政时期的亚兰国的元帅，记载于犹太教经籍《塔纳赫·列王纪下》第五章。根据故事记载，乃缦曾立大功，并深受爱戴，只是得了麻风病。一个以色列国的婢女对他说，撒玛利亚的先知可以治好其疾病，乃缦将婢女所说的话告诉了亚兰王。先知以利沙听此事后让人告知乃缦，在约旦河中沐浴七次即可洁净。乃缦一开始不情愿，后来照做果然见效。

就可以买到的组合工具，一个手柄能够适用于二十多种工具。一般来说，它的做工通常不尽如人意，以至于任何一家正规木匠铺都不会使用；但是男孩会有一件，司机会在他的工具箱里装一件，水手会在其工具包里塞一件，并且每个井然有序的家庭储藏柜的杂物抽屉里都有一件。它只是一种便利的居家工具，帮助解决许多日常小难题。基于这种理念，我希望送给你一件礼物，一个适合你生活的工具手柄。无论做工精湛还是粗糙，[1] 这个手柄适用于从斧头到开瓶器等各种工具。

我演讲的主旨只是一番交流，一种道理，以及一位经历过痛苦之人的轻松表述，其生活从未受到比《皆大欢喜》中牧羊人哲学更高深道理的困扰。[2] 我希望指出一条道路，即便路人愚钝，也不会迷失；它既不是一种半途而废的体系，也不是一种中规中矩的计划，它只是一种难易相成的习惯，就像任何习以为常的事情一样，无所谓是好是坏。

一

几年前，有一种圣诞贺卡非常流行，上面写着这样一句话："生活只是一件周而复始的琐事。"用更精练的语言来说就是，"生活是一种习惯"，是一系列或多或少无意识的行动。这个伟大的真理是所有身体或精神行动的准则，是亚里士多德学说的理论基石，对于亚里士多德来说，[3] 习惯的养成是卓越道德的基础。"总而言之，任何种类的

---

1 原文使用的谢菲尔德（Sheffield）是英国的一座城市，以钢铁、切削工具和刀具制造业闻名，在这里是做工精湛的意思。

2 《皆大欢喜》（*As You Like It*）是莎士比亚创作的"四大喜剧"之一，故事场景主要发生在远离尘世的亚登森林中，创作于 1598 年—1600 年。取材于 16 世纪英国作家托马斯·罗奇的牧歌传奇《罗瑟琳》，反映了牧羊人的纯洁爱情。

3 亚里士多德（Aristotle，公元前 384 年 6 月 19 日—公元前 322 年 3 月 7 日）是一位古希腊哲学家。

习惯都是同类行为的结果；因此我们应该做的，就是赋予这些特殊行为某种特征。"[1] 让七个月的婴儿站起来，只能看着他摔倒在地。到一岁的时候，他便能够行走。到两岁的时候，他即可以奔跑。肌肉与神经系统已经养成习惯。一次又一次尝试，一次又一次失败，已经给予他力量。把你的手指放进婴儿的嘴里，他会在对哺乳动物数百万年前习惯反应的幸福期待中吸吮。而且我们能够刻意训练身体的某些部分，以使其准确无误地完成复杂动作。注意那位正在演奏一首高难度曲目的音乐家。电池组、整流器、扩音器、转换器以及无数导线在控制这些灵活的手指，这些机械装置可以像自动钢琴一样自动运行，演奏者始终在聊天，似乎根本心不在焉。这是习惯的再次体现，即通过长期训练与以许多错误为代价逐渐获得的能力。同样的伟大法则也贯穿于精神和道德领域。用普鲁塔克的话说，[2] 兼具两者的"性格"是"长期养成的习惯"。

如今我提倡的生活之道是一种习惯，需要通过长期、稳定的重复逐渐习得。它是针对当下之日、当下之事的实践，即日密舱的生活。[3]我听到你说："啊，这件事很容易，就像以利沙的忠告一样简单！"[4]其实这种习惯并非我梦寐以求的那样，语言无法表达我对其价值的深刻感受。我出生在一个十分优渥的环境里，是一个牧师家庭九个孩子中的一员。我在四所大学担任过讲席教授，曾经写过一部成功之作，并且受邀来到耶鲁大学演讲，被普遍认为专业素养与众不同。据我所

1　出自亚里士多德作品《尼各马可伦理学》(*Nicomachean Ethics*)，简称《伦理学》。
2　普鲁塔克（Plutarch，46 年—约 120 年）是一位生活在罗马时代的希腊作家、哲学家与历史学家，以《对比列传》（又称《希腊罗马名人传》或《希腊罗马英豪列传》）一书闻名后世。普鲁塔克在书中表明，该书的目的并非记载历史，而旨在说明人的性格如何决定命运。普鲁塔克也留下大量杂文，后世学者习惯总称为《道德论丛》(*Moralia*)。
3　日密舱（day-tight compartments）是奥斯勒受到卡莱尔作品的启发创造的词汇。
4　以利沙（Elisa）是一位以色列王国的先知，生于公元前 9 世纪中叶。以利沙在《圣经》中被描绘为一位能行神迹的先知，其故事被记载在《列王纪下》中。

知，只有几位好友真正了解我！实话实说，我本人的性格最平庸不过了。但那些教授职位等光环呢？只是习惯而已，一种生活之道，当下之事的结果，我希望竭尽全力向你们强调其至关重要的意义。

约翰逊博士曾经谈及影响人们生活的琐事。[1]"并非受占星术中升起的行星，以及占主导地位的情绪左右，而是由他们阅读的第一本书，他们早年听到的一席谈话，或激发真挚与热忱的意外事件决定。"以下是我经历的两件事。之所以我转学来到当时位于安大略省韦斯顿的三一学院学校，是因为通告中有一段话指出，高年级学生晚上可以去客厅学唱歌跳舞。虽然我在声乐与舞蹈上缺乏天赋，但是就像扫罗找驴一样，[2]我发现了更有价值的东西，一个像塞尔伯恩的怀特那样的人，[3]他了解自然，并且知道如何让年轻人对它感兴趣。另一件事发生在 1871 年的夏季，当时我正在蒙特利尔总医院实习。我对于未来非常担忧，其中部分源自毕业考试，部分事关以后何去何从。我拿起一卷卡莱尔的作品，在我打开的那一页上，有一句熟悉的话语："我们的要务不是辨明朦胧的远方，而是专注清晰的眼前。"这句话的观点非常朴素，但是它让我茅塞顿开、心潮澎湃且受益匪浅，是我能够充分发挥自身唯一天赋习惯的起点。

1　塞缪尔·约翰逊（Samuel Johnson，1709 年 9 月 7 日—1784 年 12 月 3 日）是一位英国作家、文学评论家和诗人，他的文学成就包括许多著名的文学评论、小说、戏剧和诗歌。除了文学成就，约翰逊还以他的智慧、幽默感和口才闻名，通常被称为"约翰逊博士"。

2　扫罗是《圣经·旧约》中的人物，他是以色列的第一任国王。扫罗找驴的故事出现在圣经《撒母耳记上》中。故事发生在扫罗成为以色列的第一任国王之前。当时，扫罗的父亲让他带着一个仆人去找失散的驴。最后，他们来到了撒母耳的住所，希望可以从撒母耳那里得到帮助。撒母耳向扫罗预言，称他将成为以色列的领袖，并在神的帮助下战胜以色列的敌人。

3　吉尔伯特·怀特（Gilbert White，1720 年 7 月 18 日—1793 年 6 月 26 日）是一位英国博物学家、生态学家和鸟类学家，出生于英国汉普郡的塞尔伯恩。他的主要作品是《塞尔伯恩的自然历史和古迹》（*Natural History and Antiquities of Selborne*），他以自己的家乡塞尔伯恩为研究对象，详细记录了那里的自然环境、动植物以及人文史迹。怀特被后人誉为"英国自然史之父"。

二

在耶稣的葡萄园里，工人是按日来雇用；[1] 我们只为今天求得日用的饮食，并且我们被明确告知不要为明天焦虑。对于当今世界来说，这些训示有一种东方韵味，类似于某些"天国八福"的劝谕，[2] 这是对愿景的向往，不是对行动的激励。相反，我准备敦促大家从字面上采纳这些建议，而不是以圣雅各的心态来接受。[3] "你们说，今天或明天我们要去这样的城市，现在就去吧，在那里住上一年，并且做买卖得利；但是你们不知道明天会如何"；不是欧玛尔诗句"酒与汝"中的伊壁鸠鲁精神，[4,5] 而是将现代主义精神，作为一种生活之道，一种习惯，一种对抗东方神秘主义与极易困扰我们的悲观主义的强大魔力。既然生活中的主要烦恼来自瞻前顾后的愚蠢习惯，那么可以将晦涩的表述从"今天的难事足矣"改成"今天的快乐足矣"。就像一位眼部肌肉运动短暂失衡导致复视的患者，在佩戴调整适当的眼镜后就能神奇地得到缓解一样，因此，当过度焦虑的学生专注眼前，不再过分担忧过去与未来，他就能够恢复内心平静。

我曾经站在一艘大型邮轮的船桥上，它正以二十五节的速度破浪前行。"她充满了活力，"我的同伴说，"这体现在每一块钢板上；

---

1 出自《马太福音》。

2 天国八福（Beatitudes）是八段详细记载在《马太福音·山上宝训》中的耶稣早期在加利利传福音时的祝福。这八句话代表了耶稣对于基督徒应该具备的道德品质和人格特质的要求，也是耶稣对于信徒在现世和来世所能获得祝福的预示。

3 圣雅各（St. James）是耶稣的十二门徒之一。在基督教传统中，圣雅各被认为是医学领域的守护神。

4 出自四行诗集《鲁拜集》（Rubaiyat），作者欧玛尔·海亚姆（Omar Khayyám，1048 年 5 月 18 日—1131 年 12 月 4 日）是一位波斯诗人、天文学家与数学家。

5 伊壁鸠鲁（Epicurus，公元前 341 年—公元前 270 年）是一位古希腊哲学家，伊壁鸠鲁学派的创始人。伊壁鸠鲁成功地发展了阿瑞斯提普斯的享乐主义，并将之与德谟克利特的原子论结合起来。他的学说的宗旨就是要达到不受干扰的宁静状态。伊壁鸠鲁认为当人不受任何痛苦折磨、欲望也都得到满足后，就会进入"内心宁静"（Ataraxia）的最高境界。

她是一个庞然大物，拥有大脑与神经、巨大的胃、奇妙的心脏与肺以及出色的运动系统。"就在此时，信号响起，全船的水密舱开始关闭。"这是我们最重要的安全措施。"船长说。"除了泰坦尼克号。"我说。[1]"是的，"他答道，"除了泰坦尼克号。"如今你们每个人都是比这艘大型邮轮更为精彩绝伦的个体，并且正要开启一段漫长的旅程。我所强调的是，希望你们可以学会控制这台机器以过上"日密舱"的生活，并将其作为确保航行安全的最可靠方式。登上船桥仔细观察，至少确保大型舱壁都处于正常工作状态。按下一个按钮，然后就可听到，铁门将你们每个生活阶段的过往，即黯淡的昨天阻挡。按下另一个按钮，用金属幕墙把未来，即灿烂的明天隔绝。那么你们至少今天是安全的！仔细阅读霍姆斯的优美诗歌《珍珠鹦鹉螺》中古老的故事，[2]他只是把一种生活变成"日复一日，默默耕耘"。告别过去。"让死亡的过去永远被埋葬。"知易行难！事实是，过去像影子一样笼罩着我们。要忽视其存在并不容易。你祖母的蓝眼睛，你祖父的小下巴，在你的身上都有对应的精神与道德产物。世世代代的祖先，默默思考着"天意、预知、意志与命运"，而这些宿命、自由意志与绝对预知，[3]可能已经孕育了一种新英格兰的良知，为了治愈病态的敏感，你们中的一些人宁可咏唱第五十一篇圣诗，也不愿跟随耶稣进入贫民窟。请把往事拒之门外，它们为愚人指明通往灰暗死亡之路，并且对

---

1 泰坦尼克号是当时世界上体积最庞大、内部设施最豪华的客运轮船。全船分为 16 个水密舱，使得它在任何 4 间水密舱进水的情况下都不会沉没。1912 年 4 月 14 日 23 时 40 分左右，泰坦尼克号与一座冰山相撞，造成 5 间水密舱进水沉没。

2 老奥利弗·温德尔·霍姆斯（Oliver Wendell Holmes, Sr., 1809 年 8 月 29 日—1894 年 10 月 7 日）是一位美国医生与著名作家，被誉为美国 19 世纪最佳诗人之一。1836 年，霍姆斯被哈佛医学院授予医学博士学位，他后来曾经担任哈佛医学院教授与院长。他的儿子是美国著名法学家小奥利弗·温德尔·霍姆斯。

3 出自《失乐园》（Paradise Lost）。作者约翰·弥尔顿（John Milton, 1608 年 12 月 9 日—1674 年 11 月 8 日）是一位英国诗人与政论家。

于你个人而言，也就是说，要有意识地划清界限。它们随时都在那里，每天在我们的体内工作，就像我们的肝脏与胃一样。而且往事，在我们生活的无意识行为中，应该会让我们感觉有些困扰。无足轻重的烦恼，真实与虚幻的冷落，微不足道的错误，失望，罪恶，悲伤，甚至欢乐——把它们深深埋在每个夜晚的遗忘中。啊！但就在那时，对于我们中的许多人来说，过去的幽灵纷至沓来。

> 夜行梦魇，
>
> 困扰幻想。[1]

它们撬开眼睑，各自呈现一种罪恶，一种悲伤，一种遗憾。对经验老到的人来说已经非常糟糕。对年轻人来说，过去罪孽的恶魔也许是一种可怕的折磨，许多人在痛苦中与尤金·阿拉姆一起喊道：[2]"哦，上帝！我能否如此封闭我的心灵，并且用一把锁紧紧束缚它。"作为针对昨日感染身体全部遗毒的疫苗，我在此提供"一种生活之道"。正如乔治·赫伯特所说，[3]"在黑夜袒露你的灵魂"，不是通过自省，而是像更衣一样，摆脱有意或无意的每日之罪，然后你就会唤醒一个拥有新生活的自由人。除了在极少数情况下进行盘点，回头观望

---

1 出自《忧郁症》（*Hypochondriacus*）。作者查尔斯·兰姆（Charles Lamb，1775 年 2 月 10 日—1834 年 12 月 27 日）是一位英国作家。他的作品涵盖了散文、诗歌、戏剧等多种文学形式，被视为英国文学史上重要的文化人物之一。兰姆最著名的作品是《伦敦雾》（*The London Fog*）等散文集，其中描写了他对伦敦城市生活和社会的观察和思考。
2 尤金·阿拉姆（Eugene Aram，1704 年—1759 年 8 月 16 日）是一位英国语言学家，曾经从事过教学和编写英语字典的工作。但是因为参与一桩谋杀案，他最终被绞死在约克城堡。
3 乔治·赫伯特（George Herbert，1593 年 4 月 3 日—1633 年 3 月 1 日）是一位英国牧师、诗人与演讲者。他被认为是英国文学史上最重要的宗教诗人之一，其诗歌作品融合了宗教信仰、个人情感和自然景观的元素，具有深刻的内涵和丰富的意象。

就是重蹈罗得妻子的覆辙。[1]许多人在其生活之道上受困于一种危险的回顾与反省，昨天的错误使今天的努力陷入瘫痪，对于过去的忧虑裹挟着他走向毁灭，悔恨之蛆被允许腐蚀他的生命核心。应该按照圣保禄每日冒死的方式，[2]让每天都成为生命的缩影。

三

　　如果让今日承载昨日与明日的负担，那么即便是最坚强的人也会退缩。像忘记过去一样拒绝未来。没有梦想，没有愿景，没有奇异虚幻，没有空中楼阁，诚如这首古老歌谣所表达的那样，"心如刀绞，头晕目眩"。我们被告知，未来属于年轻人，但极度困扰我们中一些人的悲惨明日尚无定论，因此除了自始至终做好今日之事别无他法。谁能预知一天可能会发生什么？尽管它的不确定性可以用一句谚语表述，但一个人可以把它的秘密掌控在其手心。与尤利西斯一起去冥界朝圣，[3]摆好魔法阵，并举行仪式，然后向提瑞西阿斯提出这个问题。[4]我已经从他本人的口中得到了答案。未来就是今日，这里没有明天！现在就是一个人的救赎之日，当下的生活，今天的生活，认真地生活，专注地生活，不要好高骛远，才是对未来仅有的保障。让你极目所至在二十四小时内。在笛卡尔的科学名著《方法论》的扉页

1　根据《创世记》（19:26）记载，罗得不愿离开所多玛城，天使把罗得一家四人领出城外，并且嘱咐："逃命吧！不可回头看。"但罗得的妻子"在后边回头一看，就变成了一根盐柱"。

2　本名扫罗（Saul），他是一位在《圣经·新约》中具有重要地位的人物，与《圣经·旧约》中的以色列国王扫罗不同。"每日冒死"（die daily）出自《哥林多前书》，是圣保禄为哥林多教会所写的书信。

3　尤利西斯（Ulysses）是奥德修斯（Odysseus）的拉丁语变体，是希腊传说中的伊塔卡国王，也是荷马史诗《奥德赛》中的英雄。奥德修斯在荷马的《伊利亚特》和同一史诗周期的其他作品中也扮演着重要角色。

4　提瑞西阿斯（Tiresias）是希腊神话中生活在底比斯的一位盲人预言者。据荷马史诗《奥德赛》记载，他甚至在冥界仍有预言的才能，英雄奥德修斯曾被派往冥界请他预卜未来。

上，[1]有幅插图描绘了一位面朝大地在花园掘土的男子，从天而降的流光照耀在他的身上；他上方的图例写着"行动与希望"，[2]这既是一种良好的态度，也是一种励志的格言。如果你们愿意的话可以仰望天空，但永远不要俯视危机四伏的地平线。那里没有真理、幸福与安定，只有谎言、欺诈、骗术与幻象，它们都在地平线上召唤，诱惑那些不满足于寻找身边真理和幸福的人。我在求学时曾登上山顶，并且俯瞰周围的大地，或许这可以成为审视自己的机会，而笛卡尔也建议每个人一生中偶尔进行这样的反思。

对未来感到焦虑之人将经历困扰、痛苦与烦恼。因此，紧闭那些关系到未来的大型舱壁，准备培养过上"日密舱"生活的习惯。不要灰心，与其他习惯一样，习得也需要时间，而这条路你们必须自己寻觅。我只能给予总体指导与鼓励，希望你们在青春年华之际，能够有勇气坚持下去。

四

现在，谈谈当下之事！什么最重要？做你自己的主人！不要像约伯一样渴望任何神秘的中介，[3]而是要准备亲自握稳舵柄。充分认识到天地无垠，尽情体会机器顺畅运行的能力。将发自内心的喜悦融入全部生命的创造中，因为你们享受了生活，你们沐浴着阳光，你们置身于这片天赐美景的沃土，而这就是你们征服与享受的领地。用勃朗宁

---

1 《方法论》（*Discours de la Méthode*）是笛卡尔在 1637 年出版的著名哲学论著，对西方人的思维方式、思想观念和科学研究方法都有极大的影响。

2 拉丁语 *Facet Spera*，意思是"行动与希望"（Do and Hope）。

3 出自《圣经·约伯记》。约伯是一位正直良善的富人，在几次巨大灾难中失去了人生最珍贵的事物，包括子女、财产和健康，这里的意思是，与约伯一样，拒绝任何中间人介入。中间人是指帮助双方交涉磋商、平息争端的人。

的话来说，就是要意识到"有一个充满欢乐的世界，散布在我们周围，为我们特意而设，令我们感到心动"。[1] 清晨的感觉是什么？因为它们决定了一天。我们中的一些人天生在晨起时不悦；然而，醒来觉得生活是负担或无聊的年轻人却一直在忽视其机器，平时把它用得太狠，给发动机添加了过多燃料，或者没有清理灰烬与炉渣。他或者热衷于喷云吐雾，[2] 或者沉浸于觥筹交错，[3] 或者最糟糕的是，纵情于声色犬马。[4] 所有这些，"对于少不更事的年轻人来说，都是具有强大诱惑力的因素"。[5] 要想拥有积极的人生观，你必须保持洁身自好。当我看到同学们清晰、机敏、真诚的面容，以及轻盈、活跃的体态时，我有时会想，苏格拉底与柏拉图是否会认为人类进步了。我相信他们会乐于见到这样的聚会。让他们的理想成为大家的动力，让美好的心灵融入强健的体魄。你们必须认识到，正如本·埃兹拉拉比所说的那样，[6] 肉体与灵魂是相辅相成的伟大真理。清晨的感觉实际影响了全天的状态，它在很大程度上取决于健康的问题，而这在广义上则归属生理道德的范畴。正如伏尔泰所说，"胃口才是快乐的源泉"，[7] 消化不良者没有理智的人生观，而一个生理机能受损者，其道德抵抗力也会降低。保持身体健

1　出自《克里昂》（*Cleon*）。作者罗伯特·勃朗宁（Robert Browning，1812 年 5 月 7 日—1889 年 12 月 12 日）是一位英国诗人与剧作家，英国维多利亚时代最伟大的诗人之一，其诗歌作品极具个性和独创性。

2　原文是"尼古丁女郎"（Lady Nicotine），在此指吸烟。该说法出自苏格兰小说家及剧作家詹姆斯·马修·巴利（James Matthew Barrie，1860 年 5 月 9 日—1937 年 6 月 19 日）的作品《我的尼古丁女郎》（*My Lady Nicotine*）。

3　原文是"Bacchus"（巴克科斯），在此指饮酒。巴克科斯是罗马神话中的酒神和植物神，相当于希腊神话中的狄俄尼索斯。

4　原文是"Aphrodite"（阿佛洛狄忒），在此指性爱。阿佛洛狄忒是希腊神话中代表爱与美的女神。

5　出自威廉·莎士比亚作品《仲夏夜之梦》第一幕第一场。

6　本·埃兹拉拉比（Rabbi Ben Ezra，1089 年—约 1167 年），即亚伯拉罕·伊本·埃兹拉（Abraham ibn Ezra），12 世纪犹太裔西班牙学者，同时也是科学家、注释家、诗人。《本·埃兹拉拉比》（*Rabbi Ben Ezra*）是英国诗人罗伯特·勃朗宁的作品。

7　出自马奎斯·孔多塞（Marquis de Condorcet，1743 年—1794 年）编辑的《伏尔泰作品集》，第 37 卷，第 394—395 页。

康有助于维系心灵纯净，并且一天中最初几个小时的感觉是对其正常状态的最佳测试。口腔清洁、头脑清晰与目光炯炯是人每天被赋予的权利。就像已故的马什教授会根据一块骨头辨别出一种未知动物，[1] 我们同样可以通过醒来的第一个小时来预测一天的走势。就像你们知道的那样，起步阶段至关重要，为了有一个良好的开始，你们必须保持身体健康。在年轻人中，晨起时的懈怠感往往源自缺乏对两种原始本能的控制，其中的生物学习性涉及个体保护，而另一种则与物种延续有关。耶鲁大学的学生此时应该是合理饮食的典范，然而年轻人并不总是注意老师的忠告；并且我敢说，这里和其他地方一样，不良的饮食习惯是造成多数心智障碍的原因。我自己的生活准则始终是毫不犹豫地剔除任何不合口味的饮食，或直接表明它辜负了我待客的热情。如今，仅有极少的学生会酗酒成瘾，但在每一个庞大的人群中，总有几个人因宿醉导致白天无精打采。由于做到适可而止很难，并且已经有充分的证据表明，最佳的身心状态与酒精毫无关系，因此对于年轻人来说，我相信你们大多数人都会遵循戒酒是最安全的准则。过量吸烟是清晨明眸与睿智的顽敌，而目前大多数学生都存在这个问题。注意它，反思它，如果需要的话，控制它。那种从前额弥漫到枕部的模糊感觉，那种朦胧的记忆，那种冷淡的目光，那种毛糙的舌苔与口腔里上周的味道，我和你们中的许多人都明白，它们通常都是源自过量吸烟。另一种原始本能是自然赋予我们的沉重肉体负担，以确保物种延续。驾驭柏拉图之车需要耗尽我们中最优秀者的精力。[2] 其中一匹马是一个性情暴躁、桀骜不驯的魔鬼，只有通过恶战与严训才能使其屈

1　奥塞内尔·查利斯·马什（Othniel Charles Marsh，1831 年 10 月 29 日—1899 年 3 月 18 日）是一位美国著名古生物学家。19 世纪末期，他在科罗拉多州发现了大量恐龙化石，这使得马什成为当时最著名的古生物学家之一。

2　古希腊哲学家柏拉图在《费德罗篇》（Phaedrus）中把灵魂比作一驾马车，由拉车的两匹马和御者组成。

服。你们作为成年人都知道这点；一旦代表感性的黑马失去控制，它会让代表理性的白马和你连同战车，在崎岖的道路上朝向毁灭奔去。

拥有一个精力充沛的身体，你就可以心无旁骛地正常开始工作，正如歌德所说的那样，慵懒的早晨迎来无用的一天。把头脑当作一台工作机器来控制，逐渐适应它的习惯，行动自然如同散步，这是教育的目的，却很少有人能达到！它可以通过深思熟虑与平心静气来实现，永远不要急于求成与忧心忡忡。要领悟到时间有多少，日子有多长。要认识到你有 16 个小时处于清醒状态，其中至少 3/4 的时间应该用来默默驯服你的心智。专注力是学有所成的秘诀，它可以逐渐培养出成功解决任何问题的能力。无论心智多么迟钝，都无法逃避持之以恒所带来的光芒。俗话说："青年人不要急于追求享乐。"[1] 但比这更糟糕的是，未能养成宁静的专注力是导致精神崩溃的最主要原因。柏拉图非常同情那些好高骛远且一事无成的年轻人。人生最大的悲剧之一是，年轻学子的事业被仓促、忙碌、喧嚣与紧张淹没，由于没有伯乐对他知人善任，人类机器只能夜以继日开足马力。倾听一位以色列大师威廉·詹姆斯的话吧："我们崩溃的频率和严重程度与工作性质和数量无关，而是取决于那种匆忙与无暇，那种窒息与紧张的荒谬感觉，那种特质焦虑与患得患失，那种缺乏内在的和谐与安逸，总之，这些感觉将与我们的工作如影随形，而一个愿意做同样工作的欧洲人，十有八九能够免受这些情绪的困扰。"[2] 才华始于宁静，[3] 但要适可而止。只

1　出自英国作家与诗人马丁·法夸尔·塔珀（Martin Farquhar Tupper, 1810 年 7 月 17 日—1889 年 11 月 29 日），他以写作爱情诗歌、寓言故事和道德教育作品而闻名，表达了对生命和人类价值观的深刻思考。

2　威廉·詹姆斯（William James, 1842 年 1 月 11 日—1910 年 8 月 26 日）是一位美国哲学家与心理学家。他是 19 世纪末 20 世纪初美国哲学的主要代表人物之一，也是实用主义哲学和功能主义心理学的重要代表人物之一，被誉为"美国心理学之父"。

3　出自歌德 1790 年的戏剧《托尔夸托·塔索》（*Torquato Tasso*）中，人物莱昂诺拉（Leonora）说了这样一句话（第一幕第二场）："才华始于宁静，性格成自激荡"（"Es bildet ein Talent sich in der Stille, Sich ein Charakter in dem Strom der Welt"）。

需让它们成为每日奉献的时光，做到有规律、有秩序与有系统，那么16小时中的几个小时就足矣，你将逐渐获得对心理机制的掌控，就像孩童行走时对脊椎的影响，或者音乐家（演奏时）对神经中枢的刺激。亚里士多德于《体相学》中提到，在竞争中胜出的学生必定慢条斯理，声音低沉，他不会为那些使人声嘶力竭与手舞足蹈的琐事担心。把自己严格封闭在"时密舱"里，专心致志处理眼前的问题，你会获得越来越多的能力，并且将进入一种训练状态；一旦养成这种心智习惯，你就会终身受益。

专注力是一门缓慢习得的艺术，而头脑已经逐渐适应了细嚼慢咽的习惯，只有通过这种方式，你才能摆脱洛厄尔在《写给批评家的寓言》中生动描绘的"精神错乱"。[1,2] 不必为效率这个令人担忧的问题而过分焦虑，因为它在刻意追求的过程中往往会难以把控。一个人在大学期间的学术产出不能仅从外表来判断；全世界的肤浅评价可能无法真正反映他最出色的工作，也就是构建自我教育的思维机制，并为大学校园之外的广阔空间做好准备。每天四五个小时并不是什么过分要求；但是只要每天、每周、每月都见证了一个相同的故事，你就会养成一种习惯，有1塔兰特的人可以获得高额利息，[3]有10塔兰特的人至少可以保住其本金。

这种稳扎稳打给人以理智的世界观。对于那些容易使年轻人心烦意乱的疲惫、狂热与焦躁来说，没有任何矫正措施如此弥足珍贵。正

1　詹姆斯·拉塞尔·洛厄尔（James Russell Lowell, 1819年2月22日—1891年8月12日）是一位美国浪漫主义诗人、评论家、编辑和外交官。作为语言学学者，洛厄尔是美国方言协会的创始人之一。他的诗歌风格浪漫多情，以爱情、自然和政治为主题，对奴隶制度和南北战争等问题表达了自己的看法。他认为，诗人作为社会公知和批评家发挥了重要作用。

2　《写给批评家的寓言》是一首长篇讽刺诗。原文：One can bear it at first, but by gradual steps he is brought to death's door of a mental dyspepsy.

3　塔兰特（talent）是古代希腊、罗马、中东等地的重量和货币单位。

如乔治·赫伯特所说，这就是一种护身符。

> 这就是灵石，
> 能点物成金。[1]

对于永恒不变的问题"生命是什么？"，你可以回答：我不是在思考，而是在行动；这是唯一能让你接触到它的真正价值，并使你掌握其潜在的哲学意义。凭借这个护身符，你就可以越过沮丧泥沼，摆脱怀疑堡垒与绝望巨人，抵达快乐山，遇到那些心灵牧者，也就是知识、经验、警觉与真诚。[2] 你们中的一些人可能会想，这只是一则可怜的享乐主义信条，根本比不上贺拉斯那甜美的吟唱：[3]

> 快乐之人，快乐独享，
> 他认为今日属于自己，
> 他可以心满意足地说，
> 明日做好最坏的打算，
> 因为我只会活在今朝。[4]

我不在乎你们怎么想，我只是向你们阐述一种人生哲学，我发现

1　出自乔治·赫伯特作品《灵丹妙药》（*The Elixir*）。Elixir 指的是用"贤者之石"制成的灵丹妙药。贤者之石是一种存在于传说或神话中的物质，它被认为能点石成金，用于制造长生不老药，或医治百病。

2　出自英国基督教作家与布道家约翰·班扬（John Bunyan，1628 年 11 月 28 日—1688 年 8 月 31 日）《天路历程》（*The Pilgrim's Progress*）。班扬的作品对英国文学和宗教历史产生了深远的影响，成为英国文化传统中不可或缺的一部分。

3　昆图斯·贺拉斯·弗拉库斯（拉丁语：Quintus Horatius Flaccus，公元前 65 年—公元前 8 年），罗马帝国屋大维时期的著名诗人、批评家、翻译家，代表作有《诗艺》等。他是古罗马文学"黄金时代"的代表人之一，与维吉尔、奥维德并称为"古罗马三大诗人"。

4　贺拉斯的《快乐之人》（*Happy the Man*），摘自《颂歌》第 3 卷。

它让我的工作卓有成效，它对我的生活来说非常实用。我曾经为沃尔特·惠特曼做过几年医生，[1]他很少跟我谈起自己的诗作，尽管他偶尔也会引用一些句子；但是我记得在一个夏日的傍晚，当我们坐在他位于卡姆登的小屋窗前，正好那里有一群工人路过，他以其惯常友好的方式向他们打招呼。然后他说："啊，无论劳作还是思考，每日工作多么荣耀！我曾尝试

> 超越当下与现实，
>
> 使普通人懂得每日工作或忙碌的荣耀。"[2]

以这种生活之道，你们每个人都可以学会品行端正，从而达到做人的真正标准。

五

除了身心修炼，还有什么呢？

你们是否还记得基督传道中最感人的一幕？那时焦虑的统治者尼哥底母在夜间来访，[3]担心他功成名就的生活与永久平安之事无缘。

1　沃尔特·惠特曼（Walt Whitman，1819 年 5 月 31 日—1892 年 3 月 26 日）是一位著名美国诗人与散文家。1873 年，在一次中风后，他搬到新泽西州的卡姆登居住。奥斯勒在 1884—1889 年间曾是惠特曼的医生之一。

2　出自惠特曼代表作《草叶集》（*Leaves of Grass*）第 13 卷《展览会之歌》（*Song of the Exposition*）。奥斯勒在此处用工作（work）替换了原文中的行走（walk）。

3　尼哥底母（Nicodemus）是一位法利赛人和犹太大祭司。据《约翰福音》记载，尼哥底母曾在夜间前来见耶稣，并向他询问有关天国的事。耶稣回答他，除非人重生，否则不能进入天国。尼哥底母的故事被认为是一个具有象征性的故事，展示了一个人在寻求真理和信仰的道路上所遇到的挑战和困惑。他也被视为一个反映出人类渴望与神交流和寻找真理的形象。

基督给给他的信息就是给全世界的信息，并且这些内容在当今尤为重要："你们必须从圣灵重生。"[1]你们作为耶鲁大学的学子具有成为领导者的天赋，从而得以认识那些构成世界道德光辉的伟大灵魂。无论是成为拿撒勒人的灵性追随者，[2]还是圣约翰从各国挑选的众多选民，[3,4]你们都必须从他们的圣灵重生，并且融入这个群体中。

以耶稣和他的祷告作为一天之始，除此你们别无所需。摆脱教条，你们就会拥有信仰；受困于教条，你们坚持的任何神学观念就会动摇。当灵魂被思想浸染，每天就会接触到世界上最优秀的作品。尽管可能不像你们的父辈那样，但是你们还是要学会熟悉你们的《圣经》。在性格形成与行为塑造上，它的影响仍有其古老的力量。你们应该了解与亚兰和以利户子孙们有关的文学之美和力量。[5]每天拿出 15 或 20 分钟，将使你们与人类的伟大思想产生共鸣，随着岁月流逝，你们与不朽先辈的情谊将与日俱增。它们会让你们对当下充满信仰。聆听它们对你讲述先辈的故事。然而，每个时代都有自己的精神与思想，就像它们也有自己的习俗与乐趣一样。你们有理由相信自己的大学独领风骚，并且处于鼎盛时期。为什么要回顾过去，对（19 世纪）70 年代甚至 90 年代学生的迂腐和迟钝感到震惊？不必过分担心未来，以免到了某个阶段，你们与家人在继任者面前再现过时的衣着与时尚。虽然变化是一种规律，但是某些伟大的思想会始终贯穿于历史长河，并且像在伯里克利时代一样有效

1　出自《约翰福音》（3:5）。

2　指耶稣。在《圣经·新约》中有一些关于耶稣的经文中提到他是"拿撒勒人"，这里指的是他生活在拿撒勒，而非他的出生地。

3　圣约翰（St. John）也译作使徒约翰，是耶稣的十二门徒之一。

4　出自《圣经·启示录》。

5　以利户（Elihu）是《约伯记》中约伯和他的三个朋友的批评者。亚兰（Ram）是亚伯拉罕的后代，希斯伦的儿子。

地影响我们。[1]有人说，人类总是在进步，但本质始终如一。构成人性的爱、希望、恐惧与信仰，以及人类内心的基本情感均保持不变，任何文学作品中的灵感秘密就在于，拨动那根超越时空的共情之弦的能力。

日密舱的宁静生活会对你们有所帮助，以轻松的心态承受自己和他人的负担。不用理会那些坐在溪边悠闲鸣叫的青蛙。[2]生活是一件朴实无华的事情，并且这条道路的方向非常清晰，它由世世代代的强者为你们开辟，你们将会延续他们的自强不息，把他们的理想化为你们的灵感。在我的脑海中，我可以看到20年后的你们，目光坚定、思维开阔、和颜悦色，成为世间完美人生的典范；但无论你们属于哪一种类型，是否受到感性或理性的控制，你们都需要他们灵魂的指引，唯一足以避免这种潜在影响的是，诗篇作者笔下司空见惯的涅墨西斯："上帝满足他们心中的渴望，但是让他们的灵魂枯萎。"[3,4]

我之前引用了约翰逊博士关于琐碎事物影响力的评论。也许我这番简短的话语可以帮助你们中的一些人，好让你们能够珍惜自己用心灵去追寻智慧的时光。

---

1 即古希腊政治家与军事家伯里克利（Pericles，约公元前495—公元前429年）所处的时代，大约从希波战争开始到伯罗奔尼撒战争结束，这段时期是雅典最辉煌的时代。

2 形容无所事事的凡夫俗子。

3 原文Nemesis（报应），涅墨西斯是希腊神话中冷酷无情的复仇女神。

4 出自《诗篇》（*Psalms*）第106篇第15节。

沉着冷静

你必须像海中的岬角，虽然海浪不断地拍打，它自己却屹立不倒，而周围那些涌浪也为之平静。

——《沉思录》，马可·奥勒留 [1]

我说：不要害怕！生活依然

留给人努力的空间。

但是，既然生活充满了疾苦，

那就不要抱有奢望；

因为你没有幻想，所以你无须绝望。

——《埃特纳山上的恩培多克勒》，马修·阿诺德 [2]

---

[1] 马可·奥勒留（Marcus Aurelius, 121 年 4 月 26 日—180 年 3 月 17 日）是罗马帝国最伟大的皇帝之一，同时也是著名的斯多葛派哲学家，其统治时期被认为是罗马"黄金时代"的标志。《沉思录》是奥勒留所写的反省笔记。

[2] 马修·阿诺德（Matthew Arnold, 1822 年 12 月 24 日—1888 年 4 月 15 日）是一位英国诗人、评论家与教育家。他的诗歌以其文学特色、对社会现实的关注和对生活的反思而著称。《埃特纳山上的恩培多克勒》（*Empedocles on Etna*）是阿诺德创作的戏剧诗。恩培多克勒（Empedocles，前 490 年—前 430 年）是一位古希腊哲学家、自然科学家、政治家、演说家、诗人，相传他也是医生、医学作家、术士和占卜师。他的生平富有神话色彩，相传他为证明自己的神性，投入埃特纳火山而亡。

对许多人来说，冷漠的风气甚至使这些年度盛典变得枯燥乏味。对你们来说，至少对在场的人来说，它们应该具备像法律一样的庄严，正如你们今天享有崇高的地位，以及如此重要的职位与责任。你们选择了自己的守护神，[1] 从必然女神的宝座下经过，[2] 耳边回荡着命运女神之声，[3] 你们很快会进入遗忘平原并且饮下忘河之水。[4] 在你们像厄尔神话中的灵魂一样各奔前程之前，[5] 我有责任对你们说几句勉励的话，并以学院全体教师的名义祝你们一帆风顺。

我非常同情你们这些历经艰苦奋斗、百折不挠并浴火重生的佼佼者，"苦读让你们骨瘦如柴，面色苍白，目光呆滞"；[6] 我的恻隐之心迫使自己只能考虑众多要素中的两项，它们可能成就或破坏你们的生活，它们可能为你们的成功做出贡献，或在你们失败的日子里给予帮助。

首先，在内科医生或外科中，没有任何品质能够与沉着冷静相提并论，我准备花几分钟时间带你们关注这个不可或缺的优良品质。对那些在最后一个月的关键阶段还未觉醒的人来说，也许我可以给他们一两个关于其重要性的提示，可能也是一种如何养成这种品质的建议。沉着是指在任何情况下保持冷静与镇定，例如暴风雨中的平静，危急时刻的清晰判断，静止不动，无动于衷，或者，用一个历史悠久

1　守护神（Genius）是拟人化的精灵。

2　即阿南刻（Ananke），希腊神话中负责命运的女神。必然（Necessity）一词正是源自这位神祇。

3　三位命运女神分别是：克洛托（Clotho，命运的纺线者），负责将生命线从卷线杆缠到纺锤上；拉刻西斯（Lachesis，命运的决策者），负责用杆子丈量生命线；阿特罗波斯（Atropos，命运的终结者），负责将生命线剪断。命运女神并不代表死亡，而是命运中重大事件的决策者。

4　希腊神话中的河流，为冥界的五条河之一。逝者到了冥界会被要求喝下忘河之水，以忘却尘世间的事。古罗马诗人维吉尔在《埃涅阿斯纪》中写道，只有当逝者的记忆被抹去后，他们才能转世。

5　出自柏拉图《理想国》（Republic）第十卷中的《厄尔神话》（Myth of Er）。厄尔是一位在战争中死而复生的士兵。柏拉图以这个故事来阐明灵魂不朽的观点。

6　出自英国诗人与作家托马斯·胡德（Thomas Hood，1799 年 5 月 23 日—1845 年 5 月 3 日）的《谋杀犯尤金·阿拉姆之梦》（The Dream of Eugene Aram, the Murderer）。

且意味深长的词来说，就是泰然自若。[1] 尽管经常被外行们误解，但这是他们最令人欣赏的品质；如果医生碰巧缺乏这种品质，表现出优柔寡断与愁眉不展，在常见的紧急情况下惊慌失措，那么很快就会失去患者的信任。

在充分发展的情况下，正如我们在一些年长同事身上看到的那样，它是一种神赐的天赋，是一种对拥有者的祝福，也是一种对其所有接触者的安慰。你们应该很清楚，因为多年以来，你们面前一直有几位引人注目的榜样，我相信，这些榜样已经给你们留下了深刻印象。由于沉着在很大程度上是一种身体上的天赋，我很遗憾地说，你们中间有些人因为先天上的差异，可能永远无法获得。然而，训练会发挥很大作用。通过实践与经验的积累，你们中的大多数可能会达到一个相当高的程度。首要之务就是控制好你们的情绪。即使在最危急的情况下，如果内科医生或外科医生允许"其外在行为流露出内心的本质"，[2] 并且在脸上露出丝毫焦虑或恐惧的迹象，那就说明没有将神经中枢置于最高控制下，随时都有可能铸成大错。我曾在许多场合跟你们谈到这一点，并且敦促你们训练自己的神经中枢，以便在任何专业测试之下，面部血管丝毫不会受到扩张或收缩的影响。时间在清秀的眉宇间镌刻下它的岁月，[3] 天真羞愧的潮红在任何场合都要抑制，[4] 我绝不会强行要求你们，但是在处理患者的紧急状况时，你们一定不能

1　黏液（phlegm）来自古希腊时期的"体液学说"（Humorism）。根据该学说，人体是由血液、黏液、黄胆汁和黑胆汁四种体液构成，四种体液在人体内失去平衡就会造成疾病。黏液被认为与冷漠行为有关，这个古老的信念被保留在形容词 phlegmatic（意为冷静的、镇定的、冷漠的）里。直到19世纪，"体液学说"才被否定。

2　出自威廉·莎士比亚作品《奥赛罗》（Othello）第一幕第一场。

3　出自《莎士比亚十四行诗集》第19首。原文是：O, carve not with thy hours my love's fair brow（哦，不要在我爱人清秀的眉宇间镌刻下岁月）。

4　出自《墓园哀歌》（Elegy Written in a Country Churchyard），作者托马斯·格雷（Thomas Gray, 1716年12月26日—1771年7月30日）是18世纪英格兰诗人、古典学家，曾任剑桥大学教授。

出现这些问题，而在其他时候，一张不动声色的脸可能会带来好运。在一种真正完美的状态下，沉着与丰富的经验和对疾病的深入了解密不可分。医生在这些优势的加持下可以游刃有余，而任何突发事件都不能扰乱他的心理平衡；各种可能性总是尽在掌控，并且在行动过程中也显而易见。由于这种弥足珍贵的品质本身往往容易被误解，因此医生这一职业也经常受到冷漠无情的指责。然而，某种程度的淡定不仅是冷静判断的优势，还是执行精细操作的必要条件。敏锐的感受力无疑是一种高尚的美德，前提是它不影响手的稳定或神经的冷静；但对忙于日常工作的医生来说，这种只考虑实现终极目标而忽视眼前细节的淡定，才是更可取的品质。

因此，先生们，请培养一种恰到好处的从容不迫，使你们能够以坚定与勇气来应对实践中的紧急情况，同时又不会使"我们赖以生存的仁心"变得冷酷无情。

其次，这种身体上的天赋有一种精神上的对应物，它在我们的朝圣之路上与沉着同样重要。让我带领你们在脑海中回想一下那位最优秀与最睿智的统治者安东尼·庇护的故事。[1] 当他在伊特鲁里亚洛里姆的家中临终之际，[2,3] 庇护用"沉着冷静"（Aequanimitas）这句格言诠释了人生哲学。对于即将穿越世间熊熊烈火的庇护，[4] 以及刚从克洛

1　安东尼·庇护（Antoninus Pius，86 年 9 月 19 日—161 年 3 月 7 日）是罗马帝国"五贤帝"中的第四位，他致力于改善罗马帝国的基础设施，加强农业，促进艺术和文化的发展。在他统治期间罗马帝国达到全盛阶段。

2　伊特鲁里亚（Etruria）是一个位于意大利中部的古代城邦国家，地理范围涵盖了现今的托斯卡纳、拉齐奥与翁布里亚。伊特鲁里亚后被罗马帝国吞并，公元前 6 世纪中叶是伊特鲁里亚鼎盛时期。

3　洛里姆（Lorium）是伊特鲁里亚的一个古老村庄，位于罗马以西 19 公里。安东尼·庇护曾在这里接受教育，后来建造了一座宫殿，并在此处去世。它也是庇护的继任者马可·奥勒留最喜欢的地方。

4　出自古罗马的哲学家与诗人卢克莱修（Lucretius，公元前 99 年—公元前 55 年）的哲理长诗《物性论》（De Rerum Natura）。

托纺锤中诞生的你们来说，[1]沉着冷静是一种理想的态度。虽然达到沉着冷静的境界非常困难，但是它在成功和失败中都极其重要！人的自然气质在很大程度上影响着沉着冷静心态的形成，但清楚了解我们与同胞以及工作与生活的关系同样不可或缺。确保善意平和的首要因素之一是不要对你们在意的人期望过高。"知识无处不在，智慧却在徘徊"，[2]在医学问题上，今天的普通民众并不比古罗马人更有理智，琉善责备轻信使他们很容易成为当时庸医的受害者，[3]例如臭名昭著的亚历山大，[4]他的行径使人们希望其到来被推迟大约 18 个世纪。[5]因此，当你在自己很信任的牧师马甲口袋里发现高倍稀释的粉末，或者在你最配合的患者卧室里意外地发现了一箱华纳安全口服液时，[6]请在工作中善待这种既可爱又轻信的传统人性，并且要克制你们的愤怒。这种事迟早要来，要做好思想准备，不必感到忧虑。

你们将受制于这些匪夷所思的同胞；他们充满了各种怪癖与奇思妙想；但我们越是审视他们精神生活上这样或那样的瑕疵，我们就越是坚信自身的短板与他们的弱点如此相似。如果不是陶醉于利己主义经常使我们忘记，那么这种相似性将无法被容忍。因此，这些同胞需要无限的耐心和持续的慈爱，他们难道不应该对我们也这样做吗？

1　作者可能借此暗示同学们即将毕业。

2　出自英国桂冠诗人阿尔弗雷德·丁尼生（Alfred Tennyson，1809 年 8 月 6 日—1892 年 10 月 6 日）的《洛克斯利大厅》（Locksley Hall）。

3　琉善（Lucian，约 120 年—180 年）是一位罗马帝国时期的讽刺作家与修辞家。他经常用这种风格嘲笑迷信、宗教习俗和对超自然现象的信仰。

4　阿博诺提库斯的亚历山大（Alexander of Abonoteichus，约 105 年—约 170 年）是一位出生于小亚细亚的希腊神秘主义者，通过自称治愈病人和揭示未来获得了财富与声望。琉善认为他是个彻头彻尾的骗子。

5　作者可能借此讽刺亚历山大在每个时代都有信众。

6　赫尔伯特·哈林顿·华纳（Hulbert Harrington Warner，1842 年—1923 年）是一位美国商人和慈善家，他通过销售专利药物发家致富。华纳从查尔斯·克雷格（Charles Craig）博士那里购买了配方，并在 1879 年推出了华纳肝肾安全口服液。

在你们即将开始的新生活中，有一个令人担忧的方面，它会给你们中那些情感细腻的人带来压力并破坏他们的平静。这种不确定性不仅存在于我们的科学与艺术中，也渗透在我们作为人类所拥有的希望与恐惧里。在追求绝对真理的过程中，虽然我们的目标遥不可及，但是必须满足于点滴积累。你们是否还记得在埃及神话中，堤丰及其同谋者们如何对待善良的奥西里斯；[1,2] 他们又是如何蹂躏纯洁的真理女神，[3] 把她可爱的身体剁成碎片，并且将它们抛散到四面八方；[4] 然后，正如弥尔顿所言，"从那时起，敢于挺身而出的真理之友们，就会模仿伊西斯对奥西里斯残缺不全的身体进行仔细搜寻，[5] 不遗余力地把他们能够找到的残肢断臂逐个收集起来。尽管我们还没有找全"，但我们每个人都可能捡到一个，或许是两个碎片，当死亡不再让我们的灵魂感到恐惧时，我们仿佛在幻觉中看到神的化身，就像伟大的博物学家欧文或莱迪，[6,7] 可以从化石碎片中重构出理想的生物。

有人曾经这样说，冷静在繁荣时期的主要作用在于使我们能够坦然面对邻里的不幸。如今，虽然经济拮据以及物质匮乏更能扰乱我们

1　堤丰（Typhon）是希腊神话中象征风暴的妖魔巨人，试图推翻宙斯以获得霸权，两人进行了一场恶斗，最终宙斯获胜。

2　奥西里斯（Osiris）是古埃及神话中的冥王，被认为是死亡和复活之神，也是植物、农业和丰饶之神。奥西里斯的故事通常与他和其兄弟赛特之间的争斗，以及他的复活和重生联系在一起，被认为是人类复活和重生的象征。

3　在文学和哲学中，把真理比作女性是一种常见的修辞手法。

4　出自约翰·弥尔顿作品《论出版自由》。本书于1644年11月23日出版，是历史上捍卫言论自由的书籍中最有影响力的一部。弥尔顿宣称，真理和错误只能在自由的环境中相互较量，这样才能让人们更好地理解和掌握真理。

5　伊西斯（Isis）是古埃及神话中的生命、魔法、婚姻和生育女神，她的丈夫是奥西里斯。奥西里斯为他的兄弟赛特所杀，尸体被切成许多碎片，伊西斯找回了这些碎片，并且使奥西里斯复活。

6　理查德·欧文（Richard Owen，1804年7月20日—1892年12月18日）是一位19世纪英国生物学家，比较解剖学家，古生物学家，曾对许多脊椎动物进行命名与分类。

7　约瑟夫·梅利克·莱迪（Joseph Mellick Leidy，1823年9月9日—1891年4月30日）是一位美国古生物学家，寄生虫学家，解剖学家，是达尔文进化论在美国的早期支持者。

的内心平静，[1]但我要提醒你们，当你们事业有成、功成名就之时，你们中的一些人很快就会面临生活的考验。一旦过早地投身于职业的忧虑与忙碌中，不断追求物质的获取与消费，你们可能会因此耗尽自己的精力，等到你们醒悟时或许为时已晚，在你们饱受积习折磨的灵魂中，没有地方容纳那些让生活更有意义的高尚情操。

令人悲伤的是，对于你们中的一些人来说，可能会面临失望，甚至是失败。当然，你们不要指望摆脱职业生涯中的烦恼和焦虑。即使在最糟糕的情况下，也要勇敢地挺身而出。你们仅有的希望可能已经灰飞烟灭，就像在雅博河口孑然一身的族长，[2,3]而且，你们也许会像他一样，只能在黑夜中独自挣扎。如果你们全力以赴，那么对你们来说是幸事，因为在坚持中蕴含着胜利，而祝福也可能随着黎明到来。但事情的结局并不总是如此；你们中的一些人将被迫忍受与失败斗争，而你们在那时拥有的沉着冷静会大有裨益。你们还要谨记，有时"我们的美好生活始于悲凉"。[4]即使大难临头，毁灭迫在眉睫，也要微笑面对，并且昂首挺胸，而不是俯身屈从。如果这场斗争是为了原则与正义，那么即便失败看似在所难免，或者前人已经多次在此折戟，你们也要坚持自己的理想，就像黑暗塔前的少年罗兰，[5]在嘴边吹响挑战的号角，然后平静地等待冲突发生。

---

1 原文用的外邦人出自《马太福音》（6:32）。在《旧约》中泛指以色列人之外的人，在《新约》中一般指未皈依耶稣基督的人。

2 《圣经》中的雅博河（Jabbok）指的是现在的扎卡河，它是约旦河下游的第二大支流。

3 亚伯拉罕、以撒以及雅各是三位以色列人的族长。雅各将他的全家送过了雅博河渡口，只剩下他自己一人。这时神突然出现，并与雅各角力，直至天将破晓。最后，雅各获得了祝福并改名为以色列。详见《创世记》。

4 出自威廉·莎士比亚作品《安东尼与克娄巴特拉》（Antony and Cleopatra）第五幕第二场。克娄巴特拉对侍女查米恩和伊拉丝说：我的美好生活始于悲凉（My desolation does begin to make a better life）。

5 出自罗伯特·勃朗宁的叙事诗《少年罗兰前往黑暗之塔》（Childe Roland to the Dark Tower Came）。诗中唯一的讲者少年罗兰描述了他前往"黑暗塔"的旅程，以及他在探索中看到的恐惧。当罗兰终于到达塔楼时，这首诗结束了。Childe 有贵族青年、公子、少爷的意思。

有人说，"你们要在忍耐中赢得灵魂"，[1]而这种忍耐不就是一种使你们能够超越生活考验的平和吗？你们将会在万水之滨播种，我唯有祈愿你们能够收获承诺中的平静与自信的祝福，

终此一生，

不再纷争。[2]

直到你们可以在岁月渐长的冬季，收获些许纯洁、平和、温柔、充满仁慈与多结善果的智慧，而它没有任何偏见与虚伪。

过去始终与我们相伴，永远无法逃避，只有它能够经久不衰。但是，随着变化和机遇在生活中纷至沓来，我们对于当前与未来往往过度关注。以现在这样的场合为例，当母校正在举行隆重的毕业典礼，当我们因她的持续繁荣而备受鼓舞时，我们最好重温一下过去的岁月，感谢那些让梦想成真的前辈。

任何大学的盛名都是其伟大的财富。能够为一所机构带来荣誉的，不是"骄傲、浮华和体面"，不是财富，不是学院数量，也不是挤满大厅的学生，而是那些为它服务的人，他们历经千辛万苦，甚至忍受仇恨，来到安宁的名望之所，"像繁星到达预定高度一样"攀登。[3]这些前辈带来了荣耀，它应该让这所学校的每位校友、每位教职员工的心情都激荡不已，就像我今天所做的那样，虔诚且感激地回忆起学

1　出自《路加福音》第 21 章。

2　出自罗伯特·勃朗宁作品《本·埃兹拉拉比》。

3　出自《阿多尼》（*Adonais*）第 44 节，作者珀西·比希·雪莱（Percy Bysshe Shelley，1792 年 8 月 4 日—1822 年 7 月 8 日）是著名的英国浪漫主义诗人，弗里德里希·恩格斯称他是"天才预言家"。

生活之道：现代医学之父的人生智慧

校创始人中的摩根、希彭与拉什，[1]以及继任者威斯塔、菲齐克、巴顿与伍德的名字。[2]

教职员工们，位高则任重。[3]

过去悲伤的现实告诉现在的我们，这种失去朋友和同事的新痛，就像"隐入死亡的无尽黑夜"。[4]我们怀念其中一位名师，他的教诲令你们从中获益，他所树立的榜样激励了许多后人。爱德华·布鲁恩是一位热忱的教师，[5]一位敦厚的学者，一位大学的忠仆，一位善良的好友，他的身后留下了英年早逝的遗憾，以及对他美好生活的追忆。

今天，我们还要与兄弟院校一起，痛悼其失去一位杰出教师的重大损失。这位受人爱戴的前辈声名远扬，他为这个城市的医学界增光

1　约翰·摩根（John Morgan，1735年6月10日—1789年10月15日）是一位美国外科医生与医学教育的先驱，被誉为"美国公共医学教育的创始人"。

　　小威廉·希彭（William Shippen Jr.，1736年10月21日—1808年7月11日）是美国殖民地时期第一位系统的解剖学、外科和产科教师，并且是宾夕法尼亚大学医学院的联合创始人，在解剖学和妇科学领域做出了杰出的贡献。在美国独立战争期间，希彭曾经密谋取代摩根的位置，但摩根在拉什的帮助下迫使他辞职。

　　本杰明·拉什（Benjamin Rush，1745年2月24日—1813年4月19日）是美国开国元勋，签署了美国《独立宣言》。他曾经担任宾夕法尼亚大学化学、医学理论和临床实践教授，对精神障碍的研究使其成为美国精神病学的创始人之一。

2　卡斯帕·威斯塔（Caspar Wistar，1761年9月13日—1818年1月22日）是一位美国医生与解剖学家，曾在费城学院担任化学和医学研究所教授，该学院后来并入宾夕法尼亚大学医学院。1808年，他接替去世的希彭担任解剖学教授。

　　菲利普·辛格·菲齐克（Philip Syng Physick，1768年7月7日—1837年12月15日）是一位美国医生与教授，出生于费城。他影响了一代美国医生，被誉为"美国外科学之父"。

　　约翰·瑞亚·巴顿（John Rhea Barton，1794年4月—1871年1月1日）是一位美国骨科医生，因描述巴顿骨折而闻名。1818年，巴顿毕业于宾夕法尼亚大学医学院，然后开始在这里任教。他开创了治疗关节强直的截骨术。

　　乔治·培根·伍德（George Bacon Wood，1797年3月13日—1879年3月30日）是一位美国医生、教授和作家。他在宾夕法尼亚大学任教多年，担任过大学董事会成员。1833年，他参与编撰的《美国药典》（The Dispensatory of the United States）首次出版。

3　原文 Noblesse Oblige 是一个法语短语，字面意思是贵族义务，一般用来暗示财富、权力和声望伴随着责任而来。作者以此来提醒要为人师表。

4　出自《莎士比亚十四行诗集》第30首。原文是：For precious friends hid in death's dateless night（因为挚友隐入死亡的无尽黑夜）。

5　爱德华·图尼斯·布鲁恩（Edward Tunis Bruen，1851年—1889年）是作者在宾夕法尼亚大学医学院的同事，曾编写《物理诊断口袋书》。

添彩。我们不能忘记像塞缪尔·韦塞尔·格罗斯这样的人。[1]让我们感谢这位勇敢拼搏且战无不胜的典范，让我们学习他热忱、坚毅与勤奋的职业精神。

就我个人而言，我为失去一位导师感到悲伤，他对我来说就像父亲一样亲切，我从他那里得到的灵感比其他任何人都多，我今天能在这里面向你们发表演讲，要归功于他树立的榜样与原则。当我说认识帕尔默·霍华德是一种真正意义上的人文教育时，[2]我相信在座的诸位将不会觉得有任何夸张。

> 无论我的岁月如何凋零，
>
> 虽孤苦伶仃但心有所悟，
>
> 他的精神融入我的脑海。
>
> 他的足迹永驻我的生命。[3]

在向你们宣讲沉着冷静的道理时，我自己也无法做到十全十美。各位不必盲从我的建议，我只是阐明了容易困扰大家的前后矛盾。有

---

1 塞缪尔·韦塞尔·格罗斯（Samuel Weissell Gross，1837年2月4日—1889年4月16日），美国外科医生和教育家，以在癌症治疗中采用无菌手术与根治手术而闻名。他在外科学和病理学领域做出了杰出的贡献，被誉为美国最伟大的外科医生之一。他还是费城外科医师协会的创始人之一，并曾任美国外科医师协会主席。此外，他还是宾夕法尼亚大学医学院的外科学教授，为许多年轻的外科医生提供了培训和指导。1876年，格罗斯与格蕾丝·里维尔（Grace Revere）结婚。1889年，格罗斯因肺炎去世。1892年，格蕾丝嫁给了威廉·奥斯勒，后者当时是约翰斯·霍普金斯大学的医学教授。

2 罗伯特·帕尔默·霍华德（Robert Palmer Howard，1823年1月12日—1889年3月28日），加拿大医学家与教育家。霍华德作为一位出色的教师被人们铭记，他以自己对医学的热忱激励着其学生。其中一位学生便是威廉·奥斯勒，他经常表达对老师的钦佩。1860年，霍华德成为麦吉尔大学医学理论与实践教授，并从1882年起担任麦吉尔医学院院长，直至去世。

3 出自阿尔弗雷德·丁尼生作品《悼念集》第85首《悼念亚瑟·亨利·哈勒姆》（In Memoriam A. H. H.）。亚瑟·亨利·哈勒姆（Arthur Henry Hallam，1811年2月1日—1833年9月15日）是英国散文家和诗人。1828年，哈勒姆在剑桥大学三一学院认识了丁尼生，后来与丁尼生的妹妹艾米丽订婚。1833年，哈勒姆在奥地利死于脑动脉瘤破裂。

人可能会认为，在这所美国的顶级学府里，在这座希波克拉底之城中，[1]拥有爱岗敬业的楷模、出类拔萃的同事以及体贴入微的同学，我是说人们可能会想，一个人的雄心壮志在这里已经达到了极限。[2]但凡事并非一成不变，今天我即将告别这所大学。先生们，在充满朋友们诚挚祝福的生活里，我曾多次处于无法用语言表达内心情感的境地，而现在尤为如此。我一想到仁慈与善良在过去的五年里如影随形，我的内心深处就会涌起最强烈的感激之情。在你们之中，作为一个陌生人，我不能说是一个外国人，我已经感到宾至如归，你们为我付出了很多。我可以多讲几句吗？无论未来会有何种成功或考验，没有什么能抹去我在这座城市度过的快乐时光，即使过了一段时间，就像我现在离开这所过去如此辉煌、现在如此卓越的学院，也没有什么能磨灭我与大家风雨同舟的自豪。

诸位，就此作别，带着那位古罗马先贤沉着冷静的格言去奋斗吧。

1　希波克拉底（Hippocrates，公元前460年—公元前375年）是古希腊时期的医生，被认为是医学史上最杰出的人物之一，被后世尊称为"医学之父"。希波克拉底通常被描绘成古代医生的典范，并被认为创立了希波克拉底誓言。希波克拉底之城（Hippocratica Civitas）相当于按照希波克拉底的理念提供医疗与教学的基地。
2　原文用的是 Hercules Pillars（"赫拉克勒斯之柱"）。在西方经典中，赫拉克勒斯之柱被用来形容直布罗陀海峡两岸边耸立的海岬。古希腊作家欧里庇得斯认为，赫拉克勒斯之柱是航程的终点。也有人认为，这里是文明的极限。

教师与学生

大学始终存在的意义在于供求关系的平衡，只有它能够实现并且可以满足人们的需求，即传授知识和建立师生之间的关系与纽带。其构成与激励原则是不同阶层人员间的道德吸引力；这一表述无论是其本质，还是在历史发展过程中，通常都要优先于任何其他关系；因此，无论官方或民间如何努力通过地位或财富来支持大学，如果缺乏这一吸引力，那么大学只是徒有虚名，失去了其真正的核心价值。

——《知识中的自由交易：智者》，约翰·亨利·纽曼[1]

阿德曼托斯，[2] 看来教育开始的方向将决定一个人的未来。

——《理想国》第四卷，柏拉图

1　约翰·亨利·纽曼（John Henry Newman，1801 年 2 月 21 日—1890 年 8 月 11 日）曾是一位英格兰圣公会的牧师。1845 年，他皈依罗马天主教，成为一位天主教神父。他学识渊博，可以深刻讨论理性、情感、想象力与信仰的关系。引文出自其作品《大学的兴起与进步》（*The Rise and Progress of Universities*）第五章。

2　阿德曼托斯（Adeimantus，公元前 432 年—公元前 382 年）是柏拉图的一位兄长。他在柏拉图的《理想国》中以对教育的关注而著称。总体而言，阿德曼托斯给人的印象比他的兄弟格劳孔更谨慎且更清醒。

诚然，我今天可以说，在医学教学方法中，旧秩序正在改变，并为新秩序所取代，请允许我简要地提及这场革命，因为它与我演讲第一部分想表达的主要观点直接相关。这个国家的医学院分为私立、大学附属与州立机构。第一类，迄今为止数量最多的医学院均为大学附属机构，而它们实际上与这些高等学府缺乏有机联系。这些机构在过去曾经不可或缺，但令人欣慰的是，其数量正在稳步减少。[1]它们在某些方面的贡献值得赞赏，留下了许多艰苦奋斗的典范，我们必须承认，这个国家 20 年前可悲的医学教育状况，正是其培养体制固有顽疾的直接后果。体制中的某些内容逐渐削弱了教授们的全部责任感，直到他们宣称能在不到两年的时间里，教授（注意这个词）这门世界上最难掌握的艺术之一。医学界的同道们，请相信我，当五六十年以后，一些历史学家追溯这个国家的职业发展时，他们将详细描述其成员们的丰功伟绩、重大发现以及无私奉献，但是历史学家会在缺乏责任感的情况下做出判断，是的，十分严重的错判，这将导致医学教育在我们的历史上出现前所未有的懈怠。然而一个觉醒的时代已经到来，这为背离公众与职业责任的医学院敲响了末日的丧钟。

在这个国家，与大学保持紧密联系的医学院始终走在进步性和全面性的前列。这场革命开始于大约二十年前，一所著名大学的校长出席了该校医学院的一次会议，[2]并且以强制性命令对医学院的内部秩序进

1　在 19 世纪的美国，大学院校主要由神职人员掌控，其开设的课程落后于时代发展。很少有院校提供科学、现代语言、历史或政治经济方面的课程，只有少数院校设有研究生院或专科学院。

2　查尔斯·威廉·艾略特（Charles William Eliot, 1834 年 3 月 20 日—1926 年 8 月 22 日）是一位著名美国学者。1869 年初，艾略特在美国《大西洋月刊》上发表了一篇引人注目的文章《新教育》，提出了他关于改革美国高等教育的想法。同年，艾略特被选为哈佛大学校长，并且一直任职到 1909 年。在艾略特的领导下，哈佛大学采用了"选修制"，极大地拓展了开设的课程范围。

行整饬。[1] 如今，只教授人文学科的大学依然存在，[2] 它们就像中世纪时期的初等学校，缺乏成为高等学校的技术师资。[3] 大学与医学院相得益彰的优势在于博采众长和互利互惠。虽然大学医学院的教授们没有我所说的那种独立性，但是他们受到的影响往往使其保持在一个高水平上：他们通过与其他同行竞争来提高工作标准，并且因此获得了进一步发展的强大动力。

显而易见，对任何已经关注到教育领域新思想发展的人来说，教学方法的日新月异、临床和实验室设备的改进，以及公平竞争的厚道精神，取代了先前那种将计算学生人数作为衡量功绩的拙劣方法，所有这些优势都来自医学院和大学之间更加紧密的联系。

我最后要提到的是州立学院，而本校则是其中难能可贵的楷模之一。美国教育制度的一个特点是鼓励私营企业，并且允许私营公司满足公众的任何需求。这种被发挥到极致的理念，允许不受限制地产出医生，请注意这个词，抛开文明社会通常认为必要的资质不谈，那些医生在毕业后可能从未进过医院病房，他们学医的方式有点类似于传统医学的方式，通过观察针灸针刺入时血液喷溅的部位来辨别身体的结构层次或动脉走行。据我所知，无论其教学设施多么简陋，无论取得资质的条件多么宽松，州政府从未干涉过任何合法设立的医学院。

1　详见《奥利弗·温德尔·霍姆斯的生平与书信》（*Life and Letters of O. W. Holmes*, 1896, ii, 187, 188, 190）。霍姆斯即老奥利弗·温德尔·霍姆斯。1871 年，艾略特校长在哈佛大学医学院推行的改革，被视为美国医学教育的里程碑。

2　人文学科（Liberal Arts，其他释义还有人文教育、博雅教育等）原指古代西方自由人所应学习的基本学科。文法、修辞、辩证等文科教育中核心部分，被称为三学或三艺（Trivium）。至中古时代，神学院又开设了算术、几何、音乐、占星（后被称为天文）等理学教育中的核心部分，被称为四术（Quadrivium）。三学与四术，合称"七艺"。在美国的高等教育体系里，只有完成人文学科的培训才能进入专科院校。

3　初等学校与高等学校分别对应 scholae minores、scholae majores。Scholae 是一个拉丁词，字面意思是"学校"。法国历史学家米歇尔·鲁谢（Michel Rouche，1934 年 5 月 30 日—2021 年 12 月 5 日）追溯了其来源。这个词曾经指禁卫军，后来依次用于指侍奉国王的武士、侍奉主教的神职人员。在 9 世纪之前，它没有"学校"的意思。

这种放任政策不仅被执行到极致，甚至在许多州，个别医生可以在任何城镇获得办学许可证，无须保证提供可用的实验室或临床设施。这种异常情况正在迅速发生改变，一方面是医学界恢复了对于更高理想的忠诚，另一方面是公众对于全面接受现代方法教育的医生价值日益重视。至少有三个州将医学视为应由大学教授的技术专科之一，这实际上是对上述观点的一种实质性认可，同时也体现了广大民众对医学的支持。

但是，无论学院隶属州还是大学，资金充足还是匮乏，设施豪华还是简陋，毕竟这些只是细枝末节，一所机构的命运并不取决于这些。只有超越全部物质利益的内在关键要素，才可能给学校带来荣耀和声誉，如果缺乏这些要素，那么所有的"骄傲、浮华和体面"均是徒劳，我是说，这种活力要素存在于殿堂之中的园丁，以及他们所珍惜与传授的理念。在约翰·亨利·纽曼的作品《历史随笔》中，有一段文字以简洁而优美的语言表达了这种感觉："我想说，教师的个人影响在某种程度上能够摒弃一个学术体系，但是该体系无论如何也不能摆脱个人的影响。影响力就是生命，生命就是影响力；如果影响力被剥夺其应有地位，那么它不会被那些手段清除，它只会在混乱与危险中爆发。缺乏教师对学生个人影响力的学术体系就是北极寒冬，它将会造就一所封闭、僵化与刻板的大学，仅此而已。"[1]

从这个角度来看，教师选拔自然是大学董事会最重要的职能。因为这个国家大多数学校的工资必须从在外兼职补充，所以某些教授人选在当地条件的限制下，只能限于大学城的居民。但是对于择优录取的原则，董事会和院系所有部门均应认可和执行，并且得到公众舆论

---

1 出自《历史随笔》（*Historical Sketches*）第3卷。本书收录了约翰·亨利·纽曼有关大学理念的著述。

的支持。令人欣慰的是，美国大学在广纳贤才上表现出宽宏大度，它们在这方面效仿了雅典人的虚怀若谷，在彼时的柱廊与讲堂里，陌生人被当作公民来迎接，并仅以其智力天赋来评判。从一所名校开设的直观教学课来看，[1]最重要的是文学与科学之间不分彼此，正如人们所说的那样，"没有思想的君权，唯有天赋的高贵"。[2]但是，在这个问题上很难引导舆论，且董事会必须经常与地方主义抗争，它就像宗派制度的陈规陋习，对于大学的发展来说非常致命。

二

套用马修·阿诺德的话来说，教师的职责就是讲授和传播世界上知识和思想的精华，借助筛选、分析、分类以及制定原则来传递他擅长学科的当前知识，通过实验、搜索与测试来放大作为基础原则依据的事实。面对世界上知识和思想的精华，作为其传播者，没有什么职业比教师更实至名归。之所以我们的医学院在这方面负有不可推卸的责任，是因为这门与人类疾苦相通的艺术不分国界。[3]

我们可以从两个方面来看待教师，他们在科学上是工作者与指导者，在艺术上是实践者与讲授者，而这些与医学院和医院的自然划分或师资组成相对应。

在这个非常注重实效的国家里，科学教师还没有得到充分的认

1　直观教学（object lessons）是利用教具作为感官传递物，通过一定的方式、方法向学生展示，达到提高学习效率或效果的一种教学方式。"直观性"作为一项教学原则最早由西方近代教育理论的奠基者扬·阿姆斯·夸美纽斯（Jan Amos Komenský，1592 年 3 月 28 日—1670 年 11 月 15 日）提出，并没有在当时的实践中产生很大的影响。直到 19 世纪初期，直观教学才开始在欧洲流行，并迅速传到美洲大陆，成为教育者有意识的教育行为。

2　出自《历史随笔》（Historical Sketches）第 3 卷。

3　奥斯勒认为行医是一门艺术。

可，一方面在于其工作开销巨大，另一方面是公众对于国家真正强大的基础忽视或无知。配备和维护解剖学、生理学、化学（生理学和药理学）、病理学与卫生学的独立实验室，以及聘用全职从事研究和教学的资深教师耗资巨大，而目前国内任何医学院都无法承担这笔支出。组建好两三个学系已经实属幸运，如今还没有一家能做到拥有全部。相比之下，作为德意志帝国的一个王国，巴伐利亚的面积要小于这个州，[1,2] 人口 550 万，三座大学城中的医学院在其支持下蓬勃发展，这些医学院配备有大量实验室，其中许多负责人享誉世界，而那些跨越大西洋的学子则挤破了它们的门槛，探寻在本国内难以获得的智慧方法与卓越灵感。但是，在马凯特与乔利特于勇敢的拉萨尔发现的大河上放舟启航之前，[3] 在迪吕特于圣安东尼瀑布下遇到亨内平神父之前，[4] 巴伐利亚的医学院里就已经有教授了。并且正义迫使我们承认，

1　巴伐利亚王国（Kingdom of Bavaria）是德意志地区曾经存在的一个王国。随着德意志地区于 1871 年统一成为德意志帝国，该王国成为新帝国的下属邦国，规模仅次于帝国内占主导地位的普鲁士王国。自 1918 年德意志帝国灭亡以来，巴伐利亚便成为德国的一部分。

2　指的是明尼苏达州。

3　马凯特即雅克·马凯特（Jacques Marquette，1637 年 6 月 1 日—1675 年 5 月 18 日），法国耶稣会传教士。1673 年，马凯特与乔利特一起成为首批探索密西西比河谷北部并绘制地图的欧洲人。

　　乔利特即路易·乔利特（Louis Jolliet，1645 年 9 月 21 日—1700 年 5 月之后），法裔加拿大探险家。1673 年 5 月 17 日，乔利特和马凯特带着两艘独木舟，与其他五名航海者离开了密歇根州的圣伊格纳斯。6 月 17 日，他们划独木舟冒险进入威斯康星州普雷里德欣附近的密西西比河。随后，航海者沿着密西西比河回到伊利诺伊河的河口，几经辗转沿着芝加哥河顺流而下，到达了芝加哥附近的密歇根湖。

　　"勇敢的拉萨尔"指勒内-罗伯特·卡维利尔·拉萨尔爵士（René-Robert Cavelier, Sieur de La Salle，1643 年 11 月 22 日—1687 年 3 月 19 日），17 世纪的法国探险家和毛皮商人。他探索了美国和加拿大的五大湖地区、密西西比河和墨西哥湾。虽然马凯特和乔利特在 1673 年至 1674 年先于他进入密西西比河上游，但是拉萨尔将探险和法国的利益一直延伸到了河口。因此拉萨尔有时被认为是第一个穿越俄亥俄河与密西西比河的欧洲人。

　　大河在此指的是密西西比河。1541 年，埃尔南多·德·索托（Hernando de Soto，约 1497 年—1542 年 5 月 21 日）正式注意到密西西比河南部入口，将这条河命名为 Rio del Espiritu Santo，但沿岸的印第安部落用阿尔冈昆语称它为"大河"。

4　迪吕特即达尼埃尔·格雷索龙·迪吕特（Daniel Greysolon, Sieur du Lhut，1636 年—1710 年），法国军人与探险家。他是第一位到访美国明尼苏达州德卢斯市所在地区的欧洲人。迪吕特的名字有时被翻译为"德卢斯"，与明尼苏达州德卢斯市和佐治亚州德卢斯市同名。1680 年 6 月，迪吕特听说路易斯·亨内平神父被苏族印第安人俘获，他通过以物易物换取了亨内平神父的自由。

在从边远地区赢得一个帝国的过程中，这片土地上的人民的需求比研究实验室更为迫切。现在一切都变了。例如，在明尼苏达州，其惊人的增长重现了国家的盛况，荒野已经焕发出勃勃生机，财富与繁荣的迹象铺天盖地，几乎让人不禁想起那首久远的诗篇，"人们在这种情况下倍感幸福"。[1]

但是，如果我们没有掌握国家命运的奥秘，明白真正的考验源自其智力和道德标准，那么物质利益迅速发展就会带来危险。对于财富的腐蚀性影响，[2]最有效的解药是与一群献身科学之人组成团体，以学术研究作为生活目的，漠视眼前欲望与骄奢生活。我们忘记了，衡量一个国家对世界的价值不是物质，而是思想。[3]虽然小麦与猪肉不可或缺，但相比那些不朽的精神食粮，它们只是糟粕。怡然的大地硕果茁壮成长，高贵的思想之实润物无声。

我所提到的每一个科学分支都非常专业，以至于一位教授已经无法满足教学时间的要求，而实验室课程也需要娴熟的配合。学院的目标就是让这些部门由专人负责。首先，管理者应该心怀热忱，对学科具有深情厚爱，渴望教授和推广该学科，否则所有教学都会变得冷漠与枯燥。其次，对所教授的分支有充分的个人理解，不是根据教科书内容照本宣科，而是从顶级实验室的实验与实践中获得生活经验。幸运的是，这种类型的教师在美国的医学院中并不罕见。对于那些基础扎实、在英国与欧洲大陆深造的同学来说，他们为我

1　出自《诗篇》（144:15）。

2　原文用的是 Mammon（玛门）。这个词在《圣经·新约》中用来描绘物质财富或贪婪。玛门在基督教中掌管七宗罪中的贪婪，但在古叙利亚语中是"财富"之意。在《圣经·新约》中是耶稣用来指责门徒贪婪时所用的形容词，被形容是财富的邪神，诱使人为财富互相残杀。在弥尔顿的《失乐园》中，玛门指挥被打入地狱的众天使，发掘无数的珍宝以建造自己的圣殿。见于《路加福音》（16:13）、《马太福音》（6:24）。

3　原文用的是计量单位蒲式耳（bushel）与桶（barrel）。奥斯勒的意思可能是，无法用可计量的物质来衡量一个国家对世界的价值。

们的专业学术研究拓展了深度与广度，其批判能力也得到了磨砺，足以在医学界中明辨是非。尤其是在这些学科分支中，我们需要学识渊博的教师，他们的工作标准是已知中的翘楚，他们的方法来自以色列经师。[1]第三，我们需要有责任感的人，这种感觉不仅会促使教师成为贡献者，还会为他们自由汲取的知识库锦上添花。确切地说，我们有必要了解该分支在世界上教授的最新进展。如果研究者想获得成功，那么必须紧跟时代知识，他与生活在当下、只阐述时事的教师不同，研究者的想法必须着眼于未来，其方法和工作要超前于他生活的时代。因此，除非细菌学家已经彻底研究了各种方法，熟悉与健康和疾病状况相关的异常复杂菌群，并且与国内外的每一家研究实验室保持联系，否则他在尝试原创性工作时，就会发现自己在探索已经众所周知的领域，而且这些错误与粗糙的观察结果还可能给已经过剩的文献带来负担。为了避免错误，他必须了解英国、法国、德国以及本国实验室的最新进展，同时他必须订阅六到十本相关学科的专业期刊。对于所有分支领域而言，都需要同样广泛且准确的研究。

如今，这个国家医学院最迫切的需求是配备齐全的实验室，以及能够胜任的教师与研究者。

那些既担任教授又从事医学实践的教师，要比我之前所提及的那些同人更受青睐；尽管他们相对更为普通，也缺乏一些变化；但在"以貌取人的凡夫俗子"眼中更为重要。[2]从防治疾病的医学艺术角度来看，把晦涩的科学术语翻译成通俗治疗语言的人当然更有用。[3]之

1　奥斯勒在此指的可能是便西拉（Ben Sira，前 2 世纪）。他是一位犹太抄写员、圣人和寓言家，以及《便西拉智训》（*Ecclesiasticus*）的作者，该书也被称为"传道书"。

2　出自威廉·莎士比亚作品《威尼斯商人》第二幕第九场。

3　原文用的是 Hieroglyphics（用象形文字写的东西），该词还有难以辨认或理解的文字的意思。

所以他更具优势，是因为其所在的实验室，即医院对于每个人口中心至关重要。他同样有义务了解并传授世界上知识与思想的精华。外科医生有义务彻底掌握其专业所基于的科学原理，并且通过不断学习、调整与改进，成为精通其手术技艺的大师；内科医生则有义务研究疾病的自然历史与预防手段，通过不断试验、设计与思考，了解治疗过程中养生、饮食与药物的真正价值；而这二者都有义务教导学生养成信赖的习惯，并且在对待受苦受难的同胞时，成为他们温柔、宽容与礼貌的榜样。

现在，我想仔细谈谈医院与医学院之间的其他关系，包括关于充分、全面和长期临床指导的必要性，以及让学生与患者密切接触的重要性，它们不是通过课堂教学的模糊知识获得，而是借助临床实践的辩证认知掌握；关于鼓励年轻人成为临床工作教师和助手的行为规范，以及关于医院内外科医生为其专业发展做出贡献的责任。但是，我接下来要提到的是大学教师中一个非常微妙的问题。

对于那些像我一样已经过了中年危机的人，[1] 在座的前辈们会原谅我就学校里拥有太多的年长，甚至是过于年迈之人所带来的弊端发表几句看法。一旦到了四五十岁，我们中的大多数人就都会开始潜移默化地发生变化，在身体其他方面以头发变白与弹性减弱最为显著，这促使一个人打开栅门而不是纵身跃入。它迟早会发生在所有人身上；对于一些人来说，这种变化非常明显，对于另一些人来说，这种变化无声无息，毫无预感。对于我们大多数人来说，这种身体上的变化与精神上的变化相对应，不一定伴随着应用能力或判断力的丧失，这种变化体现在接受能力减弱，以及自己无法适应智力环境改变；相反，头脑往往越来越清晰，记忆力越来越持久。正

1　原文是法语 la crise de quarante ans（四十岁危机）。

是这种心理弹性的丧失，使得四十岁以上的人接受新生事物的速度变得缓慢。哈维在他的时代曾抱怨道，[1] 似乎很少有超过这个关键年龄的人能够接受血液循环学说，而在我们这个时代，值得注意的是，某些疾病的细菌起源理论如何像其他真理一样，逐渐被它诞生年代的人们接受。教师若想避免这种可悲境况，唯一的保障就是与二十多岁的同道一起工作和生活，与更年轻、更灵活和更开明的头脑为伍。

对于教授来说，没有什么比力不从心更悲哀的事情了，并且，作为唯一没有意识到这种事实的人，他还在坚持以一种值得称道的热情，在时下继续履行其无法胜任的职责。当一个人不能把蜡或蜜带回家时，[2] 他应该以机构的利益为重，急流勇退为更多人留出空间；然而并不是每位教师都认同这种观点。

> 不要让我继续苟且偷生……
> 以免我的火焰油尽之后，
> 成为年轻人忧虑的负担，
> 他们只对新生事物瞩目。

当我们距离东方越来越远时，我们只有面朝旭日才能被救赎，而

---

1 威廉·哈维（William Harvey，1578 年 4 月 1 日—1657 年 6 月 3 日）是一位英国医生，在解剖学和生理学方面做出了杰出贡献。哈维根据动物实验，阐明了心脏在循环过程中的作用。他指出，血液受心脏推动，沿着动脉流向全身各部，再沿着静脉返回心脏。1628 年，哈维发表了《心血运动论》（*Exercitatio Anatomica de Motu Cordis et Sanguinis in Animalibus*），全称《关于动物心脏与血液运动的解剖研究》。这本书从根本上推翻了统治千年的关于心脏运动和血液运动的错误观点，提出血液是循环运行的，心脏有节律的持续搏动是血液循环流动的动力源泉。

2 出自威廉·莎士比亚作品《终成眷属》（*All's Well That Ends Well*）第一幕第二场。原文是：Since I nor wax nor honey can bring home, I quickly were dissolved from my hive（既然我不能把蜡或蜜带回家，我很快就被赶出了自己的地方）。

我们就像卡库斯之牛一样，[1] 被命运拖入遗忘的洞穴。

三

同学们，学徒们，你们拥有我们的承诺，承载了我们的希望。让我祝贺你们选择了这项使命，它是一种智力与道德兴趣的融合，而这在其他职业中闻所未闻，并且在普通生活中也无处寻觅，用詹姆斯·佩吉特爵士的话说就是，[2]"[行医]可以将创新、求实与仁慈这三种品质，最完满与最持久地结合在一起，它们对于纯净与上进的心灵具有无限魅力"。但我不是来赞美我们的职业，你们莅临现场就证明了此类赞美多余。相反，请允许我在剩下的时间里，谈谈可能使你们成为高才生的影响因素，无论是在当下你们求学的日子里，还是日后你们肩负生活重任之时。

首先，要尽早掌握超然之术，我指的是让自己远离年轻时攀比与享乐的能力。人天生就是懒惰的化身，在堕落的伊甸园人物的后代中，[3] 只有这种品质仍然保持着其全貌。我们偶尔会发现一个

1　卡库斯（Cacus）在罗马神话中是喷火巨人与火神（Vulcan）之子，无恶不作。在维吉尔的作品《埃涅阿斯纪》第八卷中，大力神赫拉克勒斯在卡库斯巢穴附近放牧。当赫拉克勒斯睡觉的时候，卡库斯拖着牛尾偷走了其中的八头，包括四头公牛和四头母牛。他这样做是想在错误的方向误导对方。当赫拉克勒斯醒来准备离开时，剩下的牛群向洞穴发出哀怨之声，而只有一头母牛低声回应。愤怒的赫拉克勒斯冲向山洞，惊恐的卡库斯则用巨石堵住了入口。卡库斯用烟火攻击赫拉克勒斯，赫拉克勒斯用树枝和岩石回击。最终，赫拉克勒斯战胜了卡库斯，并且得到了当地民众的称赞。托马斯·布朗爵士（Sir Thomas Browne，1605 年 10 月 19 日—1682 年 10 月 19 日）在其作品《致朋友的一封信》（*In a Letter to a Friend*）中，将拒绝行将就木的长者与退入洞穴的卡库斯之牛进行了比较。

2　詹姆斯·佩吉特（James Paget，1814 年 1 月 11 日—1899 年 12 月 30 日）爵士是一位英国外科医生与病理学家，他和鲁道夫·菲尔绍（Rudolf Ludwig Karl Virchow，1821 年 10 月 13 日—1902 年 9 月 5 日）一起被认为是现代病理学的奠基人。他发现了以其名字命名的乳腺佩吉特病（Paget's disease of the breast）和骨骼佩吉特病（Paget's disease of bone）。佩吉特对于一切形式的政治均不感兴趣，他的理想是职业生涯中科学与实践的统一。

3　人的堕落（the fall of man）是基督教神学基本教义之一。尽管堕落的教义没有在《圣经》中被提到，但该教义来自释经学对《创世记》第 3 章的解释。

人会像其他人一样以苦为乐，但我们大多数人都必须与原来的亚当做顽强斗争，并发现过上蔑视享乐与辛勤劳作的生活并非易事。由于大都市的各种诱惑会给获取知识造成严重障碍，因此这份礼物对于你们中那些初来之人非常重要。确保这门艺术的必要纪律会培养出自控训练习惯，并且成为应对更加严峻的生活现实的宝贵指南。

我几乎无须提醒你们不必过分关注自己的学业。我还没见过哪位医学生在大学时代就失去了青春活力。[1]但是，如果你们认为我过于强调封闭，把"超然之术"放在欲望之首，那么让我用一种温和的方式告诉你们，如何"平衡辛勤工作与快乐生活"。[2]对于任何一位成功的商界人士或行业翘楚来说，当你们询问促使其完成大量工作的秘籍时，他会用一个词来回答，那就是系统；或者如我所说，科学方法，而这是只有天才方能成功的关键。这个话题包含两个层面。第一个层面涉及有序安排你的学习，它在某种程度上取决于演示和讲座的日程，但是你最好在自学过程中补充一个时间表，并且给每个小时都安排好相应的任务。这样日复一日地忠实遵守，最终方法会在最摇摆的天性中生根发芽，当一个学期结束时，一位中等生可能会发现自己遥遥领先于那些学习零敲碎打与相信死记硬背的同窗。这种优势在你们当前的见习期弥足珍贵，并且它会成为执业医师的一件无价之宝。对于一位忙碌的医生来说，无休止和不规则的需求很难让它保持稳定，但在这个问题上可以教育公众，那些工作有条不紊的人，会把每天的时间合理分配给某些工作，他们不仅能完成

1　出自威廉·莎士比亚作品《哈姆雷特》第三幕第四场。原文是：The hey-day in the blood is tame（热情已经冷淡下来）。
2　出自马修·普赖尔（Matthew Prior，1664 年 7 月 21 日—1721 年 9 月 18 日）的作品《秘书》（*The Secretary*）。普赖尔是一位英国诗人和外交家，曾经于 1697 年担任英国驻海牙大使馆秘书。

更多的事情，并且至少还有一点闲暇时间；而那些毫无章法的人永远完不成日常工作，使他们自己、他们的同事与他们的患者都很担心。

在另一个层面上，方法具有更深刻的意义，你们无法一蹴而就，即使实现也难以告慰，因为它让我们的缺点暴露无遗。行医是一门以科学为基础的艺术。与科学同行，以科学为荣，为科学奋斗，它或许永远也无法达到严谨科学的地位，拥有像天文学或工程学那样的确切定律。那么医学就不是科学了吗？当然是，但只有部分是，例如解剖学与生理学，而上述分支在本世纪的非凡发展得益于方法的培养，我们通过它达到了某种程度的精确性与真理的确定性。因此，我们可以在天平上称重分泌物，并以英尺磅来衡量心脏的工作。[1] 生命的深层秘密已经被揭示，进化的魔法密码给我们带来了比《天方夜谭》更迷人的科学童话。[2] 随着我们对支配生命过程法则的知识大幅增加，全部与生命紊乱即疾病有关的事物也取得了相应的显著进展。遗传的奥秘不再那么诡异，手术室的恐怖也所剩无几；流行病的规律已经众所周知，并且耶布斯人亚劳拿的禾场奇迹，[3] 可能会在班布伦以外的任何城镇重演。[4] 所有这些变化均源自对事实的观察，对它们的分类，以及在此基础上建立的普遍规律。我们必须

1　英尺磅（foot pound）是一个用来测量力矩的英制单位，等于 1 磅力作用在 1 英尺的力臂上所产生的力矩，也就是 1 磅力在 1 英尺的半径上产生的转动惯量。

2　《天方夜谭》（*Arabian Nights*）又称《一千零一夜》（*One Thousand and One Nights*），是用阿拉伯语汇编的中东民间故事集。

3　亚劳拿（Araunah）是《撒母耳记下》中提到的耶布斯人，他拥有摩利亚山上的禾场。大卫在接受惩罚的时候选择了瘟疫。于是，一位天使被派去在这片土地上传播瘟疫。然而，当天使到达耶路撒冷时，上帝命令天使停下来。这时天使在亚劳拿的禾场。上帝指示大卫在亚劳拿的禾场上筑一座祭坛，因此大卫从亚劳拿手中买下了这块地方。

4　出自英国作家查尔斯·狄更斯的小说《雾都孤儿》（*Oliver Twist*）。班布尔（Bumble）先生是一个典型的假好人，虽然他只是一个教区执事，但总是傲慢自大，对济贫院里的孩子趾高气扬。从这个人物形象派生出来一个新词 bumbledom，用来形容妄自尊大。

效仿达尔文的毅力与审慎，以开放务实的心态收集事实，不受奇谈或怪论的误导；事实相继，例证相续，实验相依，它们之间的关系由某些大师掌握，而这些事实经过巧妙的结合后，就可以建立起一个普遍原则。但是在行医中，我们的优点也是我们巨大的缺点。我们的研究对象是人这种意外或疾病的主体。如果人类的身体始终保持着内外一致，与同胞在体质和对刺激的反应上没有差异，那么我们就应该提前在医学上达成某些确定性原则。不仅人的反应本身变化多端，并且我们医生也很容易犯错，总是从肤浅的观察中得出常见与致命的结论，而我们的头脑也会轻易受到一两次经验局限的误导。

第三，在"科学方法"之外，还要再加上"透彻品质"，这是一个非常重要的因素，我曾想把它作为我发言的唯一主题。遗憾的是，在目前的课程安排中，你们中很少有同学能够全面掌握这种品质，但是现在所有人都可以学习它的价值，并且最终通过耐心成为其获益的鲜活案例。让我简单地告诉你们它意味着什么。作为支撑这门艺术的基础学科，例如化学、解剖学与生理学，我们对于这些知识不能一知半解，需要做到全面深入领会，不是异想天开地要求面面俱到，而是掌握基于事实的重要原理。尽管你们自己无法亲身践行，但是你们作为学生应该熟悉知识进步的方法，并且在实验室里清晰地看到大师们的足迹。通过规范的初步训练与合理的时间分配，你们可以在一定程度上熟练运用这三门基础学科，而这是你们面对生活责任的必备之物。这意味着你们对疾病和生活中的紧急情况以及相应的缓解方法有所了解，以至于你们可以成为同胞安全与可靠的向导。当然，在短暂的求学生涯中，你们不可能掌握各个专业的细节，也无法辨别并成功治疗所有病例。但在这里，如果你们已经掌握了某些原则，其中至少包括透彻性带来的优势，那么你们将避免落入庸医的深渊。根据圣伯夫所述，[1] 当有人某天在拿破仑面前说别人是江湖骗子时，拿破仑说道："随你怎么议论江湖骗子，但是哪里没有骗术呢？"[2] 现在，透彻品质是预防此类积弊的唯一方法，而这种问题并非只限于医学专业之外。马修·阿诺德引用了圣伯夫的上述内容，他将江湖骗术界定为"混淆或抹杀优劣、虚实、真伪之间的区别"。行业的教育标准越高，骗术就越没有市场。然而，阻碍行业发展的最大因素莫过于从学院毕业的学生缺乏足够的思维训练，以至于他们无法辨别优劣、虚实、真伪。如果我们这些师生都无法摆脱上述积弊的诱惑，那么我们为之服务的对象又该如何是好呢？从隐多珥灵媒的时代开始，[3] 即便是统治者也喜欢涉足此事，人们从古至今都陶醉于其中，今天的情况与医学之父的时代一样，[4] 其同代人（柏拉图）则生动描绘了这个古老的特征："他们过着多么快乐的生活呀！他们总是在医治、放大与加重自身的疾病，并且总是幻想会被别人推荐的灵丹妙药治愈。"

超然之术、科学方法与透彻品质，可以让你们成为真正意义上的学生，事业有成的医师，甚至是伟大的研究者，但你们的性格可能仍然缺乏那种唯一能赋予力量永恒的东西，这就是谦卑之恩。就像在炼

1　查尔斯·奥古斯汀·圣伯夫（Charles Agustin Sainte-Beuve，1804 年 12 月 23 日—1869 年 10 月 13 日）是一位法国文学评论家。1828 年，他在圣路易斯医院任职。1834 年，圣伯夫唯一的小说《情欲》（Volupté）问世，其中记述了和法国作家维克多·雨果（Victor Hugo）的妻子阿黛尔·富歇（Adèle Foucher）的恋情。

2　圣伯夫回答道，是的，在政治上，在统治人类的手段上，这种情况或许真实存在。但是在思想秩序中，在艺术中，江湖骗术将无法找到灿烂辉煌与永恒荣耀的入口。

3　隐多珥（Endo）出自《撒母耳记上》第 28 章，它位于耶斯列山谷的莫雷山和他泊山之间。扫罗在他最后一战前曾秘密前往隐多珥，他请灵媒替他召唤撒母耳的鬼魂来指示他。翌日，扫罗和儿子约拿单在基利波山附近兵败被杀。

4　指希波克拉底。

狱入口处那位圣洁的意大利人，[1]他由慈祥的导师带到岛的岸边，[2]并且被用灯芯草束在腰间，[3]以此表明他已经抛弃了所有的骄傲与自负，同时为他冒险达到上层境界做好了准备，因此你们如今在人生旅程的开始，就应该手执代表谦卑的灯芯草，它象征你们了解道路的漫长、困难的艰辛，以及你们所依赖能力的局限。

在这个锋芒毕露、彰显自我的时代，当相互竞争的压力如此激烈、大显身手的愿望如此普遍时，宣扬这种美德的必要性似乎有点老套。但我坚持主张，为了它自身的发展，也为了它带来的一切，适当的谦卑应该取代名册中荣誉的位置。之所以说是为了它自身的发展，是因为它不仅带来了对真理的敬畏，还有对寻找真理中遇到的困难的正确评估。与其他任何专业人士相比，医生的求知欲也许更强，对于（他所认为的）个人错误非常敏感。我可以说这是一种病态吗？在某种程度上，这无可厚非，但它往往伴随着一种自以为是的观点，如果这种观点得到鼓励，那么他会产生强烈的自负，以至于在任何情况下，只要暗示他有错误，就会被视为对其荣誉的贬低，无论来自外行还是内行，都同样会遭到他的怨恨。首先要有这样的信念，在同胞健康与否的问题上，我们很难做到十全十美，即使是训练有素的教师，观察中的失误也在所难免，在这门主要由平衡概率组成的艺术里，判断错误在医学实践中一定会发生。我说，首先就应该本着知错就改的态度，而不是慢条斯理，坚持自欺欺人，并逐渐失去对真理的辨别能

1　即但丁·阿利吉耶里（Dante Alighieri，1265年—1321年9月14日）。他是现代意大利语的奠基者，也是欧洲文艺复兴时期的开拓人物，其长篇史诗《神曲》流芳百世。

2　即维吉尔（Virgil，公元前70年10月15日—公元前19年9月21日），罗马帝国奥古斯都时代的诗人，有《牧歌集》《农事诗》《埃涅阿斯纪》三部杰作。在《神曲》中，维吉尔引导但丁游历地狱，但丁尊称他为自己的导师。

3　出自《神曲》地狱篇第一歌（Canto I）。《神曲》原名为《La Divina Commedia》，意思是《神圣的喜剧》。

力。你们将从自己的错误中汲取教训，从而避免重蹈他们的覆辙。

而且，为了它所带来的益处，这种谦卑之恩是一份珍贵的礼物。何时进入甜蜜寂静的思绪，唤起对自己缺点的追忆，[1]那时同事们的错误就不太严重了，并且用托马斯·布朗爵士古朴的语言来说就是，[2]你们会"允许一只眼睛看到他们身上值得称赞的东西"。[3]在绝大多数情况下，常常使我们职业蒙羞的争论不休原因如下，一方面是我们对承认错误的病态敏感，另一方面则是缺乏兄弟般的体贴，以及轻易忘记我们自己的不足。请把西拉赫之子的话记在心上，[4]这些话对阿斯克勒庇俄斯之子敏感的灵魂来说意味深长：[5]"告诫朋友，也许他没有这样做；但如果他已经做了，那么请他不要再做。告诫你的朋友，也许他没有这样说；但如果他已经说过，那么请他不要再说。告诫朋友，很多时候只是诋毁，不要相信任何谣言。"[6]是的，很多时候只是诋毁，不要相信任何谣言。

谦卑是年轻人理想的天梯，[7]这种朴素真理不仅难以领会，并且一旦接受就更不易维系。想要在喧嚣中静止，在嘈杂中安静谈何容易；然而，"才华始于宁静"，在平淡的生活中，我们需要为了崇高的目标独自持续奋斗。目前国内的风气并不赞同这种日耳曼的观点，它激起了美国年轻人的忧虑且挫伤了他们的热情。尽管如此，这都是事实，

1　出自《莎士比亚十四行诗集》第三十首。

2　托马斯·布朗爵士是一位英国博学家、医生与作家，其作品揭示了他在科学、医学、宗教等领域的广泛学识。布朗的第一部文学作品是《医者的信仰》（*Religio Medici*）。他的作品以机智和幽默为特征，形成了丰富而独特的风格。奥斯勒是布朗的崇拜者之一。

3　出自托马斯·布朗爵士作品《基督教道德》（*Christian Morals*）第一部分第二十八节。

4　在希腊语的《便西拉智训》文本中，作者被称为"耶路撒冷的西拉赫之子耶稣"。

5　阿斯克勒庇俄斯（拉丁语：Asclepius）是古希腊神话中的医神，他在古罗马神话中被称为埃斯库拉皮乌斯（拉丁语：Aesculapius）。他是太阳神阿波罗之子，手中的蛇杖至今仍是医学的象征。

6　翅语（winged words）是荷马史诗《伊利亚特》和《奥德赛》中常见的一个短语。古希腊人实际上认为诗歌是在飞翔。这个词还有正中要害、意味深长的意思。

7　出自威廉·莎士比亚作品《尤利乌斯·恺撒》第二幕第一场。

虽然纪律起初可能令人不悦，但是有朝一日，你所受的桎梏将成为强大的防线，你身上的枷锁将成为荣耀的长袍。

我坐在林肯大教堂里，[1]凝视着最优美的人间精品之一，据说天使唱诗班就是此类杰作，我对于构思出它们的头脑，以及创造出这些美丽的双手，心中产生了一种强烈的敬意，暂时忘却了无数的纹章、暮色中的圣徒与昏暗的装饰。在那些（对我们来说）黑暗的日子里，他们究竟是些什么样的人，能建造出如此超凡的丰碑？他们的艺术有什么秘密？他们被什么精神感动？我沉浸在思绪中，没有听到音乐开始，然后，作为对沉思的回应，它把我从其中唤醒，领唱的男孩发出清脆的声音："让你的力量、你的荣耀和你国度的强大为世人知晓。"[2]这就是答案。在一个虚拟世界里，他们用微弱的力量，试图用辉煌的建筑来表达其对圣洁之美的理解，这些作品，不仅是我们的奇迹，还是激发他们理想的外在可见标志。

虽然我们身处完全不同的时代，但生活面临着几乎同样的问题。不过，情况已经有所改变，正如世界历史上曾经发生过的那样，巨大的物质繁荣削弱了理想的影响，模糊了手段与目的之间永恒的差异。然而，理想的国家、理想的生活、理想的教会，它们是什么以及如何最好地实现它们，这样的梦想持续萦绕在人们的脑海中，并且还有谁能怀疑，正是这些理想极大地促进了人类向前发展呢？作为一个行业，我们也有珍视的标准，我曾经试着进行梳理，但是其中一些标准可能与今天的主题不符。

因为你们的未来与现在的理想不可分割，所以我的重点主要是针

1　林肯大教堂（Lincoln Cathedral）位于英国东部的林肯郡，始建于1072年。有历史学家说，它在1311年完成了160米高的中央尖顶后成为世界上最高的建筑，直到1548年尖顶倒塌。林肯大教堂的一个主要建筑特色是壮观的拱顶。
2　出自《诗篇》（145:12）。

对你们这些医学生。你们的选择精彩纷呈，你们的道路一马平川。如果你们总是追求个人利益，把崇高而神圣的使命变成肮脏的勾当，把你们的同胞视为众多交易的工具，而且，如果你们的内心渴望财富，那么你们可能会如愿以偿；但是你们将放弃这份高贵遗产的天赋权利，玷污"人类之友"这个医生当之无愧的称号，扭曲一个古老而光荣行业的优良传统。另一方面，我想指出一些你们可能会寄予厚望的理想。与你们工作的普通环境相比，这些理想看似自相矛盾，但是它们如果得到鼓励，就会产生积极的影响，即便你们只是对本·埃兹拉比说："梦想成真与否均让我感到欣慰。"[1]虽然这条道路不一定会带来地位或名声，但是只要矢志不渝地坚持下去，它必定会给你们的青春带来激情与快乐，而这将使你们能够克服一切障碍；在你们成年之后，它能带来对人和事的冷静判断，以及不可或缺的宽厚慈善；在你们晚年之时，它能带来最大的祝福，心灵的平静，也许实现了苏格拉底对内在灵魂之美，以及对人类外在和内在统一的祈祷；[2]也许还有圣·伯纳德的承诺："平和无过，平和无忧，平和无争。"[3]

1　出自罗伯特·勃朗宁作品《本·埃兹拉拉比》。
2　出自柏拉图作品《费德罗篇》。
3　圣·伯纳德（St. Bernard）是一位 12 世纪法国本笃会修道士，其原籍和出生地不详。他的许多著作被视为西方神学和文学的重要作品，同时也因对慈善事业和穷人的关注而受到尊敬。引文出自圣·伯纳德的拉丁文长诗《对世界的蔑视》（*De contemptu mundi*）。

书与人

我们在书中大胆揭露人类无知的贫乏是多么容易、多么隐蔽以及多么安全！它们是无需教鞭棍棒、恶语相加以及金钱服饰作为回报的导师。你们若接近它们，它们就不会沉睡；你们若询问它们，它们就不会隐藏；你们若犯下错误，它们也不会责备；你们若表现无知，它们也不会嘲笑。书籍啊！只有你们才随心所欲且宽宏大度。你们给所有寻觅之人提供便利，并且让热心服侍的人得到自由。

——《书之爱》格罗里埃俱乐部版本第 2 卷第 22 页，

理查德·德·伯利[1]

　　当繁荣甜蜜地微笑时，书籍让我们感到愉悦；当阴云笼罩着命运时，书籍给我们带来慰藉。它们给人类的契约注入力量，否则我们就无法做出庄严的裁决。

1　理查德·德·伯利（Richard de Bury，1287 年 1 月 24 日—1345 年 4 月 14 日）是一位英国牧师、教师、作家，也是最早的英国书籍收藏家之一。《书之爱》（*Philobiblon*）旨在向神职人员灌输对学习的追求和对书籍的热爱。格罗里埃俱乐部（The Grolier Club）是纽约市的一个私人俱乐部和藏书家协会，以法国财政大臣与藏书家让·格罗里埃·德·塞尔维埃（Jean Grolier de Servières）命名，是北美现存最古老的藏书俱乐部。

同上，第 113 页

　　因为书籍不是死气沉沉的东西，而在其中确实包含着生命活
力，就像作者后世的灵魂一样长久；更确切地说，它们就像是一
个小玻璃瓶，保存着孕育其生命智慧的灵丹妙药。

——《论出版自由》，约翰·弥尔顿

　　作为今晚从其他城市前来祝贺的客人，当我们目睹这座辉煌的殿
堂时，心中难免会感到非常羡慕。但就我自己而言，在我灵魂中腾起
的嫉妒苦水随即被两种强烈的感觉冲淡。首先，我对这家图书馆怀着
一种强烈的感激之情。1876 年，作为一个对某些临床学科感兴趣的年
轻人，我在麦吉尔大学的图书馆里找不到任何参考资料，于是我来到
波士顿，不仅在这里找到了我想要的东西，而且受到了热情的欢迎并
结交了许多朋友。这曾是我手头的一件小事，但我希望尽可能使它完
美，我一直觉得这家图书馆帮我开了个好头。我很高兴能在此经常遇
见馆长布里格姆博士，[1] 他对于来访者的热情就像 25 年前一样。其次，
能够吸引所有其他人的注意是一种成就感，我们的朋友查德威克博士
最终实现了其夙愿。[2] 很少有人被赋予这种顽强的毅力，使其用 25 年
来追寻他的梦想。"不急不慌，不止不休"[3]（这是他最喜欢的一句名言）；
几乎没人能取得这样的结果。收获者往往不是播种者。对于那些为公

1　埃德温·霍华德·布里格姆（Edwin Howard Brigham，1840 年—1926 年）毕业于哈佛大学医学
院，曾担任波士顿医学图书馆馆长长达 34 年。他在一生的大部分时间都致力于医学文献的收集和
保存，去世后人们成立了以其名字命名的纪念基金。
2　詹姆斯·里德·查德威克（James Read Chadwick，1844 年 11 月 2 日—1905 年 9 月 23 日）是
一位美国妇科医生，也是波士顿医学图书馆创建人。
3　出自歌德作品《温和的警句》（Zahme Xenien）第二部分第六节。

共利益而努力工作的人来说，他们的命运通常是看到其成绩旁落他人，并且拱手交出他们发起与成就事业的荣誉。然而我们的朋友却不是这样，他在此受到的赞美实至名归，这让我们感到由衷的欣慰。

谈及图书馆的价值，我的语言难免会夸张。这 30 年来，书籍一直是我的精神食粮，我从它们那里获益匪浅。抛开理论研究疾病现象，就像在未知的大海游荡，脱离临床专攻书本知识，则相当于根本没有启航。只有著书之人才能欣赏他人劳动的真正价值。我们中出版了众多书籍的作者，应该在这些密涅瓦神庙的圣殿献祭。[1,2] 如果不是图书馆提供的滋养源泉，这些作品将会是多么枯燥与乏味。而我们又何尝不是如此呢，"应该把最好的自己归功于他人"！[3]

对于教师和医生来说，这样一家伟大的图书馆不可或缺。他们必须了解并尽快熟悉那些世界上最优秀的作品。知识零星分布在期刊、学报与专著中，他们要把这种宝藏铸成硬币并使之流通。如今，我们在五六个城市拥有顶级的藏品，以及医务总监图书馆独特的资源，[4,5] 这些都为美国医学的兼容并蓄做出了贡献。

但是，当人们还在思考着无休止的书籍出版时，谁不会感叹威廉·布朗爵士三重幸福的快乐时光呢？[6] 他的袖珍图书馆足以满足毕

1　密涅瓦（Minerva）是罗马神话中的智慧女神、战神和艺术家与手工艺者的保护神，密涅瓦神庙（Temple of Minerva Medica）是一座罗马帝国时期的宁芙神庙遗址，其外观体现了古罗马建筑从金宫的八角形顶到万神殿穹顶之间的过渡。

2　希腊的大祭（hecatomb）。

3　德语原文是 Das beste was er ist verdankt er Andern! 英语原文是：He owes to others what is best in him.

4　医务总监（Surgeon General）是公共卫生服务军官团的首长，具备与海军中将同等的军衔。公共卫生服务军官团的任务为"保护、宣传及推进国家的健康和安全"。

5　全名为医务总监办公室图书馆（Library of the Surgeon General's Office），始建于 1836 年，后来被叫作陆军医学图书馆，曾经是美国陆军机构的医学文献库。

6　威廉·布朗（William Browne，1692 年—1774 年 3 月 10 日）是一位英国医生。1726 年，布朗当选为伦敦皇家内科医学院院长。他在辞去该职务的时候，以拉丁语在伦敦皇家内科医学院发表了演讲，阐述了他自己的性格和历史，并回顾了任职期间的重要事件。布朗说道："看看人类野心的实例吧！他们不是为了满足，而是征服三个领域，即国家财富、学院荣誉、医界快乐。"

生所需，从希腊语圣经正典中汲取神性，[1] 从希波克拉底箴言中领悟医学，[2] 从埃尔泽维尔的贺拉斯中收获良知和活力。[3] 每家图书馆都应该有一支阅读艺术指导团队，他们将以此为己任来教授年轻人如何阅读。一位前辈作家曾经说过，[4] 读者可以分为四种类型："不加区分全部吸收的海绵，流入流出同样迅速的沙漏，[5] 保留残渣（香料）让酒溢出的布袋，以及只会取其精华的滤器。"人在到达"滤器"阶段之前，往往要浪费很多年的时间。[6]

早衰是全科医生很容易遇到的问题，经常光顾图书馆是少数可以矫治的良方之一。作为自我中心、自学成才、独立生活的典型，除非他通过仔细阅读或学术交流提升经验，否则很快就不再有丝毫价值，成为孤立事实的简单堆砌。一位医生不求甚解就能执业令人惊讶，但他因此表现拙劣并不出乎意料。不到三个月前，有位医生把他 12 岁的小女儿带到我这里，其住处离医学总监图书馆不到一小时车程。只需扫上一眼，就能诊断出是婴儿黏液水肿。[7] 在平静的满足中，他已经在"沉睡谷"干了二十年，[8] 甚至当他自己的亲骨肉被累及的时候，

1　在此指的是《新约》。通用希腊语是基督教发展最初所使用的语言，《新约》和早期教父书信、神学著作等都是以通用希腊文撰写的。

2　即《箴言》（*Aphorisms*），出自《希波克拉底文集》，一共分为七个部分，"人生短暂，技艺长久"就出自这部著作。

3　洛德维克·埃尔泽维尔（Lodewijk Elzevir 或 Louis Elsevier，1540 年—1617 年 2 月 4 日）是一位出生在比利时鲁汶的出版商。他的家族在出版重要科学著作方面发挥了巨大作用，其中就包括古罗马诗人贺拉斯的作品。威廉·布朗爵士在遗嘱中注明，要把埃尔泽维尔出版的贺拉斯作品放在其棺木上。1712 年，埃尔泽维尔的印刷厂停止运营。1880 年，荷兰爱思唯尔（Elsevier）公司成立，沿用了这个历史悠久的名字。

4　约翰·多恩（John Donne，1572 年—1631 年 3 月 31 日）是一位英国詹姆斯一世时期的玄学派诗人。他的作品以隐喻和感性风格著称，包括十四行诗、爱情诗、宗教诗、警句、挽歌等。

5　原文 Howre-glasses，指的是沙漏（Hour-glasses）。

6　出自约翰·多恩作品《论生死》（*Biathanatos*），也译为《双重永生》。

7　婴儿黏液水肿（infantile myxedema）是始于婴儿期的黏液水肿，伴有出生后发展的甲状腺功能减退。患者可以出现特征性黏液性水肿面容、表情淡漠、反应迟钝、皮肤粗糙以及面色苍白等症状。

8　出自 19 世纪美国著名小说家和历史学家、"美国文学之父"华盛顿·欧文（Washington Irving，1783 年 4 月 3 日—1859 年 11 月 28 日）的悬疑恐怖短篇小说《沉睡谷传奇》（*The Legend of Sleepy Hollow*）。

他都没有从瑞普·凡·温克尔那样冷漠的睡梦中醒来。[1] 现在我来回答这个问题：不，他从未在期刊上看过任何关于甲状腺的内容；他也没有见过克汀病或黏液水肿的图片；[2] 事实上，他对整个问题的认知都是一片空白。他说自己不是个读书人，但他是个忙碌的实干家。我不禁想到了约翰·班扬关于行医成功要素的言论。他说："医生们，通过挑疱、拔刺或涂药，根本无法获得名声和荣誉，这点事情连老太婆都会做。但是，如果他们想迅速获得名声和荣誉，他们必须做些惊天动地的事情。例如，让逝者起死回生，让痴人恢复理智，让盲人重见光明，或者让傻瓜拥有智慧。这些都是值得注意的治疗方法，而那些能这样做的人，只要率先这样做，他就会拥有应得的名声和荣誉；他就可以轻松地享受悠闲时光。"[3] 如果我的医生朋友喜欢读书，他可能已经做了惊天动地的事情，并且甚至让傻瓜拥有了成熟的智慧！借助期刊上登载的最新知识，年轻医生可能会迅速获得期望的名声和荣誉。

在这个行业中还有第三类人，对于他们来说，书籍比教师或医生更珍贵。这是一个小群体，一个沉默的群体，但实际上是整个团体的核心。俗人称他们为书痴，事实上，他们有时也很不负责任，总是分不清你我的区别。[4] 在比林斯博士或查德威克博士面前，[5] 我不敢进一步

1　《瑞普·凡·温克尔》（Rip van Winkle）是华盛顿·欧文撰写的另一部著名短篇小说。瑞普为了躲避凶悍的妻子到附近的山上去打猎。他因为饮用魔酒睡了 20 年，醒来后发现时过境迁。

2　克汀病（cretinism）是指孕妇碘摄取不足，使得婴儿先天性缺乏甲状腺激素（先天性甲状腺机能低下症）。

3　出自《约翰·班扬全集》，见 John Bunyan and Robert Philip (ed.), The Works of John Bunyan(1850), Vol.1,75.

4　原文是拉丁语: meum and tuum（英语: mine and thine）。奥斯勒在此指的是人们借书不还的毛病。

5　约翰·肖·比林斯（John Shaw Billings，1838 年 4 月 12 日—1913 年 3 月 11 日）是一位美国图书管理员、建筑设计师和外科医生，曾经担任美国图书馆协会主席。比林斯主导了医学总监办公室图书馆的建设，这是美国第一家综合性医学图书馆。他与罗伯特·弗莱彻一起开发了著名的《医学索引》（Index Medicus）。他与安德鲁·卡内基（Andrew Carnegie）合作促进了纽约公共图书馆的发展。

描述他们的特征。他们热爱书籍，部分是因为内容，部分是因为作者，他们不仅在行业中保留了历史沿革的传统，而且使我们今晚这样的聚会成为可能。尤其是在这个注重功利的国家，我们需要更多像他们这样的人。他们的工作从两方面来看都有价值。我们只要通过历史的方法，就可以对许多医学问题进行有益的探讨。以结核病的知识为例，学生将其追溯至科赫时代无可厚非，[1] 但是他对这个领域的认知并不完整。25 年以来，我们的图书馆安排了一些隔间，专门用于对重大疾病的历史思考，而这将给学生提供宝贵的认知视角。正如洛厄尔所述，过去的经验就像一位慈爱的乳母，尤其适用于那些刚起步的初学者。[2]

> 这是人类最糟糕的行为，
> 让既往的事情付诸东流，
> 在无望的当下沉湎过去。[3]

但是这些赞美往昔之人却以更卓越的方式提供了一种王室服务。[4] 对我们今天的每个人来说，就像在柏拉图的时代一样，教养程度也会有高低之分。[5] 没有崇高的职业精神之火，没有超越当今龃龉问题的思想，即便是书籍中的精髓与营养，也无法拯救一个卑鄙自私的魔鬼。我所说的这些人让我们对过去的伟人保有兴趣，这不仅体现在他们珍视的作品上，还反映在他们效仿的生活中。他们会不断地提醒我

1　罗伯特·科赫（Robert Koch，1843 年 12 月 11 日—1910 年 5 月 27 日）是一位德国医生与微生物学家。作为结核病、霍乱和炭疽等致命传染病的特定病原体的发现者，他被认为是现代细菌学的主要创始人之一，被称为"微生物学以及细菌学之父"。1905 年，科赫因在结核病领域的研究获得诺贝尔生理学或医学奖。

2　原文出自《比格罗诗稿》（The Biglow Papers）。

3　出自查尔斯·兰姆《伊利亚散文集》中的《南海之家》（The South-Sea House）。

4　出自贺拉斯作品《诗艺》（Ars Poetica）。

5　出自柏拉图作品《理想国》第七卷。

们，在任何其他行业的历史中，都无法找到有如此多的人集卓越智慧与高尚品格于一身。今天迫切需要的高等教育并非学校所提供，也无法从市场上购买，而是源自我们每个人自身。这种性格对性格的无声影响在任何情况下都非比寻常，尤其是在对过去伟大和美好生活沉思，以及在回顾"已逝高尚天性的神圣触感"时。[1]

我希望每家图书馆都能精选出不朽之作，然后分开放置以供慕名而来的读者借阅。每个国家都可以在"典籍室"留下代表作，从而让伟大的医学经典在此齐聚一堂。当然，这些作品不一定是书籍，更多的是在临时期刊中发现的、具有划时代意义的贡献。也许，现在就挑选出美国医学经典还为时过早，但是，那些应该被列入我们荣誉榜的贡献，可能值得开始去做一些准备工作了。几年前，我列出了一份截至1850年，我认为最有价值作品的名单，今晚我们会对它产生一定兴趣。波士顿医生的天生谦逊众所周知，但是在某些圈子里，有一种奇怪的心理现象与之相关，即与其他地方存在的情况相比，新英格兰地区的现状完全不值一提。[2] 如今有许多波士顿精英欣喜地怀有这种执念，[3] 他们认为任何地方的医学水平都比波士顿高，借用科顿·马瑟的一句话就是，[4] 他们总在预测"亚细亚的灯台被挪移"。[5] 如果我们这

1　出自珀西·比希·雪莱作品《阿多尼》。

2　原文 status præsens，病史中描述患者当前身体状况的过时术语。

3　原文是 Back Bay Brahmin（后湾婆罗门人）。1860年，老奥利弗·温德尔·霍姆斯在《大西洋月刊》的一篇故事中创造了"新英格兰的婆罗门种姓"一词。婆罗门一词是指在印度种姓制度的四个种姓中的祭司种姓。它被用于形容具有英国新教血统、古老富有的新英格兰家庭，这些家庭对美国制度和文化的发展产生了影响。波士顿婆罗门或波士顿精英指的是波士顿传统上层阶级的成员。后湾是美国波士顿的一个街区，以维多利亚风格豪宅建筑著称。

4　科顿·马瑟（Cotton Mather, 1663年2月12日—1728年2月13日）是美洲新英格兰地区的一位牧师与作家。他在塞勒姆审巫案中非常活跃，致力于将人定罪为巫师或女巫，支持使用幽灵证据来为他们定罪。1706年，马瑟的非洲裔奴隶告诉他种痘的事情。1721年，他将接种技术介绍给扎布迪尔·博伊尔斯顿医生，并且在波士顿开展了大规模接种，最终成功抗击了天花疫情。1721年，马瑟撰写的《基督教哲学家》问世，这是美国出版的第一部系统的科学书籍。

5　出自科顿·马瑟作品《隐形世界的奇观》（Wonders of the Invisible World）。

样一个可塑性很强的行业都感受不到将新英格兰打造成新大陆知识中心的影响力，那么确实匪夷所思。实际上，在这个国家，没有任何一个行业能与之相比，它汇集了这么多品学兼优的人才。他们不是卷帙浩繁的作者，也不是坐享其成的剥削者。他们全部收录于我所建议的荣誉榜中。到 1850 年为止，基于这样或那样的原因，我统计了大约 20 项重大贡献，而它们应被称为美国医学经典。其中新英格兰占了十项。但是在医学领域，新英格兰为其他地区培养的人才比书籍更有价值。例如内森·赖诺·史密斯、奥斯汀·弗林特、威拉德·帕克、阿隆佐·克拉克、以利沙·巴特利特、约翰·考尔·道尔顿等人，[1] 他们从新英格兰家园中带来了对真理的热爱，对学习的执着，以及最重要的对医生人品的正确评估。

约翰逊博士敏锐地指出，志向通常与能力成正比，这对行业和人来说亦然。我们今天晚上所看到的东西，既反映了你们的志向，

---

1 内森·赖诺·史密斯（Nathan Ryno Smith，1797 年 5 月 21 日—1877 年 7 月 3 日）是一位美国外科医生与教授。他是杰斐逊医学院的首批教师之一，塞缪尔·大卫·格罗斯曾是他的学生。史密斯发明了对于外科手术具有重要意义的前夹板。

奥斯汀·弗林特（Austin Flint，1812 年 10 月 20 日—1886 年 3 月 13 日）是一位美国内科医生与教授。他是布法罗医学院的创始人，曾担任美国医学会主席。1844 年，弗林特在拉什学院做了题为《医学界与公众的相互责任和义务》的演讲。

威拉德·帕克（Willard Parker，1800 年 9 月 2 日—1884 年 4 月 25 日）是一位美国外科医生与教授。1839 年，他成为内外科医师学院（1860 年并入哥伦比亚大学医学院）的外科教授，并且任职长达 30 年。他对患者的治疗基于这样的理论：酒精本质上是一种毒药而不是食物，只能在特殊情况和医生的建议下使用。

阿隆佐·克拉克（Alonzo Clark，1807 年 3 月 1 日—1887 年 9 月 13 日）是一位美国内科医生与教授。克拉克曾经在佛蒙特医学院与纽约市内外科医师学院担任病理学教授，并且在贝尔维尤医院担任医学委员会主席。他的贡献包括听叩诊以及用鸦片治疗腹膜炎。

以利沙·巴特利特（Elisha Bartlett，1804 年 10 月 6 日—1855 年 7 月 19 日）是一位美国医生、教育家与作家。1844 年，巴特利特完成了《医学哲学论文集》。奥斯勒曾说，巴特利特是布朗大学最杰出的医学毕业生。此外，奥斯勒还为其撰写了一本名为《罗得岛的哲学家》的简要传记。

约翰·考尔·道尔顿（John Call Dalton，1825 年 2 月 2 日—1889 年 2 月 12 日）是一位美国生理学家、解剖学家与医学教育家。他认为，所有看似残酷的动物实验都可以在麻醉的帮助下进行。1878 年，道尔顿将完整的生理学讲座发表在《波士顿医学与外科杂志》上。1884 年，他担任纽约市内外科医师学院院长。

也彰显了你们的能力。毕竟，作为一种强大的催化剂，图书馆可以加快行业成长和进步的速度。我相信，为了你们的书籍保护这个家园，为了你们的同道呵护这个空间，你们会发现自己值得做出更大牺牲。

团结、平安与和谐

在要事中保持团结，在琐事中保持自由，在一切中保持仁爱。

——奥古斯丁，《忏悔录》

生命短暂岂容虚度时光，

无需吹毛求疵愤世嫉俗，

或者唇枪舌剑求全责备：

黑暗很快就会从天而降；

振作起来！专注于己志，

愿上帝保佑你达成所愿！

——拉尔夫·瓦尔多·爱默生，《致 J.W.》

　　这一次，我毫不费力就选好了演讲的主题。毫无疑问，此时此刻理智已经不再重要，我也许能用语言来表达心声，[1]无论多么微不足

1　这是对《马太福音》（12:34）的呼应。原文是 for out of the abundance of the heart the mouth speaks（因为语言表达了心声）。

道，我还是要感谢这个国家的医学界在过去 21 年里给予的众多恩惠，还有你们这些来自本州市的敬爱同事，在过去相处的 16 年间给予的鼎力支持。如果我真的可以说，我一生都在从事我们所热爱的职业，那么也许言过其实！但无论我取得何种成功，均是直接来源于此，所谓奉献只是油然而生。很少有人比我更能从自己的同事中获益。作为一个不谙世事的年轻人，我被麦吉尔学院的朋友们直接录取，[1]他们对我这个学生充满了信心。在蒙特利尔 10 年的快乐时光里，我几乎没有见过医生与学生之外的人，并且非常满足于跟他们一起工作生活。在费城，[2]我的大部分时间被医院和社团占据，我与同学们一起过着平静的校园生活。随着行业内的朋友圈不断扩大，我与公众有了更密切的接触，但我从未背离自己甘为同道忠仆的初心，[3]非常愿意并渴望尽我所能来帮助他们。你们都了解我在这里的生活。我学会了保持安静，专注于自己的事情，对外人以诚相待；[4]我的主要乐趣之一是作为朋友和你们一起工作，积极分享你们的劳动成果。但是，当我进入甜蜜寂静的思绪，唤起对前尘往事的追忆时，[5]想起的不是我做了什么，而是许多没有结果的事情，例如，我错失的机会、我逃避的争论、我浪费的宝贵时间，如今这些都要做出评判。[6]

在我们的历史上，这是一个举足轻重的时代，一个重建与革新的时代，一个真正复兴的时代，它不仅是学习内容的非凡重生，还是教

1　1821 年，麦吉尔学院在加拿大魁北克省蒙特利尔由国王乔治四世授予皇家特许状成立，以捐助者詹姆斯·麦吉尔的名字命名。1872 年，奥斯勒在此毕业后去德国深造。1874 年，他回到母校担任教授。1885 年，学校正式更名为麦吉尔大学。其中，奥斯勒医学史图书馆是加拿大最大的医学史图书馆，也是世界上最全面的医学史图书馆之一。

2　1884 年，奥斯勒被任命为宾夕法尼亚大学临床医学系主任。

3　对《创世记》（9:25）的呼应。

4　对《帖撒罗尼迦书》（4:11-12）的呼应。

5　出自《莎士比亚十四行诗集》第 30 首。

6　对《马太福音》（12:42）的呼应。

育方法的彻底转变。令我感到自豪的是，在费城与巴尔的摩，我有幸与那些致力于促进重大改革的人士携手并肩，即便我们身在其中，无法感受其成果带来的全部价值。对于这些变化产生的深远影响，时间不允许我们在此展开讨论。我建议关注我们的工作中具有同等重要性的另一面，虽然这种所谓的人文与科学和教育无关，但是它涉及我们彼此之间以及与公众的关系。

　　生活中最鲜明的对比莫过于可能与事实以及理想与现实。在普通人看来，理想主义者被认为是茫然的梦想家，他们会努力追求不可能完成的事业。但在世界史上，他们多少次让自己的意志逐渐适应了最绝望的逆境！只有他们才能提供灵魂，[1]最终使整个身体充满活力，让改革甚至革命成为可能。不可估量、难以捉摸，往往是道德的组成部分，而不是知识素养的特征，虽然这些微妙的品质很难定义，但在日常生活中又是如此强大，它们通过这些炙热的灵魂让我们保持着理想的现实。即使遭遇事业失败，所有愿望完全落空，他们还是拒绝认输，并且，依然怀着坚定的希望，[2]面对嘲讽的世界发出信仰的祈祷。[3]这类愿望的最大特点是通过连祷的形式请愿，我们在其中祈祷各国被赐予"团结、平安与和谐"。一个世纪又一个世纪，在基督教世界的祭坛上，这篇最美丽的祷告从世间男女的口中，从那些拒绝承认其绝望的忠魂里升腾，伴随着战鼓之声在他们耳边不断响起。对团结的渴望，对平安的祝福，对和谐的憧憬，深深地植入了人类的内心，激发了人性中最强烈的情感，并催生出一些最高尚的行为。你们可能会

1　原文 the Geist，即灵魂或精神，在德国哲学中是一个具有重要意义的名词。

2　出自马修·阿诺德的诗歌《吉卜赛学者》（*The Scholar-Gipsy*），它被誉为阿诺德最受欢迎的作品。该故事讲述了一位贫穷的牛津大学学生放弃学业，加入了一群吉卜赛人，并且与他们打成一片，得知了许多行业的秘密。

3　对《雅各书》（5:15）的呼应。

说，这不过是一种情感而已，但世界不就是由感觉与激情所支配的吗？除了用鲜血为这个国家施洗的强烈情感，[1]以及所有美国人深植于心的对国家的感情，还有什么能给这些州带来今天的团结、平安与和谐？就像世界各国一样，尤其是在这个国家；对民族如此，对个人亦然；对职业如此，对成员亦然，如果我们能够做到心口合一，那么这个关于团结、平安与和谐的古老祈祷，也许可以帮助我们实现其愿望。它带给我们的一些教训将是我演讲的主题。

团结

医学是绝无仅有的普世性行业，无论在哪里均遵循同样的方法，由同样的志向激励，且追求同样的目标。这种同质性，即其最典型的特征，与法律和教会无关，并且程度也不同。虽然在古代法律可以跟医学相媲美，但是它并没有那种非凡的团结性，使医生可以在任何国家、任何两三个人聚集的地方都能宾至如归。[2]尽管基督教会遍布世界各地，其崇高目标与人员奉献与之相似，充满了其创始人的人道主义本能，但是缺乏《致全城与全球》中的那种大公性，[3]使医生能够在地球上每个国家同样的环境中从事相同的艺术。此外，它的目标也具有一致性，即通过发现病因来预防疾病，以及治疗和缓解疾病与痛苦。在一个多世纪的时间里，这个遍及各地的联合行业，为人类做出的贡献超过了以往任何其他组织。这些伟大成就如此卓越，以至于远超我们的想象。疫苗接种、公共卫生、麻醉术、无菌手术、细菌学的

---

1 指的是美国内战。

2 对《马太福音》（18:20）的呼应。

3 《致全城与全球》是教宗在特定时节对全罗马城和全世界的文告。这个短语的概念源自古罗马帝国。大公（catholicity）是基督教中的一个概念，是指基督教会是普世的、一般的、大众的、所有人的教会，而不是属于某个特定地域、种族、阶级或宗派的。

新知识以及治疗学的新方法，在我们的文明中实现了一场革命，只有机械技术的飞跃可以与之比肩。与后者相比，它还有一项绝对的优势，那就是家庭或者卧室革命，它迟早会触及我们每个人，即便没有能够亲身感受，也会影响那些亲朋好友。在贫穷与苦难的人类历史上，这场革命首次使我们十分接近那个应许的日子，因为往事都应过去，不再有无谓的死亡，不再有悲伤和哭泣，且不再有任何痛苦。[1]

我们经常听到有人指责说，疾病预防优先于疾病治疗。虽然这是事实，但我们在治疗领域也取得了巨大进展。我们今天认识到了这门艺术的局限性；我们更清楚地知道哪些疾病可以用药物治疗，哪些疾病可以通过锻炼和呼吸新鲜空气来缓解；我们已经认识到疾病的复杂性，并且拒绝用一知半解来欺骗自己，我们宁愿等待这一天到来，而不是在黑暗中盲目摸索，或者在暮光中迷失方向。我们能够明确治愈的疾病清单越来越长，我们能够积极改变病程的疾病数量不断增加，不治之症的数量（数量很大，而且可能永远很大）则在不断减少。因此，我们在第二点上可以感觉到，不仅已经完成的工作至关重要，而且我们正走在正确的道路上，随着我们对疾病的认识逐步深入，我们会在治疗上取得更大的成功。在全球无数同道的共同努力下，我们取得了这些最伟大的科学胜利。只有通过持续不断的合作，以及对各部门全部成果的理性评价，我们才能达到目前显赫的地位。在一周或十天之内，世界上任何地方的重大发现都会为人所知，并且，虽然在某种意义上，我们说的是德国、法国、英国与美国医学，但其差异与其普遍相似性相比显得微不足道。专家们通过一种真正卓越的方式彼此了解并熟悉对方的研究内容。一个人获得的知识，或他创造的特殊技术，或他发明的仪器都可以立即供大家使用。布雷斯劳的一位外科医

1　出自《启示录》（21:4）。

生设计的全新救命手术，[1]下周就可以在这里进行。实践医学中的一项发现，会随着下期周刊的发表迅速成为公共财产。

促成这种广泛团结的强大动力就是我们出色的国际医学大会。与其说这个相当庞大的机构是国际行业大会，不如说它是让科学迅速跨越国界的特殊团体。在几乎每一个文明国家，医务人员都会联合起来组成大型社团，来维护他们的利益并且推动科学发展。美国医生应该感到特别自豪的是，作为该国全国性协会的美国医学会，已经成为世界上最大与最具影响力的同类机构之一。我们由衷地感谢那些在过去十年引领其发展的前辈。由于美国医学会进行了卓有成效的重组，因此我们有必要重新调整州立协会的机制，而我们非常高兴地获知，本州协会召开的这次会议，即在新章程下的首次会议，已经证明结果令人满意。但是在整个重新调整的计划中，最值得我们去支持与合作的是构成州立与国家协会基础的县级组织。起初制定这样一个完备的计划并不容易，如果计划一开始没有像预期中那样顺利，那么我希望本机构的成员不仅配合，而且要有一种对预期的考虑。对于县级组织的成员来说，我要敦促他们支持一项全国性计划，该计划的成功取决于你们，其获益也将首先归于你们。

医学界通过利益共同体紧密绑定在一起，形成了一个不断进化的重要世界单元，而人类在此寄托的希望比任何领域都丰富。

集中、融合与巩固正在将每个国家的各种亚单元链接在一起。尽管已经成绩斐然，但前路依然漫漫。在此，我想简要地提及三项迫切的需求。

在这个国家，各州执照委员会之间的互认仍然是当地最迫切的需求之一。既然必备条件相似，考试性质雷同，且能证明品行良好，州

1　波兰城市弗罗茨瓦夫的旧称。

委员会就应该被授予缴费注册的权力。像现在这样，在自己的国家里，限制医生的自由非常荒谬。举例来说，几个月前，一位在三个州注册、工作能力超群、具有 20 年经验、专业上孜孜以求、曾经负责救治这个国家某些重要人物的医生，不得不再次参加执照考试。这是多么荒谬！对一个团结的行业来说，这是多么深刻的反思！我强烈要求大家支持目前正在进行的改革，在适当的条件下实现各州注册执照互认。国际互认是另一个同样重要的问题，不过也面临着更大的困难；虽然还有很长的路要走，但它将在本世纪内到来。

第二项迫切需求是对我们的许多医学院进行合并。在过去的 25 年里，情况发生了巨大变化，非捐办学校负责人的税收正在变得日益沉重。在过去聘用七位教授的时代，拥有三百名学生的医学院是一种优质资产，足以支付丰厚的薪酬。但是引入实验室与实践教学明显增加了开支，以至于现在年终时能分配的资金已经所剩无几。由于学生们的学费没有成比例增加，因此只有甘于牺牲与奉献自己的人才会情愿投入时间，甚至经常慷慨解囊，去挽救一个绝望的局面。学校融合是问题的自然解决方案。举一个具体的例子，本市三所医学院的联盟将使科学系得以合并，从而节省大量开支并且可以相应地提高效率。解剖学、生理学、病理学、生理化学、细菌学与药理学可以在单独组建的学系中教授，而学校联盟的资金可以优先对其进行支持。此类学校可以呼吁公众提供援助，用来建立与捐赠适合的实验室。临床工作可以在不同的医院进行，并为疾病研究提供极大的便利。不仅在这座城市，在里士满、纳什维尔、哥伦布、印第安纳波利斯，以及在其他许多城市，医学院都需要进行"合并"。即便是大城市中规模较大的学院，也可以"汇聚"它们的科学兴趣，从而为这个行业带来巨大的优势。

第三项迫切需求是我们的顺势疗法同行认识到变革机遇已经来临。[1] 在科学医学发展的今天，还对"疗法"中的老问题喋喋不休，[2] 可以说已经落后于形势。我们早就过了任何"体系"都能满足理性从业者的阶段，也早就过了根据人们对药物作用的认识差异，即我们在行医中最不确定的因素，将具有相同优良传统、相同希望、相同目标和相同抱负的人隔绝的时代。这并不是说我们的顺势疗法同道在沉睡，事实远非如此。他们中的许多人都清醒地认识到对疾病进行科学研究的重要性，并且他们所有人都必须意识到自己的窘境。一想到有这么多优秀人才与行业主体相隔绝，不免令人感到十分痛心。我们最初犯下的严重错误，便是与那些专注于研究细枝末节的同行争执不休，这无疑是极不明智且愚蠢的行为。我们现在与他们争执的原因，完全在于他们遵循陈规陋习。顺势疗法与现代医学格格不入，就像过时的多重用药疗法一样，尽管它曾经推动过后者淘汰。在这个国家，顺势疗法与对抗疗法的隔阂比其他地方更深，[3] 而这种矛盾可以通过相互妥协来进行修复。一方面是放弃对这些特殊称谓的争议，另一方面是理性容忍治疗上的变数，虽然上述问题始终困扰着这个行业，但它们只是前进车轮上的小碍而已。[4]

1　1796 年，德国医生塞缪尔·哈内曼（Samuel Hahnemann，1755 年 4 月 10 日—1843 年 7 月 2 日）正式创立顺势疗法。19 世纪，欧美出现了数十家顺势疗法机构。在此期间，由于其他替代疗法无效甚至对人体有害，顺势疗法显得一枝独秀。如今，顺势疗法因缺乏可验证的有效性，在医学界普遍被认为不可信。1920 年，美国最后一所专门教授顺势疗法的学校关闭。英国著名肿瘤外科医生、伦敦大学学院名誉外科教授和医学人文教授迈克尔·鲍姆（Michael Baum）形容顺势疗法是一种"残酷的欺骗"。

2　奥斯勒指的是顺势疗法与对抗疗法（allopathy），它们是 19 世纪上半叶流行的竞争性医学体系。"对抗疗法"是顺势疗法支持者对传统医学的称呼。奥斯勒认为，这两种理论都有一定的优点，但它们都不能成为科学医学的唯一基础。

3　原文意思是阿斯克勒庇俄斯（古希腊神话中的医神）长袍上的破洞。

4　出自《伊索寓言》，车轮上的苍蝇说："我扬起的尘土真大。"尽管苍蝇在吹嘘，但扬起尘土的是马车，而不是苍蝇。

平安

　　许多人都在寻求平安，但很少有人付诸实施。唉！而在这少数几个人里，我们往往不在其列。从某种意义上来说，因为我们的生活是一场由进取精神主导的持久纷争，所以我们每个人都可能被问及耶户反问约兰的那个问题："平安与你何干？"与基督徒一样，医生也面临着三大仇敌：无知，即罪恶；冷漠，即尘世；以及堕落，即魔鬼。有一则风趣的阿拉伯谚语，其中两行是这样写的："自己无知，且不知自己无知的人是愚蠢的。远离他。自己无知，且知道自己无知的人是单纯的。教导他。"在很大程度上，这两类人代表了我们必须打交道的对象。为了教导单纯之人，并欣然接受愚蠢之人，我们必须与一方的任性无知，以及另一方的绝望无知做斗争，但不是用义愤填膺的刀剑，而是用独具匠心的语言。骗子与庸医就是靠这种无知得以生存，我们必须面对这些年深日久的狡诈顽敌，然而要决定如何有效地斗争绝非易事。正如无与伦比的富勒所说：[1]"诗人佯装阿斯克勒庇俄斯与喀耳刻是兄妹，……[2]因为在任何时候（在众人看来）女巫、老妪和骗子都与医生有竞争。"[3]因此，需要对公众进行更系统与更积极的教育。在即将于巴黎举行的庸医行为大会上，共有大约 25 个主题供讨论，可能会提出解决此类问题的重要方案。去年，在德国举办的一场展览引人注目，揭露了所有与庸医和骗术有关的内容，在唤起对其邪恶本质的关注上功不可没。我们很可能在华盛顿与卫生部联手，共同

1　托马斯·富勒（Thomas Fuller，1608 年 6 月 19 日—1661 年 8 月 16 日）是一位英国牧师和历史学家。其作品《英格兰名人传》是英国第一部全国性人物传记辞典，在他去世后的 1662 年出版。

2　喀耳刻（Circe，又译作瑟茜）是希腊神话中住在艾尤岛上的一位令人畏惧的女神。在古希腊文学作品中，她善于运用魔药，并经常以此使其敌人以及对手变成怪物。

3　出自富勒作品《神圣之国与亵渎之国》（The Holy State and the Profane State）。富勒说，真医生（阿斯克勒庇俄斯）与假医生（喀耳刻）在竞争中关系密切。

组建这种类型的永久性博物馆。我们也许应该去借鉴德国同道，举办一场全国性的特别展览，然而我敢断言，许多最臭名昭著的无赖也会申请大量展位，他们才不愿错过一个免费做广告的时机！德国实施了一项有效的措施，任何面向公众销售的成药都必须提交给政府分析师，他将准备一份声明（包括其配方以及其成分价格等），由药方所有者出资在某些日报与周报上公布。

到目前为止，我们要对付的最危险的敌人是冷漠。无论出于何种理由，它不是因为缺乏知识，而是源自粗心大意，源自我们过于专注其他追求，以及由自满产生的蔑视。这种可恶的冷漠导致了足足25%的社区死亡案例，它促使人们重新回到效率低下的时代，并且极大地抵消了上个世纪的非凡成就。当作为"最高法律"的公共卫生遭到忽视时，[1]我们为何要为横贯全国、体现了进取与活力的非凡铁路系统感到自豪呢？当我们知道生活的主要元素（在这方面，甚至古罗马人都可以做我们的老师）被剥夺时，想起一个民族拥有巨大的物质繁荣又有何慰藉呢？当我们知道忘河的冷漠使每个班级，也就是从幼儿到少男少女都受到伤害时，"小红屋学校"又能带来什么安慰呢？[2]西方文明诞生于知识，它是通过身体和大脑的努力、诚实的汗水赢得的胜利，但是在许多最重要的生活关系中，我们并未有效地利用这些知识。然而，令人感到讽刺的是，地球上的一个小国正在传授人类效率的课程，[3]它迄今为止明显改善了我们的学校教育，以至于我们必须

1　"人民健康就是最高法律"（salus populi suprema est lex）出自西塞罗作品《论法律》（De Legibus）第三卷第三部分第八章。

2　指的是农村地区的小学，这些学校被涂以红色或者用红砖建造。由于缺乏防病与治病的知识，许多学生还是会夭折。

3　奥斯勒指的可能是日本。他曾经写过一篇名为《日本人在现代医学方法上取得的进展……》的社论。

再次转向东方寻求智慧。[1]也许在几年之内，我们的文明就会经受严峻的考验，如果它能把个体从冷漠中唤醒，使他意识到"只有通过自己认真努力，才能使知识有效"这一伟大的真理，如果它能将公众从冷漠中唤醒，避免中世纪暗无天日的黑暗重演，那么这些努力就不会徒劳无益。

　　为了对抗我们的第三大仇敌，也就是各种形式的堕落，我们必须进行一场持久的战争，其激烈程度不会因寂静沉默而减弱。对道德败坏、放荡不羁、言行刻薄的人来说，医生比其他任何人都有适时的话语权。[2]特别是对年轻人而言，个人不洁是可以通过展示纯洁生活的可能，以及道德败坏的危险来尽力改变的邪恶。如果我有充足的时间，且此刻正是合适的时机，我想唤起这个行业面对社会邪恶，[3]即摧毁这片土地的黑色瘟疫的责任感。[4]在此，我只能提请你们关注一家非常权威的协会，其组织者是来自纽约的普林斯·莫罗博士，[5]该协会的目标之一就是在这个重大问题上教育公众。我想敦促你们参加一项与抗击结核病同等重要的运动。

和谐

　　团结可以促进和谐，给予利益共同体相同的目标、相同的对象。如果说有任何帮助的话，那就是一种同志情谊，以及与大家的积极合

1　对《马太福音》（2:1）的呼应。

2　对《提摩太后书》（4:2）的呼应。当接收者愿意听到的时候给出建议。

3　指的是卖淫。

4　黑色瘟疫（black plague）原本是导致黑死病的鼠疫，奥斯勒在此指的是性病。

5　普林斯·阿尔伯特·莫罗（Prince Albert Morrow，1846 年 12 月 19 日—1913 年 1 月 1 日）是一位美国皮肤科医生、性病学家、社会卫生学家与性教育的早期活动家。1905 年，莫罗博士在纽约市成立了卫生与道德预防协会，这是美国第一个社会卫生协会。1910 年，该组织与美国各地的其他机构联合成立了美国性卫生联合会，莫罗博士担任主席。

作，尽管这也会助长摩擦，但是减少了产生误解与恶意的机会。我们职业生涯中最令人欣慰的特点之一是，全国各地的同道对于彼此普遍存在好感。我认为这种情况理所应当。你只需走访不同的地方，然后与人们打成一片，就能明白各地都在做善事，各地都有提高教育水平的热望，各地的全科医生都有同样的自我奉献精神。人们会告诉你，商业主义盛行，庸医与骗子从未如此猖獗，而我们的道德标准也在不断下降。这些就是随时准备抱怨的以利亚人，[1]他们为自己不胜于祖先而感到悲哀。很少有人比我具备更多便利的条件来衡量个人职业生涯、学校与医学会的实际情况，正如我在过去 20 年里看到的那样，我对现在充满感激并对未来充满希望。由于在许多地方缺乏那种亲切的职业和谐，因此我们之间会产生微不足道的嫌隙。[2] 在较大的城市里，职场嫉妒正在消亡。如果你们想了解 19 世纪上半叶美国医生相互争斗的有趣细节，那么请参阅查尔斯·考德威尔的自传。[3] 我很抱歉地说，教授们往往是最严重的违规主体，而医学院之间的竞争也并非总是风平浪静。必须承认，它在某种程度上依然盛行，尽管不像我们希望的那样迅速，但是它的确正在消亡。这给公众留下了非常糟糕的印象，并且往往会严重阻碍我们的进步。就在前几天，我收到了一封来自某位精明能干的圈外人来信，他对我曾被征询的一家大型医院计划感兴趣。之所以我不无遗憾地引用了信中的这句话，是因为它出自一位这个行业的坚定伙伴，一个与我们有着长期合作并且阅历丰富

1　以利亚（Elijah）是一位先知，他名字的意义为"耶和华是神"。这里是对《列王纪上》（19:4）的呼应。

2　出自丁尼生作品《国王叙事诗》（*Idylls of the King*）。原文是 It is the little rift within the lute, That by and by will make the music mute（正是诗琴内部的裂隙，逐渐让音乐变得无声）。诗琴内部的裂隙指的是可以造成严重后果的轻微损伤。

3　查尔斯·考德威尔（Charles Caldwell, 1772 年 5 月 14 日—1853 年 7 月 9 日）是一位美国医生与医学教育家，他创办了后来的路易斯维尔大学医学院。

的人。他在信中写道："我可以告诉你们，对于那些只希望制定宏观规划的圈外人来说，最令人苦恼的困惑之一是异常尖锐的职场嫉妒，它不仅存在于学院派和非学院派之间，还见于学院派本身的内部，以及互相指责对方属于某个派系而产生的反感，这让圈外人很难理解如何才能解决此类纷争。"

全国性协会与专科协会，特别是美国医学会，将人们汇聚在一起并教会他们相互了解，同时欣赏在本地可能被忽视的优点。正如布拉什博士昨天在其演讲中所言，[1]在那些较小的城镇和乡村地区，工作环境更容易造成相互误解。只有我们这些在此类环境中成长的人，才能体会到医生之间保持融洽有多困难。行医同样需要心智的磨炼。当一个人已经竭尽全力，但是他的动机被误解，其行为不仅受到了家属，还有参与同事的严厉批评，那么当机会出现时，如果人性的弱点占了上风，[2]他的针锋相对也不足为奇。据我观察，导致医生不和的主要原因有三点。第一点是彼此缺乏适当的友好交往，而只有这样我们才能相互了解。前辈有责任将身边的晚辈视为伙伴，而不是竞争对手。当你还是个年轻人时，自己会遇到很多实例，你如何对待前辈，他就会如何待你；除非你意识到情况无法逆转、难以避免，那么根据人之常情，如果你以一种友好的方式沟通首次出现的微妙情况，那么困难将可能彻底消除。年轻人应该体恤前辈的良苦用心，尊重他们的判断并与其共同商榷。如果年轻的毕业生能更多地担任助理或伙伴，那么这

1　爱德华·纳撒尼尔·布拉什（Edward Nathaniel Brush，1852 年—1933 年）是一位美国医生。1899 年—1915 年，他在马里兰州巴尔的摩内外科学院担任精神病学教授。布拉什在职业生涯中积极参与精神病学和心理健康活动，在《美国精神病学杂志》编委会工作 41 年，并且担任主编 23 年。

2　原文用的是 the old Adam，即"原罪"。在基督教神学中，"原罪"是指亚当和夏娃在伊甸园中违背神的旨意吃了禁果，导致人类失去了与上帝之间的和谐关系，进入了堕落状态。在基督教文学中，这个词也可以用来描述人性的弱点和罪恶的本性。

个行业的工作强度就会大大减轻，并且还会促进彼此之间的和睦与友谊。你可能听说过一个人，他是行为不端的化身，被当作一切邪恶的代表，但实际上，他可能是一个非常好的人，是心胸狭隘的牺牲品，是敌对派系攻击的目标；你可能在认识后发现，他深爱自己的妻子与孩子，并且也有人尊重与敬仰他。毕竟，心态是促进和谐的最重要因素。当一个人受到称赞时，或者在你的专业领域里，当一个年轻人表现优异时，为了共同的利益要心存感激。嫉妒，也就是柏拉图所说的灵魂痛苦，永远不该影响豁达与理智的人。互为竞争关系的学校可以主动培养感情，并且鼓励其学生与年轻教师建立深厚友谊。如果你听说，一个刚起步的年轻人犯了错误或有点"与众不同"，那么请你不遗余力地对他或者为他说一句好话。这是唯一的治疗方法，任何其他手段都只会加重病情。

第二点原因则在我们的直接掌控中。由于它破坏了全部精神与道德的高尚，就像对身体健康造成的毁灭一样无情，因此它在所有堕落中波及最广、危害最大，其严重后果等同于不洁，往往比放纵更具灾难性。作为最普遍的现代罪恶，它特别容易困扰我们所有人，也是我们队伍和谐的主要敌人。很多时候，它是一种不经意的邪恶，一种积习成癖或投机取巧，一种逐渐占据我们思想和语言的潜意识习惯。只要提到一个人的名字，就会有人说他的坏话，或者重复对他不利的事，或者嘲笑同行的窘境，甚至还诽谤他的人格。对于这种长期恶意中伤的人来说，他们简直是"每句话都会让人名誉扫地"。[1] 学校的工作被非难，实验室工作的性质被贬低；或者可能只是言不由衷的赞美，而不是感激之心的真情流露。我们已经失去了对这种堕落中悲剧

1　出自 18 世纪英国最伟大的诗人、杰出的启蒙主义者亚历山大·蒲柏（Alexander Pope，1688 年 5 月 22 日—1744 年 5 月 30 日）的作品《夺发记》（*The Rape of the Lock*）。

因素的敏感，以及它对人物性格造成的负面影响。有意思的是，基督与使徒们对它的谴责比其他人更严厉。我们当中有谁不需要每天把完美的忠告放在心上：不可以貌取人，只按公义评判？[1]我们行业的一位使徒托马斯·布朗爵士对于这个问题有着透彻的理解。

当你们竭力否认魔鬼时，需要保证自己问心无愧。请不要与那个污灵为伍，也不要表现出你们对其本性的憎恶，即指责、诽谤、议论、贬低或恶意歪曲。这些都是卑鄙的堕落，以及狭隘的恶行！它不仅逊于圣保禄的高尚基督徒品质，[2]而且也不如亚里士多德的翩翩君子之风。[3]在阅读的时候，请不要相信某些人对于《雅各书》的质疑，[4]从而少一些对令人痛心的真相，以及信仰受制于堕落的恐惧。摩西打碎了法版，却并没有违背律法；[5]但是仁爱一旦破碎，律法本身就瓦解了，没有爱就不可能完整，唯有爱才能实现满足。你们应该谦卑地审视自己的美德；虽然你们在某些方面很富有，但如果没有那至高无上的恩典，即不作恶、不嫉妒、凡事包容、凡事盼望、凡事相信、凡事忍耐，[6]你们就会觉得自己一无所有。有了这些毋庸置疑的恩典，当口干舌燥急需一滴冷水时，就连哑巴都可能感到幸福，在天堂里吟唱着三圣颂。[7]

1　出自《约翰福音》（7:24）。

2　出自《腓立比书》（*Philippians*）（4:8）。

3　亚里士多德在《尼各马可伦理学》中谈到了君子的本性。

4　《穆拉托利经目残篇》是基督教的一个文本集合，包含了早期基督教的文本，其中包括《雅各书》（*Epistle of St. James*）的一些残片。事实上，一些早期的教会会议曾经对《雅各书》的地位进行过争论，但它最终仍然被确认为《新约》中的正典书信之一。虽然《穆拉托利经目残篇》没有收录完整的《雅各书》，但这并不影响它在基督教中的正典地位。

5　出自《出埃及记》（*Exodus*）。摩西来到西奈山，上帝给了他两块石版，上面刻有《十诫》。摩西下山后，发现百姓违背教诲，在崇拜金牛犊。摩西为此大发雷霆，把石版摔碎了。摩西恳求上帝继续引领他的百姓，上帝吩咐他再凿出两块石版，耶和华会再次把《十诫》写在上面。

6　出自《哥林多前书》（13:5-7）。

7　三圣颂（Trisagion）是东正教的圣餐仪式和罗马天主教的耶稣受难日仪式中使用的一种圣咏。它起源于东方教会，早在公元5世纪就已经成为一个标准的礼仪元素，并逐渐传播到西方教会。布朗爵士在这里指的是圣餐仪式中演唱的赞美诗。

造成医生不和的第三点原因是流言蜚语。有些人经常搬弄是非，在医生之间制造事端。唯一的安全法则就是，永远不要听信患者杜撰医生的懈怠与无能。立即请他或她闭上尊口，因为你清楚地知道，同样的故事在几个月后可能会发生在自己身上。在医生不和的原因中，患者的闲言碎语占了一半，而唯一的应对方法就是充耳不闻。有时，我们虽然无法阻止咒骂与诽谤的传播，但是可以遵循另一条绝对安全的原则，并且将其视为一种良好的方法加以推荐：即便你们可能认为其内容真实存在，也永远不要听信患者说有损同行的事情。

我即将告别这个国家的医学界，以及我长期深爱的老同事们。如果不是这里与英格兰近在咫尺，如果不是我感觉自己还在相同葡萄园的另一处劳作，[1]如果不是我希望继续关心你们的事业与医学院的发展，那么我会更深切地感受到这种悲伤。也许在忙碌的生活中，我曾冒犯过一些人，可谁又能避免这种事呢？我在无意中射出的箭可能误伤了自己的同行。[2]如果确是这样，那么我很抱歉，并请求他原谅。在我力所能及的范围内，我把满腔热爱都留给你们。我从来不与任何人争斗，但这并非像沃尔特·萨维奇·兰多尔说的那样，[3]因为没有人值得争斗，而是因为我深信，争斗只能带来憎恨、无效与灾难性后果，并且更加坚信团结、平安与和谐能带来祝福。对于你们每个人，我的同道们；现在听到我讲话的人，以及可能在其他地方读到我文字的人；以微薄的收入在城镇与乡村从事我们这项最伟大工作的人；在专科领域中独树一帜的人；教师、教授以及科学工作者；以及在这片

1　出自《马太福音》（20:1—16）。那些接受到葡萄园做工的人，都能得到神的拯救恩典。奥斯勒将医学领域比喻成葡萄园，指的是他还在从事相同的行业。

2　出自威廉·莎士比亚作品《哈姆雷特》第五幕第二场。

3　沃尔特·萨维奇·兰多尔（Walter Savage Landor，1775 年 1 月 30 日—1864 年 9 月 17 日）是一位英国作家与诗人，被视为维多利亚时代前半期最杰出的文学人物之一。其最著名的作品为《假想对话录》（*Imaginary Conversations*）。

土地上的所有人，我想送给你们一句话作为我的临别赠言。

"它没有向你隐瞒，它也从未远去。它不在天上，你应该说：'谁能为我们上天取来，使我们可以听见遵行？'它也不在海外，你应该说：'谁能为我们跨海取来，使我们可以听见遵行？'其实这话离你很近，在你口中，在你心里，使你可以遵行。"[1] 那就是爱。

1　出自《申命记》（30:11-14）。

学生生活

所以不要为明天忧虑：

因为明天自有其烦恼。

——《马太福音》，第6章，第34节，登山宝训

除了恋人之外，没有人比学生作为研究对象更有趣。莎士比亚可能会把他列为其不朽群体中的第四类。这些"想象力丰富的人"包括：有着固执观念的疯子、有着精致狂热的诗人、有着疯狂偶像崇拜的恋人以及对知识充满渴望的学生。[1]如果学生想成为灰眼女神的忠实信徒，[2]他必须具备执着奉献与持之以恒的精神。就像追寻圣杯与密涅瓦一样，[3]这种目标并不适合所有人。对一个人来说，它只是一种纯粹的生活；对另一个人来说，它则是弥尔顿所说的"强烈的自然习性"。[4]在

---

1 出自威廉·莎士比亚作品《仲夏夜之梦》第五幕第一场。

2 指的是密涅瓦。

3 据传圣杯（Holy Grail）是耶稣在最后的晚餐上使用的杯子。在亚瑟王的传说中，圣杯由亚利马太的约瑟带到了不列颠。骑士们都发誓要继续寻找它，但只有三个道德纯洁的人，加拉哈德、珀西瓦尔和博斯，能够一睹真颜。因此，它成为需要完美和坚定奉献才能实现目标的象征。

4 出自约翰·弥尔顿作品《论教会政府反对主教制的理由》（*The Reason of Church-Government Urg'd against Prelaty*）第二卷序言。

这一点上，学生通常与诗人很像，即本性源自先天，与后天培养无关。作为两种塑造力的结果，偶然的外部条件与隐藏的生发能量，在我们每个人身上留下了民族、家庭以及个人特质。然而在某种程度上，真正的学生拥有神性火花，能够使羁绊他们的戒律失效。虽然他像蛇鲨一样扑朔迷离，[1]但是有三项明确无疑的特征，你可以通过它们来辨别其真伪，那就是：一种对了解真理的强烈渴望，一种对追本溯源的坚定不移，以及一颗开放、诚实且摆脱了猜疑、欺骗与嫉妒的心。

在刚起步的阶段，不必为真理这个大问题担心。如果你们每个人都从日积月累开始，那么这就是个非常简单的问题。没有任何一个人天生就了解真理，全部真理，以及绝对真理；即便是最优秀的人也会满足于碎片或掠影，而不是完整的结果。在这种永无止境的追求中，心态、欲望与渴求实现了灵魂的升华！[2]而这种强烈的憧憬才是最重要的内容。[3]学生不就是一个追求难以捉摸的善变对象的恋人吗？[4]在这种变幻莫测的感觉中，学生也展现出第二大特征，那就是目标坚定。除非我们从一开始就坦然接受脆弱的人类能力附带限制，否则等待你们的只有失望。真理是你们尽最大努力得到的终极收获，也是最优秀之人能够接受的完美结果。你们必须学会对此感到满意，同时以适当的谦逊保留对更高追求的期盼。只有保持头脑的可塑性和接受性，学生才能逃脱被毁灭的命运。这并不是像查尔斯·兰姆所说的那样，有些人不知如何把握自己身边的真理，经过多年的耐心寻觅后，

---

1 蛇鲨（Snark）是《猎鲨记》（*The Hunting of the Snark*）中虚构的怪物。该作品讲述了由一群乌合之众组成的狩猎队历经磨难诱捕疯狂的隐形怪物蛇鲨的故事。当最终捕获了狡诈的蛇鲨时，猎人们却发现它根本不是什么天外来客，而是一位被派来抓捕蛇鲨的同伴。此外，该词还用来指难以捉摸或不可能实现的任务或目标。

2 出自英格兰文艺复兴剧作家、诗人和演员本·琼森（Ben Jonson，约 1572 年 6 月 11 日—1637 年 8 月 6 日）的作品《森林集》（*The Forest*）。

3 出自威廉·莎士比亚作品《麦克白》。

4 指的是学生们追求的知识和真理。

令人悲哀地进入了一种心盲状态，虽然真理在凝视其面庞，但是他们却始终无法明辨是非。一个人如果跟随真理逐步成长，并且了解其进化的痛苦阶段，就绝不会发生这种情况。对于那些热忱但盲目的学生来说，每个真理都要挣扎着让他们接受，而这也不啻人生的一大悲剧。哈维非常了解与他同时代的人，在敢于把真理所依据的事实正式公布之前，他连续 12 年证明了血液循环的机制。只有目标坚定与谦虚谨慎，才能使学生们改变其立场，以满足新真理诞生的新条件，或适应脱胎换骨的旧真理。第三项特征是，诚实之心会让他与同学们保持联系，并且拥有在荒原上独行的同事情谊。我审慎地强调一颗诚实的心的重要性，诚实之人往往容易显得冷漠与严厉，他们倾向于做出判断而非给予同情，且并不总是怀有真正的宽容，这种做法对于同伴没有任何恶意，[1]只是急于为其动机做出最好的辩解。此外，它将培养出一种包容友善的竞争态度，从而摆脱嫉贤妒能这种危险的影响。对于那些热衷于躲藏起来，在封闭的实验室里工作，像贼一样怕见光的人来说，这是防止伪科学精神滋生的最好方法。

在这个伟大的社会里，你们都已成为同道，而不是学徒，因为后者意味着师傅的存在。虽然这个词的意思十分接近教师，但是我们绝不应该拥有此类心态。不过它还有另外一层含义，特别是我们的法国同道，以一种最令人愉悦的方式，用它展现智力上的亲缘关系。兄弟般情谊的培养并非一件易事，而这就像教授与学生之间的差距。为了逾越这道鸿沟，我们可以从两方面进行努力。[2]成功的教师不再高高在上，将知识以高压泵入被动的容器。新方法已经改变了这一切。他

1　出自《哥林多前书》（13:5）。
2　原文用的是悬臂（cantilever），指的是从河岸或码头突出的支臂，用于支撑桥梁的跨度。奥斯勒在此指的是师生之间的合作。

不再是什么神谕先生，[1]也许其行为方式会无意识地与那些让他无法屈从的思想对抗，但他只是个渴望帮助晚辈的学长。当质朴无华的精神激励着一所大学时，师生之间就不会有明显的隔阂。二者都在同一个班级，仅知识水平略有差异。在这种兴致勃勃的氛围中，学生感到自己融入了一个风雨同舟、有福同享、大公无私的家庭。

让初学者最难理解的信念是，他接受的教育不是大学课程，不是医学课程，而是人生课程。在教师的指导下学习几年，只是为了做好一种准备。无论在比赛中动摇与失败，还是充满信心地坚持到终点，均取决于开始前的训练，以及你们的持久力，而关于这点我无须赘述。你们都能成为好学生，少数人可能成为佼佼者，你们中也会时不时冒出某个人，他能够驾轻就熟，高质量地完成别人做不到或者做不好的事情，而这就是约翰·费里亚尔对天才的精妙定义。[2]

在这片以喧嚣商业活动为主的大陆上，想要培养出一流的学生实属不易。因为在当前的环境下很难获得必要的独处空间，所以我们的教育市场上充斥着各种旁门左道。我一直对圣若望的忠告铭记在心："由于路边的树很难让其果实留到成熟，因此要避开大路并将自己迁移到某些封闭之处。"[3]在这片土地上，外行无处不在，他们总是冒险去做一些无法胜任的工作，这种思维习惯由课程科目的多样性决定；虽然有许多东西被研究，但很少有人能认真总结。人们不会花时间去深入问题的核心。毕竟，专注是现代学者为了成功付出的代价。一丝不苟

1　神谕（Oracle）的意思是"宣说"，原指祭司宣达神明预言的行为。神谕先生指自以为是、夸夸其谈的人。出自威廉·莎士比亚作品《威尼斯商人》第一幕第一场。

2　约翰·费里亚尔（John Ferriar，1761 年—1815 年 2 月 4 日）是一位苏格兰医生和诗人。他以在曼彻斯特皇家医院推行的医疗改革措施而闻名。此处定义出自其作品《斯特恩故事》（*Illustrations of Sterne*）。

3　圣若望（St. Chrysostom，347 年—407 年 9 月 14 日）是早期教会中的一位重要人物。他以出色的演讲与雄辩能力，以及严格的苦行闻名于世。后人称其为"金口"。

是最难养成的习惯，但它是价值连城的珠宝，值得付出所有精力去寻觅。外行过着闲云野鹤般的生活，不懂从历史中挖掘知识宝藏的辛苦，或者在实验室耐心研究的艰难。我在此以这个国家的早期历史为例，对于法国和西班牙殖民事件，有一类学生很容易就能略知皮毛，甚至可以夸夸其谈。但如果摆在他面前的是一份原始文件，他可能像面对阿拉伯语一样感到迷惑。[1] 我们需要的是另一类学生，他们不仅需要了解来龙去脉，还应当拥有广阔的视野，钻研过所谓的历史胚胎学，[2] 对生活细节保持敏锐的洞察力。他们对各种可能的关系了如指掌，因此这些深藏不露的人值得鼓励。当然专注也有其缺点。学生可能沉迷于"虚幻"的问题，[3] 例如，毛滴虫的鞭毛结构，或史前马的脚趾，以至于在工作中不分主次，在没有接触到前沿知识的情况下，甚至终生浪费在毫无价值的研究上。你还记得《米德尔马契》中可怜的卡索邦吧，[4] 他艰难曲折的学术研究就是因此付诸东流的。对此，最好的预防措施是尽早摆脱身份的束缚。总而言之，真正的学生是一位世界公民，其灵魂的忠诚弥足珍贵，不应该只局限于一个国家。伟大的思想、伟大的作品，超越了所有时间、语言和种族的限制，除非学生能够以国际化视角处理所有生活问题，否则他永远不会觉得自己跻身于精英的行列。[5] 我不在乎他可能侧重于什么学科，如果无法从其他国家汲取营养，例如法国、英国、德国、美国、日本、俄罗斯以及意大利，他就无法获得全面的知识，忠诚的学生必须没有任何偏见，他应该以开放

1　指的是不求甚解。

2　指的是历史的形成与发展。

3　本意是"附加到即将出现的单词上的非重音单词"。

4　《米德尔马契》（*Middlemarch*）是英国作家乔治·艾略特的第七部长篇小说。米德尔马契是作者虚构的英国省城。省城附近的庄园住着布鲁克先生的侄女西莉亚和多萝西亚。多萝西亚希望找到学识渊博的丈夫，于是跟年长 27 岁的爱德华·卡索邦牧师订了婚。卡索邦跟不上时代的发展，一切努力都是徒劳。

5　原文用的是 the elect（选民），指上帝按照自己的意愿宣召的人。

的心态与坚定的决心，自愿从任何来源汲取营养以尽其义务。我不在乎他可能选择哪条知识流，[1] 只要他能追随其流向，因为滋养它的涓涓细流来自许多不同的地方。如果想让这项工作做到卓有成效，他必须与其他国家的学生保持联系。有多少次，由于不了解其他地方已经完成的工作，多年的宝贵时间被用于已经被解决或者被证明根本无解的问题。除了书本与期刊知识，我们还需要了解人的知识。如果可能的话，学生应该到其他国家看看。旅行不仅能够拓宽视野，以确定性取代主观臆断，而且，与国外同道的亲密接触还会使他更好地认识到自己工作中的成败，也许能以更宽容的眼光来看待某些同道的工作，而他们的条件与机会可能还不如自己。或者，在与大师级人物的接触中，他也许会突然变得心潮澎湃，而热情之光可能是其生命灵感。专注必须紧跟与这个问题有关的主流观点，并且还要了解它在别处的发展情况。否则，它可能使专注者深陷专业的泥沼，以至于只有深度但缺乏广度。或者，他可能被引导去研究自己认为重要的发现，但是这些事情在其他国家早已司空见惯。令人惋惜的是，伟大的博学家时代已经结束，我们也许再也无法遇见斯卡利杰、哈勒或洪堡，[2] 他们的研究遍及整个知识领域，仿佛站在世界之巅极目远眺。然而，谁又能知道，是否会有伟大的专业通才诞生呢？或许如今某位二十世纪的亚里士多

---

1 知识流（stream of knowledge）出自西方近代教育理论的奠基者扬·阿姆斯·夸美纽斯：教师的嘴是泉眼，知识流由此涌出，经过他们的身体。

2 尤利乌斯·恺撒·斯卡利杰（Julius Caesar Scaliger，1484年4月23日—1558年10月21日），意大利医生与学者。他运用文艺复兴时期人文主义的技术和发现，为亚里士多德主义辩护。文艺复兴时期的法国历史学家雅克·奥古斯特·德·图曾说，没有一个古人能凌驾于斯卡利杰之上，也没有同时代的人能与他相提并论。

阿尔布雷希特·冯·哈勒（Albrecht von Haller，1708年10月16日—1777年12月12日）是一位瑞士解剖学家、生理学家、博物学家、百科全书学家、目录学家和诗人。他被誉为"现代生理学之父"和"瑞士的莎士比亚"。

弗里德里希·威廉·海因里希·亚历山大·冯·洪堡（Friedrich Wilhelm Heinrich Alexander von Humboldt，1769年9月14日—1859年5月6日）是一位德国自然科学家、自然地理学家，近代气候学、植物地理学、地球物理学的创始人之一，被誉为"现代地理学之父"。

德正沉浸在思绪中，就像他的父母或朋友一样对征服心灵的壮举毫不知情，而他的成就会让另一个斯塔基拉人的辉煌胜利都将相形见绌。[1] 一位真正伟大的学生对于这个国家的价值，与半打粮仓或一条全新的州际铁路相当。他是天赋异禀的奇才，不会按部就班地成长。我们无法预知其横空出世的时间地点。即便在最不可能的外部条件下，这些情况似乎也层出不穷。在这个国家培养的人才中，有一些最伟大的学生来自乡村。因为不能通过对环境的研究来预测，所以只能再次引用弥尔顿的话，"强烈的自然习性"将很容易受影响或塑造。

必须允许学生在工作中享有充分的自由，并且摆脱腓力斯汀人功利主义精神的干扰，[2] 而这些怀疑理论科学的人只会呼喊"谁能获益"。目前，学生在应用科学与各种工业贸易中的显著地位，源自那些化学、物理学、生物学与生理学先驱的努力，而他们在研究中并没有考虑到任何实际应用。我们很少能够理解这些高层次多产学生群体的成员，无法认识到他们的无私奉献以及对实际问题的超脱。

如今，各地的医学生均被视为协会中的杰出人物。我承认，曾经有一段时间，医学生就像法斯塔夫一样，[3] 沉湎于"小旅馆、雪莉酒、葡萄酒、蜂蜜酒，以及豪饮、发誓、怒目与闲扯"，[4] 而我们中的一些人对此记忆犹新。但这一切都随着课程的调整发生了变化，现在的"医学生"像"神学生"一样温文尔雅。鉴于你们学习的主要内容具有特殊性，我就大家的一般生活与精神状态的表述，非常适用于你们这些学生。对于

1　希腊古城斯塔基拉（Stagira）是古希腊哲学家亚里士多德的出生地。

2　腓力斯汀人（Philistines）是一个居住在迦南南部海岸的古民族，其领土位于今日加沙地带及以北一带。现代考古学认为，腓力斯汀人的起源与希腊爱琴海的迈锡尼文化有联系。这个词也有庸人、门外汉的意思。该用法最早出现于 19 世纪，在德语中为 Philister，意思是没有上过大学的人。马修·阿诺德将德文 Philister 一词引入英文。

3　约翰·法斯塔夫爵士（Sir John Falstaff）是莎士比亚作品《亨利四世》和《温莎的风流娘儿们》中的人物。他嗜酒成性又好斗，这个名字已成了体态雍肿的牛皮大王的同义词。

4　出自威廉·莎士比亚作品《温莎的风流娘儿们》第五幕第五场。

人类来说，所有精神与身体上的异常和疾病，就像正常运转的机器出现了故障，而你们的任务是把它们纠正过来。作为这个奇妙世界中最复杂的学科，赤身裸体的婴儿、天真烂漫的儿童、初出茅庐的少年、勇于拼搏的强者、慈眉善目的女性以及抚今追昔的老人，都会成为你我照护与研究的对象，并且将贯穿我们职业生涯的全部阶段。在科学与医学领域中，几乎一切都已经更新，但在漫长的几个世纪里，我们思考与关心的生活本质却没有发生丝毫改变。无论是"以色列美歌者"重病的私生子、伟大雅典政治家毁于瘟疫的期望、失去爱人阿尔特米多拉的厄尔皮诺，[1] 还是"深切哀悼女儿的塔利"，[2] 所有这些都与年代或种族没有任何关系，它们如今也可以发生在我们之中，以及哈姆雷特、奥菲利亚与李尔王的故事里。我们在悲伤与痛苦的永恒遗产中努力前行，如果不是演员们表现出英雄主义和奉献精神，并且通过气势恢宏的场景冲淡了每天的悲剧，那么这种惆怅的永恒旋律将会令人无法忍受。尽管你们感到日常生活平淡无奇，但由此获得的认知能力无与伦比。也许有人会认为，这才是真正的生活诗意：这种诗意来自平凡世界、凡夫俗子以及朴素劳苦的妇人，反映了他们的浪漫与快乐、他们的悲伤与痛苦。与此同时，生活的喜剧也将在你们面前开演，就像捉弄泰坦妮娅与波顿的帕克一样，[3] 没有人比医生更能让其患者开怀大笑。然而，医生所面临的幽默与悲剧

1　"以色列美歌者"指大卫，出自《撒母耳记下》（23:1）。他与乌利亚的妻子有一个私生子，耶和华使这个孩子重病缠身。

　　"伟大雅典政治家"指伯里克利。公元前430年，当斯巴达人进攻雅典时，伯里克利让雅典人撤回城里，打算坚守城池与斯巴达相持。不幸的是，雅典城内爆发了瘟疫，伯里克利与许多亲人也染病去世。

　　厄尔皮诺（Elpenor）是一位古希腊男性神祇，奥德修斯的战友，曾参加特洛伊战争。在喀耳刻岛上，他醉酒后在屋顶上过夜，清早从梯子上滑落身亡。

2　塔利（Tully）指的是罗马共和国晚期的哲学家西塞罗，西塞罗唯一的女儿图莉亚（Tullia）的早逝给西塞罗造成了难以弥补的创伤。

3　在莎士比亚作品《仲夏夜之梦》中，帕克是捉弄仙后泰坦妮娅的精灵，他把织工波顿变成驴头人身的怪物。

几乎一样频繁。举起一只手，向天堂致谢。如果他们已经赋予你正确的判断力，能够理解同类那些难以想象的窘境，那么我们真是要感谢上天的赐福。非常可惜，这只是众神的免费馈赠之一，无法均匀分布，不能惠及所有人等，或者全部进行等分。如果措施使用不当，那么它并非没有风险，并且在任何情况下，医生的眼神都要比语言更具说服力。无论是欢笑幽默，轻松愉快，还是洛厄尔所说的豁达开朗，[1]对于医学研究与实践都有很大的帮助。对许多忧郁寡欢的人来说，很难在每天的考验和磨难中始终保持良好的精神状态，然而，面露愁容在患者中四处走动却是一种不可原谅的错误。

请把你们的注意力平均分配给书本与患者。读书人的长处是久坐不动，能够一口气保持两三个小时，手拿铅笔和笔记本弄清一个主题，下定决心掌控纷繁复杂的细节，同时将全部精力集中在难点上。对于书中的各种问题与陈述，你们要习惯自己进行验证，并且尽可能减少对别人的依赖。而亨特那种"先试后想"的心态值得重点培养。[2]有一天，在讨论发烧后留在指甲上的凹槽时，出现了一个问题，即指甲从根部长到边缘需要多长时间。班上大多数同学对于此事不感兴趣；只有个别几位同学在书上查了一下；另有两位用硝酸银在其指甲根部做了标记，几个月后就能对这个问题有明确的认识。他们表现出了应有的精神。如果你们在阅读中遇到些小问题，那么自己可以先试着解决一下。从一开始，你们中的许多人便面临着一个基础难题，也就是缺少对真正艰苦学习的适当准备。目前的预备教育具有随意与零碎的特征，看着一批又一批的年轻人从医学院毕业，没有人不会对这种状况感到深深的遗憾。我们无法让一位学生在 18 岁时就充分掌握

---

1 出自洛厄尔作品《写给乔治·威廉·柯蒂斯的信》（*An Epistle to George William Curtis*）。
2 约翰·亨特（John Hunter, 1728 年 2 月 13 日—1793 年 10 月 16 日）是一位杰出的英国外科学家，近代实验室外科学和解剖学的奠基人之一。他致力于实验和观察，而不是基于理论。

人文学科与医学预科基础。尽管上述问题看似无可奈何，但这其实是一个教育问题，只有弥尔顿或洛克才有发言权。[1,2] 通过坚持不懈，你们就能克服最初的不足，一旦对此有了浓厚的兴趣，钻研书本将成为一种消遣。在学生生活中，自我意识过强是一个严重缺陷，而这源自对书本的过度依赖。就像蒂莫西·布莱特所说的"眼神游离"那样，[3] 一个人变得害羞后，会躲避人们的目光，且脸红得像个女孩。

优秀学生的实力体现在游历四方，可以通过研究各色人等，了解他们的习惯、性格、生活方式与不同条件下的行为，以及他们的缺点、优点与特点。首先，从洞察你们的同学与老师开始；然后，才是你们遇见的每一位患者，而他们的意义要远胜过疾病本身。尽可能多与外界接触，并且学习其沟通方式。经过系统的培养，学生社团、学生会、体育馆与外部社交圈，将使你们能够克服与书卷气相伴的自卑感，当然这在日后可能是一个非常严重的障碍。我不得不向你们中那些专心致志的人强调，必须在你们的学生时代克服这一不幸的缺陷。对于每个人来说，做到恰如其分，区分适度自信与狂妄并不容易，而该问题在低年级学生中尤为突出。后者主要出现在学生朝圣者中，他们在沿着快乐山下行时，误入歧途并走到了左侧的自负之乡，你们应当还记得，那个自信的青年"无知"遇到了基督徒。[4]

我希望在这片大陆上能够鼓励最优秀的学生养成游学的习惯。我不知道我们是否做好了充分的准备，因为即使在顶尖的学校中，课程

1　1644 年，约翰·弥尔顿有关教育改革的作品《论教育》(*Of Education*) 出版。

2　洛克有关教育的主要作品包括《人类理解论》(*An Essay Concerning Human Understanding*，1690 年)、《教育漫话》(*Some Thoughts Concerning Education*，1693 年)。洛克相信教育才是构成人最重要的部分，他的思想对于 18 世纪的教育理论发挥了决定性作用。

3　蒂莫西·布莱特 (Timothie Bright，约 1550 年—1615 年) 是英国医生、牧师、现代速记法的发明者。其著作有《论忧郁》(*A Treatise of Melancholie*) 等。

4　出自约翰·班扬作品《天路历程》。

仍然存在很大的差异，但在不同教师的指导下学习无疑是一个巨大的优势，不仅拓宽了精神境界还使同情心得到了放大。此外，这种做法将大大减少那种"我是保罗的门徒，我是阿波罗的门徒"的狭隘心态，而这有损这个行业的最佳利益。

关于工作的问题，我有很多话想说，但我只能抽空提一两句。以工作的最佳时间为例，谁能回答这么简单的问题？有人会告诉我们，没有最佳时间，所有时间都一样。对于一个灵魂沉浸于某项伟业的人来说，所有时间确实没有任何区别。几天前，我向著名记者爱德华·马丁请教，[1] 他认为何时是工作的最佳时间。马丁的回答是："不是在夜晚，更不是在两餐之间！"这个答案可能会吸引我的一些听众。有的人在夜晚工作效率最高，别的人则是在清晨充满活力，过去的大多数学生会支持后者。伟大的学者伊拉斯谟曾说："绝对不要在夜晚工作；它会使大脑迟钝并损害健康。"[2] 有一天，我和乔治·罗斯一起走过贝特莱姆皇家医院，[3] 当时的主治医师萨维奇博士指出，[4] 医院里的患者可以分为两大类，早晨情绪低落的人与心情开朗的人。他认为，精神状态会随着身体温度的变化起伏，那些早晨温度很低的人情绪低落，反之亦然。我相信，这表达了一种真理，在何时为最佳工作时间这件事上，它可以解释学生习惯的巨大差异。在精神病院之外，学生也可以分成两大类型。百灵鸟型学生喜欢看日出，他带着欢快的表情来吃早餐，清晨六点钟时状态最佳。我们都熟悉这种类型。与之形成

1　爱德华·桑德福德·马丁（Edward Sandford Martin，1856 年 1 月 2 日—1939 年 6 月 13 日）是一位美国著名记者和编辑。1883 年，他成为《生活》杂志的第一位文学编辑。1887—1933 年，他是《生活》杂志的首席社论作家。

2　出自《伊拉斯谟的生平与书信》（Life and Letters of Erasmus）。

3　乔治·罗斯（George Ross，1845 年—1892 年）是奥斯勒的好友，曾经担任麦吉尔大学临床医学和外科学教授与医学博物馆馆长，奥斯勒在他去世后为其写了讣告。

4　乔治·亨利·萨维奇（George Henry Savage，1842 年 11 月 12 日—1921 年 7 月 5 日）是一位英国著名的精神病学家。1878 年，萨维奇担任贝特莱姆皇家医院的首席医疗官。

鲜明对比的是夜猫子型学生。他的脸色阴沉、郁郁寡欢，被可恶的早餐铃声剥夺了最佳睡眠时间，以至于他毫无胃口，对其同伴充满了难以言喻的敌意，而且还非常反感对方早晨的喋喋不休和愉快心情。只是渐渐地，随着时间推移与体温上升，他才变得能够容忍自己与他人。到了晚上十点，当我们快乐的百灵鸟面对书本已经头晕脑涨，甚至很难将其完全唤醒并且脱靴上床休息时，我们瘦弱的夜猫子朋友却正是精神抖擞之际，如今土星不再处于上升阶段，[1]他目光炯炯、面带笑容，准备用四个小时完成任何想做的事情，既可以是深入浅出的研究，也可以是开诚布公的闲聊，[2]而到了凌晨两点，他将揭开柏拉图精神的面纱。我们必须接受这两类学生的存在，且上述个人习惯无关对错。尽管我几乎没有什么证据支持，但此类差异可能源于其热特性。

二

在实习的日子里，你们每个人的学生生活都可以过得充实与快乐，但是在离开大学开始工作前就会遇到困难。这在很大程度上取决于你们如今的心态。如果求学是为了你们的学位，如果文凭是唯一的目的，那么你们会为摆脱严苛学业的枷锁感到高兴，并且将放弃所有进一步学习系统知识的想法。另一方面，如果你们拥有良好的观察习惯，那么你们可能已经对该学科有了深入了解，并且感觉还有很多内容需要去学习；如果汲取了大学时期只是学生生活开始的教训，那么你们就有希望开启实习医师的全新生涯。在离开老师后，一个学生至少需要经过五年的考验，才能踏上一条独立的道路。他的未来取决于这几年，

1　在占星术中，土星被认为会产生忧郁，当它处于上升阶段时，其影响被认为最大。

2　出自丁尼生作品《悼念集》第 85 首《悼念亚瑟·亨利·哈勒姆》第 109 节第 1 行。

他的命运也可以据此确定。无论他是在田园乡村定居，还是继续在医院与实验室工作；无论他是长期出国旅行，还是跟随父亲或朋友执业，就学生生活来说，这五年的等待决定了他的命运。如果没有任何强烈要求上进的自然习性，那么他可能会在毕业后感到如释重负，以至于他很难再投入精力去深入学习，而周刊与偶尔翻阅的教科书则足以满足其需求，并且多少可以让他的头脑保持冬眠状态。但是在十年之后，他已经心若死灰，毫无任何学生时代的激情。这种人只适合做常规性工作，虽然精明强干、足智多谋，但是没有任何崇高的信念，与诊断或治疗相比，他可能对股票或赌马更感兴趣。然而上述结局并不是所有毕业生的归宿。有些人在临床实践中充满了热情，为他们的同胞提供了优质的服务，可没有能力或精力跟上时代的步伐。虽然他们已经对科学失去了兴趣，但他们还是这个行业的忠实成员，并且积极履行他们自身的职责。这关键的前五年毁掉了我们一些最具希望的潜质。对于士兵来说，最令人难以忍受的是，当周围战火纷飞时，他只能在此按兵不动；等待是一种重负，而许多人会屈服。在城市里，要保持这种状态并不难：不仅有诊所与大学可供选择，还有来自医学社团的激励；但在小城镇和乡村，只有意志坚定的人，才能熬过多年的等待。我希望，将年轻人吸纳为合伙人与助手的传统能够在这片大陆上蔚然成风。事实上，这已经成为一种需要。在大型全科诊所中，如果没有技术娴熟的帮手，医生根本无法高效完成工作。如果在最初的五年或十年里，你们每个人都跟随一位高年资医生，帮他值夜班，打理实验室，处理各种杂事，那么对于长者是多么有价值，对于患者是多么有益处，对于各方面是多么有帮助。通过这种方式，你们就可以摆脱早年可怕与痛苦的孤立状态，在和谐的环境中，你们终将成长为我们的行业精英，也就是德才兼备的全科医生。祝愿你们绝大多数人都有这样的命运！不要好高骛远！除了发挥重要作用的全科医生，你们在社区找不到更理想的位置。他的生活既艰苦又苛刻；他的收入低，劳动强度大；他没有多少时间学习，更没有时间娱乐，这些打击可能会使他的钢铁意志变得更加坚韧，并且使其性格中更加高贵的元素得以体现。全科医生在学生生活中的作用或地位是什么？也许不是犹大或便雅悯得到的丰厚遗产，[1] 但他可以将其视为以法莲继承的那部分。[2] 如果这个人具备观察能力，在病房里受过良好训练，并且拥有我经常提到的那种强烈的自然习性，那么他可以过上理想的学生生活，甚至还能达到更高的学术水平。亚当斯来自阿伯丁郡的班科里，[3] 他不仅医术高超、手术技术娴熟，还是一位出色的博物学家。这绝对是一种独特或非凡的组合，然而亚当斯做到了，不仅如此，他还成为业内最伟大的学者之一。亚当斯对典籍有一种挚爱，他在百忙之中挤出时间，阅读了"教会作家之外，几乎所有流传下来的古希腊作品"。他翻译了埃伊纳的保罗、希波克拉底以及阿莱泰乌斯的作品，[4] 所有这些都刊登在西德纳姆协会的出版物中。[5] 这是一座苏格兰乡村医生耐心修炼与博学的

1　出自《创世记》。犹大（Judah）是希伯来圣经《创世记》中的人物，是雅各（Jacob）和利亚（Leah）的第四个儿子。便雅悯（Benjamin）是雅各和拉结（Rachel）的小儿子。雅各临终前给他的预言是："便雅悯像一匹掳掠的狼，他早晨吞食捕获的猎物，他晚上瓜分抢夺的赃物。"

2　以法莲（Ephraim）是约瑟的次子。出自《创世记》（41:52、46:20）。雅各临终前眼睛昏花，给约瑟的两个儿子祝福。约瑟使以法莲对着雅各的左手，玛拿西对着雅各的右手。但雅各伸出右手来，按在以法莲的头上，坚持让以法莲在玛拿西之前。

3　弗朗西斯·亚当斯（Francis Adams，1796年—1861年2月26日）是一位苏格兰医生和希腊医学著作翻译家。1819年—1861年，亚当斯在阿伯丁郡的班科里执业。此外，他还翻译出版了许多罗马和阿拉伯医生的作品。

4　保卢斯·阿吉内塔（Paulus Aegineta，约625年—约690年）是一位拜占庭时期的希腊医生，以《医学纲要七书》（*Medical Compendium in Seven Books*）闻名，被称为"早期医学写作之父"。

　　阿莱泰乌斯（Aretaeus of Cappadocia）是一位生活在2世纪前后、罗马帝国统治卡帕多西亚时期的名医，他是当时最早描述糖尿病症状的医生之一，也是治疗疟疾和癫气的先驱之一。其著作《急病原因与症状》（*De causis et signis acutorum morborum*）被认为是古希腊医学中最重要的著作之一。

5　托马斯·西德纳姆（Thomas Sydenham，1624年9月10日—1689年12月29日）是一位英国医生。他是《医学观察》（*Observationes Medicae*）的作者，这部著作曾经作为教科书广为流传，因此他被称为"英国的希波克拉底"。

丰碑，激励着我们每个人更好地利用自己宝贵的时间。

即便有了神圣的求知欲望与规范的基本训练，实习医生也至少需要三样东西来激励和维持其教育：一个笔记本、一座图书馆，以及五年一次的精神拂尘。我希望我有时间谈谈做笔记的价值。作为一名实习学生，这对于你来说不可或缺。随身携带一个小笔记本，可以放进马甲口袋内，在手边没有纸笔的情况下，永远不要向新患者发问。在检查完一个肺炎病例之后，两分钟就足以记录每日进展的要点。一旦常规与制度成为习惯，就会方便工作，而且你们越是忙碌，用于观察患者的时间就越多。在笔记的结尾写上意见："确诊"、"疑似"、"误诊"等。观察病情很可能会演变成为一种持久的行为，[1] 就像我们很多人热衷于收集各种物品一样。对于病例研究来说，我们很难厘清它们之间及其与文献之间的关系。尽早开始将病例分成三组：确诊、疑似、误诊。学会公平游戏，不要自欺欺人，不要回避真相；对他人怀有怜悯与体恤，但对自己要保持不懈的警惕。你们应该还记得林肯关于"不可能欺骗所有人"的名言。[2] 这句话并不适用于那些始终沉迷于自欺欺人的个体。如果有必要的话，就应该坚决一些；使用手术刀与烧灼器来治愈你们在顶叶后部触到的肿胀与道德坏死，在加尔与施普尔茨海姆的自尊中心，[3] 你们会发现在诊断中犯错之后留下的痛点。只有通过这种方式将你们的病例进行分组，你们才能在毕业后教育中取得真

1　原文用的是 jackdaw（寒鸦）。这是一种乌鸦状的鸟，据说它能收集各种各样的东西。

2　出自 1858 年 7 月 27 日，林肯在伊利诺伊州的克林顿发表了著名的演讲。

3　弗朗兹·约瑟夫·加尔（Franz Joseph Gall，1758 年 3 月 9 日—1828 年 8 月 22 日）是一位德国神经解剖学家、生理学家，率先研究了大脑中不同区域的心理功能。1800 年，加尔提出了颅相学的概念，这是一种认为人的心理与特质能够根据头颅形状确定的假说。1843 年，弗朗索瓦·马让迪（François Magendie）将颅相学称作"当代伪科学"。但不可否认的是，颅相学提出了大脑皮质定位的概念，奠定了现代神经科学的基石。

约翰·加斯帕尔·施普尔茨海姆（Johann Gaspar Spurzheim，1776 年 12 月 31 日—1832 年 11 月 10 日）是一位德国医生，也是颅相学的主要倡导者之一，参与撰写了加尔的第一部颅相学著作《神经系统及脑的解剖学和生理学》。

正的进步；只有这样，你们才能通过经验获得智慧。人们常犯的一个错误是，认为医生看得越多，他的经验就越丰富，并且知道得就越多。除了库珀那些经常被引用的诗句之外，[1] 从来没有人能够对此做出巧妙的划分，而我则不厌其烦地在医学演讲中重复：

> 知识与智慧，远非相同概念，
> 通常没有交集。知识栖息在
> 那些充斥着他人思想的头脑；
> 智慧则寓于专注自我的心灵。
> 知识以其博学多才自鸣得意；
> 智慧以其才疏学浅谦虚谨慎。

　　我们所说的悟性或智慧，是一种随时可用、行之有效的知识，它与知识本身的关系就像面包与小麦。一个连操纵杆都不知道应该如何拉到油门上的人，却可能掌握蒸汽机部件及其运行原理的全部知识。只有收集并使用数据，你们才能获得悟性。赫拉克利特对于前人的评论是最言简意赅的古代谚语之一：[2] 他们拥有许多知识，但是没有任何悟性。这表明高贵的老以弗所人，对他们之间的差异十分清楚；[3] 而丁尼生在经常被引用诗句中也非常形象地描述了这种区别："知识无处不在，智慧却在徘徊。"[4]

1　威廉·库珀（William Cowper，1731 年 11 月 26 日—1800 年 4 月 25 日）是一位英国诗人与圣诗作者。他是那个时代最受欢迎的诗人之一。引文出自其 1785 年的作品《任务》（The Task）中的第六部《午间冬日漫步》（The Winter Walk at Noon）。
2　赫拉克利特（Heraclitus，公元前 540 年—公元前 480 年）是古希腊哲学家，以弗所学派的创始人。相传他生性忧郁，被称为"哭泣的哲学家"。他的文章只留下片段，爱用隐喻、悖论，致使后世的解释纷纭，被后人称作"晦涩者"（The Obscure）。
3　以弗所是古希腊人在小亚细亚建立的一个大城市，位于加斯德河注入爱琴海的河口。从罗马共和国开始，以弗所就是亚细亚省的省会。公元前 540 年，赫拉克利特生于以弗所一个贵族家庭。这里的老以弗所人指的是赫拉克利特。
4　出自丁尼生作品《洛克斯利大厅》。

每位年轻医生都应该立志在家中拥有三间功能完备的房间，即图书馆、研究室和育儿室，用来容纳书籍、设备和婴儿。由于他可能无法做到三者兼顾，因此我会敦促他一定要从书籍与设备入手。先从阅读优秀的周刊与月刊开始。然后，为了进行更加系统的学习，拓展你们大学课本的内容，可以关注奥尔巴特或诺特纳格尔的著作。[1] 随着你们的实践不断增加，养成每年购买一些专著的习惯。阅读有两个目的：首先，让自己熟悉该领域的最新进展以及了解实现上述目标的步骤；其次，也是更重要的，通过阅读来理解与分析你们的病例。在学生离开医学院之前，我们应该引导他关注这方面的工作，就具体案例来说，指出在哪里可以找到最好的文章，教会他使用《索引目录》这个神奇的宝库，[2] 其中的每一页都妙趣横生，并且标题也让人豁然开朗。尽早掌握个体病例疾病描述与临床表现的差异，而这种区别类似于整体与局部之间的关系。只要稍加判断，你们就能以适当的成本收藏许多优秀的作品。在等待的岁月里，努力对医学史有一个清晰的认识。建议阅读福斯特的《生理学史讲座》与巴斯的《医学史》。[3,4] 购买"医学大师系列丛书"，[5] 并订阅《图书馆与历史杂志》。[6]

1　托马斯·克利福特·奥尔巴特（Thomas Clifford Allbutt，1836 年 7 月 20 日—1925 年 2 月 22 日）是一位英国医生。他以发明临床温度计以及支持威廉·奥斯勒爵士创立医学史学会而闻名。1892 年，他成为剑桥大学教授，并在那里编辑了《医学体系》（System of Medicine），这部作品被一位传记作者称为"他对当代医学的最大贡献"。多年来，该书被视为"医生的圣经"。

　　卡尔·威廉·赫尔曼·诺特纳格尔（Carl Wilhelm Hermann Nothnagel，1841 年 9 月 28 日—1905 年 7 月 7 日）是一位德国内科医生。诺特纳格尔与其他医生合作出版了《特殊病理学与治疗学》（Specielle Pathologie und Therapie），这是一本 24 卷的综合性医学手册。

2　由约翰·肖·比林斯建立。他是一位美国图书管理员、建筑设计师和外科医生，曾经担任美国图书馆协会主席。

3　迈克尔·福斯特（Michael Foster，1836 年 3 月 8 日—1907 年 1 月 29 日）是一位英国生理学家，曾经在剑桥大学担任教授。其主要著作有 1876 年出版的《生理学教科书》（Textbook of Physiology）、1901 年出版的《生理学史讲座》（Lectures on the History of Physiology）。

4　约翰·赫尔曼·巴斯（Johann Hermann Baas，1838 年 10 月 24 日—1909 年 11 月 10 日）是一位德国医生，以其医学史著作而闻名。

5　1897 年—1899 年出版，包括维萨里、亨特、哈维、亥姆霍兹以及西德纳姆等著名医学家的著作。

6　奥斯勒的原注释意思为："布鲁克林，每年两美元。"

除了本职工作，每天还要做一些阅读或笔记。没有人比我更清楚医学专业具有多么大的魅力。这与米开朗琪罗所说的非常相符："有些学科需要占用人的全部精力，且不会给他留下丝毫分心的机会。"[1]但你们会因为一项爱好出类拔萃，从而有别于碌碌无为的从业者。我不在乎它可能是什么，园艺或耕作，文学、历史或是文献，其中任何一种都会让你接触到书籍。（我希望时间允许我谈谈另外两个房间，它们其实与图书馆具有相同的重要性，虽然在培养思想、勇气和动手方面具有同等价值，但是更难实现。）对于实习医生来说，第三项必备条件是五年一次的精神拂尘，这对他来说往往是最难完成的任务。每隔五年，回到医院，回到实验室，整修，康复，翻新，重塑，复苏，等等。工作时不要忘记带上笔记本，或者三捆独立包装的纸张。为了这场旅行，从一开始就要精打细算，并且拒绝所有奢侈浪费。关闭你们打算用作育儿室的房间，下定决心彻底颠覆你们接受的教育。如果你们一帆风顺，或许会在三年培训结束时有足够的资源，可以用于进行为期六周的专科研究；或者你们在五年之内，可以花上六个月进行深造。绝对不要听信"江湖郎中"的话，[2]他只会告诉你这将毁了你的前程，并且声称他年轻时"从未听说过此类事情"，行医不满五年就要休三个月假。这在他看来似乎很荒谬。当你说灰质是医生应该投资的唯一金矿时，[3]请注意他尴尬的表情。如果你有妻子与孩子，那么他们该怎么办？留下他们！尽管你对那些最亲近的人负有重任，但他们仍被你对自己、职业和公众的责任超越。就像伊萨菲纳的丈夫

1　出自《关于绘画的四段对话》（*Four Dialogues on Painting*）。

2　原文用的是 hayseed，在美国俚语中是"乡巴佬"的意思。奥斯勒认为乡村医生不了解学习的必要性。

3　灰质是中枢神经系统的重要组成部分，由神经元、神经胶质细胞、微血管组成。灰质的灰色源于神经元的细胞体和微血管。奥斯勒在此用这个词指代大脑或智力。

的故事，愿他炽热、执着的灵魂得到安息！我曾在《亚拉巴马州的学生》这篇短文中讲过，[1] 你的妻子会乐于分担你所付出的牺牲。

如果你已经拥有健康的身体与良好的习惯，那么你在第二个五年结束时应该事业有成。所有三个房间都布置停当，还有一间上好的马厩，一座美丽的花园，没有矿业公司的股票，但有一份人寿保险，也许还有一两家邻近农场的抵押贷款。你年复一年诚实地对待自己；你仔细地把每个病例的笔记放在恰当的地方，你会满意地发现，尽管疑似病例与误诊病例的数量仍然相当可观，但是已经变得相对较小。正如人们所说的那样，你实际上已经"得到"了认可。因此所有的疑难杂症都来找你帮助，你不仅能坦率地面对自己的错误，而且可以仁慈地包容他们的不足，使得附近的老少同行都乐意寻求你的忠告。这种曾经非常繁重的工作，如今已因为优秀的助手减轻重担，而他就是你自己的学生，大约一年即可成为你的合伙人。这并不是一个虚拟的愿景，它在许多地方都可以看到，但是我也不无遗憾地承认，合伙人的问题还没有解决。这就是我们在乡村地区与小城镇需要的那种人。他在照护患者方面一点也不逊色，他所受的教育丝毫不落后！作为我们这个行业的佼佼者，他性格乐观并且善于学习。在抵制行业内外的庸医与骗子方面，其作用可能胜过一打地方检察官。不，更多！这样的医生可以说是社会的福报。他是一个坚强、理智与热忱之人，经常过着一种自我克制的生活，而且心中总是充满温柔的怜悯，既不担心健康人的变幻莫测，也不在意患者的任性暴躁，如果说他拥有什么的话，那么他可能会得到（即使他不知道）真正精神上的祝福，即那种

1　亚拉巴马州的学生指的是亚拉巴马州亨茨维尔的约翰·扬·巴塞特（John Young Bassett，1805年 6 月 12 日—1851 年 11 月 2 日）博士。1836 年，他在去巴黎学习的时候，把妻子伊萨菲纳（Isaphaena）和两个孩子留在家乡。1851 年 11 月，巴塞特死于肺结核。

"使人富足无忧的祝福"。[1]

这种人生活中的危险往往与成功相伴。辛勤工作就像是在攀登高峰，而他在这段日子里是安全的。但是一旦获得成功，许多人就会屈服于诱惑。政治已经毁了许多乡村医生，并且往往是最优秀的同道，就像我刚才所说的那种人。他很受欢迎；他有点积蓄；如果有必要的话，他可以为党派保住席位！当委员会找到你时，请考虑这个提议，如果在这10年或12年间，你与自己学生时代的朋友蒙田和普鲁塔克保持着亲密关系，那么你应该知道如何回答。如果你生活在一个大型城镇，那么要抵制开疗养院的诱惑。这不是一个全科医生的工作，并且存在可能牺牲你的独立性，以及其他许多东西的风险。此外，要抵制搬迁到大城市的诱惑。在一个富饶的农业区，或在一个小城镇里，如果你能恰当地运用自己的资源，合理安排好你的教育、生活与财富，并且将你的部分精力用于支持社团等活动，你可以得到任何人都引以为豪的社会地位。我的朋友中有一些乡村医生，我宁愿与他们交换位置，也不想跟自己的成员对调，他们性格沉稳且忠于职守，使人对这个职业感到骄傲。

耐人寻味的是，实习医生可能会发现专注是其职业生涯中的绊脚石。一个书呆子可能永远不会成功，他很可能无法将知识用于实践。或者，更有可能的是，他的失败不是因为读书太多，而是源自阅人太少。他从来没有能够克服我曾提醒过的那种羞怯。我知道在某些情况下，此类弊病无法得到根除；我还知道在其他情况下，同行而非公众可以实现治愈，这些同行欣赏他的工作，并坚持开发其精神财富。将学生时代的习惯带入大城市的实践非常困难，因为火焰很容易被日常工作的灰尘扑灭，所以，只有热情，一种炽热的激情，才能使其熊熊

1　出自《箴言》（10:22）。

燃烧。一位专注自然之书的人可能是一位好学生。[1] 我记得刚到蒙特利尔的时候曾遇到过这样一位医生，[2] 他对患者的奉献、仁慈与医术很快为其带来了众多患者。无论是在马车里，还是在产床旁的灯下，[3] 他都会抓紧时间阅读以紧跟学科进展；他对于探索疾病的真相矢志不渝，而我正是通过这些与他建立了联系。尽管工作夜以继日，但不管多忙，他都会花几个小时和我一起寻找生前尚未公布的数据，或帮我揭开例如恶性贫血等新型疾病的奥秘。[4]

三

之所以专科实习医生需要谨慎行事，是因为拥有两大优势意味着两大危险，他对于这种情况必须时刻保持警惕。在现代医学令人困惑的复杂性中，将毕生精力集中于某个可以被彻底颠覆的专业领域是一种解脱。对于许多人来说，掌控一个小领域，特别是需要专业技术的领域，会有一种极大的满足感。我们从皮肤科、喉科、眼科与妇科的专科化努力中获益良多！总之，通常来说，专科医生是一个自由人，他有闲暇的时间，或者说，至少可以有自己支配的时间；专科医生不愿总是受制于大众的需求，也不想承担全科医生那种无限的责任。他可以过上一种更理性的生活，并且有时间陶冶自己的心灵，他之所以能够致力于公共利益和同道的福祉，是因为他在很大程度上依赖他们

1　在宗教与科学的关系中，自然之书是一个起源于拉丁中世纪的宗教和哲学概念，它将自然视为一本为了知识和理解而阅读的书。最早使用这个词的是伽利略。他在写到"自然之书（能够变得）可读和可理解"时使用了这个短语。

2　原文意思是"已故的约翰·贝尔"。约翰·贝尔（John Bell，1852年—1897年），加拿大蒙特利尔总医院外科医生，麦吉尔大学临床外科教授。

3　原文意思是"卢西娜的床旁"。卢西娜是古罗马女性神祇之一，凭借在古罗马神话之中负责女性的生产过程与生活劳动而闻名，另外她还因为管理着儿童的出生和成长而影响深远。

4　恶性贫血（pernicious anaemia）是一种由于维生素 B_{12} 吸收不良而导致红细胞生成不足的疾病。

的支持。我们的图书馆和医学会的记录证明，我们非常感谢这个受到公众认可的阶层在大城市里做出的无私奉献。危险不是发生在专业领域的强者中，而是降临在试图投机取巧的弱者里，其牵强附会与照本宣科会取代真才实学。如果实习医生能够胜任并掌控其专业，那么一切都会进展顺利，但是当实习医生不能达到专业的要求时，就会出现灾难与混乱，并且将给各个方面造成不可估量的损失。除了来自平庸之人的危险，长期坐井观天、不思进取的危害也很严重。为了避免出现这种情况，唯一的保障措施就是培育以专业为基础的学科。如果实习医生远离专业中生搬硬套的一面，并紧跟其专业所依赖的生理学与病理学发展，他就会拥有一个开阔的视野（在这一点上不及学生）。此外，他比我们中的任何人都更需要实验室的培训，广泛接触其他科室的同事可能有助于矫正他可能出现的狭隘与视野扭曲，否则他会将眼中蚁丘的生活误认为是整个世界的必然趋势。

对于学生教师来说，每个院系都提供了不同的范例。众所周知，只有教学相长，才能为人师表。尽管许多人在开始阶段志存高远，并且多年来竭尽全力避免自暴自弃，但枯燥乏味的生活耗尽了他们的活力。在规模较小的学校里，缺少志同道合的搭档会导致故步自封。几年后，早期的热情之火就会沉寂于敷衍了事的课堂。在许多教师中，实践要求不断增加使得学习时间越来越少。优秀人才与其学科脱节未必是自身的过错，而是源自他迫不得已且无力把控的外物纠缠。除了五种自然感官，学生教师必须再增加两种，即责任感与分寸感。就工作的重要性而言，我们大多数人从一开始就有高度的认识，并且希望不辜负委托给我们的重任。一位优秀教师的责任感体现在：严格遵守作息时间，始终坚持班级至上；课堂教学中倾囊相授；学科进展上精益求精；处理枯燥的细节时，要充满活力与激情；一视同仁，无私奉献；关心呵护他的助手。然而分寸感并非那么容易获得，它在很大程度上取决于训练与天性。有些人从未拥有过这种能力；但对其他人来说，这种能力似乎是浑然天成。即便是在最谨慎的人身上，分寸感也需要不断地培养。"适可而止"应该成为每位教师的座右铭。[1] 在早年求学的时候，我深受已故教授帕尔默·霍华德的影响，而他对我来说是一位完美的实习教师。如果你想知道他是一个什么样的人，请参阅马修·阿诺德在其著名诗歌《拉格比教堂》中，对其父亲的崇高赞誉。[2] 在年轻时，霍华德博士选择了一条"目标明确的道路"，并且以坚定不移的奉献精神执着追求。对于他来说，医学研究与教学是一种令人神往的心动，无论是时代发展的持续要求，还是经年的历久弥新，都无法熄灭这种热情。1871 年夏天，当我作为大四学生初次与他建立联系时，维勒明的划时代成果与尼迈耶的全新观点，[3] 激起了人们对肺结核研究话题的热议。在蒙特利尔总医院，每一例肺部病变患者都要经他过目，而我也是首次接触雷奈克、格雷夫斯与斯托克斯，[4]

---

1 适可而止（nothing over-much）源自拉丁语 ne quid nimis。出自泰伦提乌斯（Publius Terentius Afer）根据希腊戏剧改编的罗马喜剧《安德罗斯女子》（*The Woman from Andros*）。

2 马修·阿诺德的父亲托马斯·阿诺德（Thomas Arnold，1795 年 6 月 13 日—1842 年 6 月 12 日）是英国近代教育家、历史学家。1828 年—1841 年出任拉格比公学校长，对公学进行了多项改革。

3 让-安托万·维勒明（Jean-Antoine Villemin，1827 年 1 月 28 日—1892 年 10 月 6 日）是一位法国医生。1865 年，他证实肺结核是一种传染病。然而，维勒明的发现被当时的科学界忽视，其贡献直到多年后才被其他科学家认识到。

费利克斯·冯·尼迈耶（Felix von Niemeyer，1820 年 12 月 31 日—1871 年 3 月 14 日）是一位德国内科医生，撰写了《特殊病理学手册》（*Lehrbuch der speziellen pathologie*）。

4 雷奈克即何内 - 希欧斐列 - 海辛特·雷奈克（René-Théophile-Hyacinthe Laennec，1781 年 2 月 17 日—1826 年 8 月 13 日）是一位法国医生与音乐家。1816 年，雷奈克发明了听诊器，并提倡用它来诊断各种胸部疾病。

罗伯特·詹姆斯·格雷夫斯（Robert James Graves，1796 年 3 月 27 日—1853 年 3 月 20 日）是一位杰出的爱尔兰外科医生。格雷夫斯病就是以他的名字命名的。格雷夫斯曾担任爱尔兰皇家医学院院长、伦敦皇家学会会员，是《都柏林医学杂志》的创始人之一。

威廉·斯托克斯（William Stokes，1804 年 10 月 1 日—1878 年 1 月 10 日）是一位爱尔兰医生，创作了两部关于心脏和肺部疾病的重要著作《论胸部疾病诊断与治疗》（*A Treatise on the Diagnosis and Treatment of Diseases of the Chest*，1837 年）和《心脏和主动脉疾病》（*The Diseases of the Heart and Aorta*，1854 年）。

并且开始熟悉他们的著作。无论时间多晚，通常是夜里十点以后，我都有机会跟他讨论问题，如果威尔克斯、莫克森、菲尔绍或罗基坦斯基的作品没有帮助，[1] 那么还有《伦敦病理学会会刊》与《医学百科全书》可供参考。[2, 3] 作为一位完美的教师，他拥有学生的心态，对于新问题永远保持警醒。在严格的实践中，这种不屈不挠的斗志使他能够保持激情，并且依然维系着他在年轻时燃起的火焰。从那以后，尽管我遇到过许多教师，也有过众多同事，但我从未见过像他这样能够将高度责任感与青春活力完美结合的人。

但就在我讲述之际，一群模糊的身影从过去的记忆中浮现在我面前，对于这一长列我曾经教过与爱过的学生来说，他们在精神上、道德上或肉体上已经夭折。我们愿意并且急于赞美成功，但没人能够坦然接受失败。由于这样或那样的缘故，也许是因为我没有沉浸在当下，并且思绪主要停留在过去，我依然怀念那些深爱却逝去的年轻人。向战败者致敬：让我们时而为战败者赞颂。让我们时而想起那些在生活之战中倒下的人，他们曾经努力奋斗却功亏一篑，甚至在落败

1　塞缪尔·威尔克斯（Samuel Wilks，1824 年 6 月 2 日—1911 年 11 月 8 日）是一位英国医生和传记作者。1859 年，威尔克斯将溃疡性结肠炎与细菌性痢疾鉴别开来。

　　沃尔特·莫克森（Walter Moxon，1836 年 6 月 27 日—1886 年 7 月 21 日）是一位英国医生。1875 年，他编辑了《威尔克斯病理解剖学讲座》（*Wilks's Lectures on Pathological Anatomy*）第二版，并于 1881 年在伦敦皇家内科医学院克鲁尼安讲座发表了演讲。

　　鲁道夫·菲尔绍是一位德国医生、人类学家、病理学家、生物学家与作家，被誉为"现代病理学之父"。1858 年，他发表的"一切细胞来源于细胞"（*Omnis cellula e cellula*）观点为世人所熟知。

　　卡尔·冯·罗基坦斯基（Carl von Rokitansky，1804 年 2 月 19 日—1878 年 7 月 23 日）是一位波希米亚医生、病理学家、人文主义哲学家。1844 年，罗基坦斯基担任维也纳医学院病理解剖学教授。1842 年—1846 年，他撰写的《病理解剖学手册》（*Handbuch der pathologischen Anatomie*）成为该领域的经典。

2　1846 年，伦敦病理学会成立。该学会出版了 58 卷《伦敦病理学会会刊》（*Transactions of the Pathological Society of London*）。

3　也被称为《德尚布尔大词典》，阿梅代·德尚布尔（Amédée Dechambre，1812 年 1 月 12 日—1886 年 1 月 4 日）是一位法国医生与医学作家。这是一本百科全书式医学辞典，从 1864 年到 1889 年出版，共分为 100 卷。

前都没有竞技的机会。在我失去的学生里面，有些是源于精神死亡，还有些是出于其他多种原因，例如在大学阶段胎死腹中，第一年死于婴幼儿消瘦，而心智佝偻病、乳牙萌出、营养不良与癫痫发作，则带走了许多最有前途的年轻人！由于在命运攸关的前五年喂养不当，坏血病与佝偻病是学生心智死亡的主要原因。对于带教老师来说，他们非常失望地发现，当十年培训结束之时，早期承诺的品学兼优之人寥寥无几。然而，心智死亡在生活中非常普遍，因此我们几乎不会在朋友中进行评论。真正的悲剧是道德上的死亡，它以不同的形式笼罩着许多善良的伙伴，他们背离了密涅瓦纯洁、高尚与正直的礼仪，陷入对巴克科斯、维纳斯或喀耳刻的偶像崇拜。在过去的时代背景下，这些悲剧显得格外可怕与黑暗。当这些学生的名字与面孔（其中一些人让我引以为傲）再次出现时，我颤抖着想起幻灭的希望与破碎的生活，我强迫自己的记忆回到那些幸福的时光，他们当时就像你们现在一样，充满了欢声笑语和无忧无虑。我记得他们在长椅上、在实验室中、在病房里（是我把他们留在那里）。在学生生活的萌芽期，虽然被死神夺走生命与另一种悲伤有关，但是这种痛苦不会像心智死亡那样强烈。它们都是教师生活中很少被提起的美好回忆，这种意会的感觉与朗费罗的理解如出一辙，[1] 即"无言思念的无声敬意"是纪念他们最可靠的保证。如今当我回想往事时，似乎我们中最优秀的人已经逝去，最聪明与最敏锐的人已经被带走，得以幸免的是我们中的平庸之辈。一位年迈的母亲，一位忠诚的姐妹，一位慈爱的兄弟，有时是一位心碎的妻子，仍然在向他们未竟的崇高事业流泪致敬。在爱的记忆中，我愿意把自己与他们家人的情感融为一体。这些真正的学者包括

1　亨利·沃兹沃思·朗费罗（Henry Wadsworth Longfellow，1807 年 2 月 27 日—1882 年 3 月 24 日），美国诗人与教育家。据说，世界上第一首被译为中文的英语诗就是朗费罗的《人生颂》（*A Psalm of life*）。

来自多伦多的齐默尔曼、来自蒙特利尔的杰克·克莱因与麦克唐纳；[1]来自费城的弗雷德里克·帕卡德与柯克布赖德；[2]来自巴尔的摩的利文古德、拉泽尔、奥本海默与厄克斯纳，[3]他们的去世对于我们的行业是多么巨大的损失。他们在盛年之际凋零，令挚友深感悲痛欲绝！

对你们每个人来说，行医在很大程度上取决于你们的努力。对其中一些人来说，这是一种忧虑，一种照护，一种永久烦恼；对另一些人来说，这是一种日常快乐与惠及大众的幸福生活。只要秉承学生精神，你们就能完美实现崇高使命的召唤。以他的谦虚谨慎，在意识到自身弱点的同时寻求力量；以他的果敢自信，在认识能力的同时承认其专业局限；以他的自豪荣耀，赞颂人类最伟大的厚礼源自辉煌传统；以他的坚定信念，让我们在未来的福祉比过去更美好。

1　理查德·齐默尔曼（Richard Zimmerman, 1851 年—1888 年）是奥斯勒在多伦多医学院的同学之一，他 37 岁时死于心脏病，也有说死于阑尾炎并发症。

　　杰克·克莱因（Jack Cline, 1852 年—1877 年）是奥斯勒在麦吉尔大学的朋友之一，也是奥斯勒的期刊俱乐部的成员，他 25 岁时死于白喉。

　　理查德·莱亚·麦克唐纳（Richard Lea MacDonnell, 1856 年—1891 年）是奥斯勒在麦吉尔大学的一位同事，1891 年因肺结核英年早逝。

2　弗雷德里克·阿道弗斯·帕卡德（Frederick Adolphus Packard, 1862 年 11 月 17 日—1902 年 11 月 1 日）是儿童医院和宾夕法尼亚医院的一位医生，他死于伤寒。

　　托马斯·斯托里·柯克布赖德（Thomas Story Kirkbride, 1809 年 7 月 31 日—1883 年 12 月 16 日）是一位美国医生，以精神病院设计和管理方面的贡献而闻名。他提倡建立心理治疗机构，鼓励患者参与健康的室内和室外活动。

3　路易斯·尤金·利文古德（Louis Eugene Livingood, 1868 年—1898 年）是帮助奥斯勒修订教科书的人之一。1898 年，他乘坐的法国蒸汽船在北大西洋碰撞后沉没。

　　杰西·威廉·拉泽尔（Jesse William Lazear, 1866 年 5 月 2 日—1900 年 9 月 25 日）是一位美国医生。1895 年，拉泽尔在约翰斯·霍普金斯医院担任医生。为了研究黄热病，他故意让一只受感染的蚊子叮咬自己，后来死于这种疾病。

　　阿瑟·奥本海默（Arthur Oppenheimer, ? —1895 年）是奥斯勒在约翰斯·霍普金斯大学的一位助理医师，不幸死于伤寒。

　　亨利·威廉·厄克斯纳（Henry William Oechsner，生卒年不详）是奥斯勒在约翰斯·霍普金斯大学的一位实习生，也死于伤寒。

真理的成长

主席先生与各位院士，只有我们中那些有幸担任杰出职务的人，只有我们中那些曾经发表过哈维演讲的人，才能体会到困扰学科全面发展的极端困境，他们经常将知识与文学技巧融合在一起，为此让他们的后人感到既羡慕又绝望。但是，先生们，我认为在这个祈求丰收的仪式上，[1]或祝福伟人贡献的节日里，我们井然有序地在此出席庆典，主要是为了表达对他们的崇高敬意，而演讲只不过是其中的一个插曲。只有充分了解这些伟人的言行，才能不负与上述主题相称的荣誉；因为很难客观评价其工作与生活，所以我们会面临非常现实的难题。对我们这些被迫在竞技场上打拼的人来说，解决此类问题尤为困难：我们最努力的成果仍带有学生的印记，而非学者的风范。以我自己为例，我对先贤的伟大思想怀有深深的敬意，对历史研究的职业重要性有敏锐的理解，对衡量其不足依然保持着足够的理性。今天的经验源自他们生活的教训。但是，在这个匆忙的时代，由于精神压力越来越大，我们很难有闲情逸致，此外，我担心没有人会把它通读一

---

[1]　原文用的是 Ambarvalia（安巴尔瓦利亚），这是古罗马一种祈求丰收的仪式（丰收节），在每年的 5 月 29 日举办，用来纪念罗马神话中的农业和丰收女神克瑞斯（Ceres）。

遍。只有了解了他们为真理而战的毅力，以及他们所取得胜利的伟大，我们对这些杰出逝者的记忆才会弥足珍贵。

历史不过是人类思想的传记；我们对历史的兴趣以及它对我们的教育价值，与我们对体现该思维个体的全面研究程度成正比。为了洞悉我们当今在任何学科中的地位，我们必须回到它的起点，并且追踪它的发展脉络。它们遵循着某些难以解释且通常被成就的辉煌所掩盖的定律。这些定律在漫长岁月中无处不彰显出人类努力的传记，尤其是在我们称之为科学的、有组织的人类经验历史中。

首先，真理就像一个活的有机体一样茁壮成长，其渐进演化可以从微小胚胎追溯至成熟阶段。但是真理从来不会像密涅瓦那样一蹴而就，它可能遭遇降生与孕育过程中的全部危险。大部分历史都记录了真理的不幸，虽然它们在挣扎中出世，但在早衰中夭折或枯萎。也许胚胎会休眠几个世纪，耐心等待时机的到来。

其次，所有科学真理都受其公布时知识状况的制约。在 17 世纪初，由于光学与机械设备学科发展的局限，人们没有发现毛细血管与血细胞（就当时的人类知识而言）。詹纳不可能在他的研究中增加关于免疫的论述；[1] 威廉·珀金爵士与化学家们使科赫的出现成为可能；[2] 巴斯德为李斯特的研究创造了机会；[3,4] 戴维等人为麻醉提供了必要的

---

1 爱德华·詹纳（Edward Jenner, 1749 年 5 月 17 日—1823 年 1 月 26 日）是一位英国医生与科学家，以研究及推广牛痘接种、预防天花而闻名。1796 年 5 月，他在 8 岁男孩詹姆斯·菲普斯（James Phipps）身上接种牛痘，成功防止了天花的传播，詹纳因此被后世称为"免疫学之父"。

2 威廉·亨利·珀金（William Henry Perkin, 1838 年 3 月 12 日—1907 年 7 月 14 日）是一位英国化学家和企业家，他发现了第一种商业合成有机染料苯胺紫。后来，珀金建立了一家工厂，以工业化方式生产染料。

3 路易·巴斯德（Louis Pasteur, 1822 年 12 月 27 日—1895 年 9 月 28 日）是一位法国微生物学家、化学家。他以发明预防接种方法以及巴氏杀菌法而闻名，是第一个制备狂犬病和炭疽病疫苗的科学家。巴斯德与费迪南德·科恩以及罗伯特·科赫一起开创了细菌学，被认为是微生物学的奠基者之一，被后人称为"微生物学之父"。

4 约瑟夫·李斯特（Joseph Lister, 1827 年 4 月 5 日—1912 年 2 月 10 日）是一位英国外科医生，外科手术消毒法的发明和推广者，被誉为"现代外科学之父"。

前提。[1] 在每个领域，我们都能发现事件接踵而至的衍生关系。正如哈维所说："思想孕育思想，观点形成观点。"德谟克利特和他的原子论，[2] 以及欧多克索斯关于至善融入快乐的主张影响了伊壁鸠鲁；[3] 恩培多克勒的四元素说影响了亚里士多德；古代底比斯人的教义影响了毕达哥拉斯与柏拉图；[4] 而欧几里得的几何学也受到了前人的启发"。[5]（出自《论生灭》。）[6]

最后，唯有科学真理适用于"人类是万物尺度"的原则。[7] 因为在人类的所有精神财富中，只有它能够赢得普遍的认同。从哥白尼到达尔文的每一个重要发现都证实，这种潜移默化，这种理所当然，不可能立竿见影，其成长不仅十分缓慢，而且往往举步维艰。尽管发现真理的道路充满了失败与懦弱，但它最终会超越任何其他精神活动的产物。

1　汉弗莱·戴维（Humphry Davy，1778 年 12 月 17 日—1829 年 5 月 29 日）是一位英国化学家与发明家。他是发现化学元素最多的人，被誉为"无机化学之父"。1799 年，他用一氧化二氮做实验，对于它使人发笑感到惊讶，因此给它起了个绰号叫"笑气"，并撰写了有关其潜在麻醉特性的文章。

2　德谟克利特（Democritus，公元前 460 年—公元前 370 年或公元前 356 年）是一位来自古希腊爱琴海北部海岸的自然派哲学家。德谟克利特是经古代唯物思想的重要代表。他是"原子论"的创始人，并且建立了认识论。德谟克利特认为万物的本源是原子与虚空，宇宙的一切事物都是由在虚空中运动着的原子构成。

3　欧多克索斯（Eudoxus，公元前 408 年—公元前 355 年）也译作尤得塞斯，古希腊数学家、力学家和天文学家。欧多克索斯最著名的贡献是比例论。此外，欧多克索斯也有作为哲学家的美誉。根据亚里士多德的说法，欧多克索斯认为，由于所有生物都在追求快乐，因此快乐是至高的善行。

4　毕达哥拉斯（Pythagoras，公元前 570—公元前 495 年）是一位古希腊哲学家、数学家和音乐理论家，毕达哥拉斯主义的创立者。他认为数学可以解释世界上的一切事物。

5　欧几里得（Euclid，公元前 325 年—公元前 265 年）是一位古希腊数学家，他是《几何原本》的作者，被誉为"几何之父"，对数学的发展和几何学的发展做出了巨大贡献。

6　《论产生和毁灭》（拉丁语：*De Generatione et Corruptione*）也叫《论生灭》（英语：*On Coming to Be and Passing Away*），是亚里士多德的一部论文集。像其他亚里士多德的文献一样，《论生灭》包含了科学和哲学的内容，然而，当时的科学不一定等同于现代的科学，而其哲学部分本质上是经验主义的，这是因为在亚里士多德的所有作品中，对于无法经历和无法观察的结论都是基于观察和现实经验。

7　出自前苏格拉底时期的希腊哲学家和修辞学理论家普罗泰戈拉（Protagoras，约公元前 490 年—约公元前 420 年），这句话的意思是，每个人的历史、经验和期望，决定了他们对"真理"的判断、意见和陈述。

真理的成长与柏拉图在《泰阿泰德篇》中描述的知识状态相对应，即习得、潜在掌握与自觉拥有。几乎所有发现都会在其演变中呈现这些阶段。以最近的一项发现为例，长年的努力使我们对梅毒有了充分的了解，经过几个世纪的努力，我们习得了一个又一个的真相，直到拥有一套非常完整的临床与病理知识体系。在过去的四分之一世纪里，我们已经潜在掌握了这种疾病的病因，而没有人会怀疑从其他急性传染病的发现中得出的合理推论。如今我们刚刚到达了自觉拥有的阶段。在许多研究者无功而返后，绍丁凭借追求真理的直觉、超越时代局限的能力以及对该问题的整体视角（其他人只看到了局部）横空出世。[1] 这位工作能力非凡的杰出学者，却在事业的起步阶段英年早逝，成为科学发展中的悲剧之一。目前，癌症问题仍然处于潜在掌握阶段，在等待一个同样类型的人才出现。在其他上百个不太重要的问题中，习得已经逐渐变成了潜在掌握；就像饱和溶液析出晶体，我们只须最后奋力一搏，即可实现自觉拥有真理。但是，当这些阶段均已完成后，仍然要为普及真理奋斗。洛克说过："无论真理在何处首次亮相，几乎从未通过投票获得胜利。"[2] 而所有顶级发现的历史均证明了这一点。不过，时代正在发生改变。与受到热捧的苍白密螺旋体相比，结核分枝杆菌的冷遇令人尤为关注。当科赫的重大研究成果发表时，维勒明已经完成了其伟大工作，[3] 科恩海姆与萨尔蒙森也最终解决

1　弗里茨·理查德·绍丁（Fritz Richard Schaudinn，1871年9月19日—1906年6月22日）是一位德国动物学家。1905年，他与埃里克·霍夫曼（Erich Hoffmann）共同发现了梅毒螺旋体。1906年，绍丁从里斯本返回德国的途中去世，当时他因胃肠道的阿米巴脓肿在船上接受了紧急手术。

2　约翰·洛克（John Locke，1632年8月29日—1704年10月28日）是一位英国哲学家与医生，也是最具影响力的启蒙哲学家之一，并被后人形容为"自由主义之父"。在知识论上，洛克与乔治·贝克莱、大卫·休谟三人为英国经验主义的代表人物，同时洛克在社会契约理论上做出重要贡献，著作包括《论宗教宽容》《人类理解论》《政府论》。

3　维勒明研究发现结核病可以通过接触患者的分泌物传播，这一发现推动了传染病理论的发展。1865年，他发表了名为《结核病传染性研究》（Etude sur la Transmission de la Tuberculose）的文章，证实肺结核是一种传染病。

了传染性问题。[1]虽然在科赫之前的其他人看到了结核分枝杆菌，但是只有他独具匠心，自觉拥有了真理。想想那些为普及真理进行的斗争吧！经历过启蒙阶段的前辈们会清楚地记得，只有那些在黎明出现时还保持清醒的人，才会立刻被这种精彩绝伦的展示折服。如今，我们的准备更加充分，像绍丁这样的伟大发现会迅速得到国际同行的检验，并且将在几个月内给出判断。但是我无法确定我们是否可以变得更加灵活与宽容，即使是我们这代人，也就是 19 世纪最后 25 年的伟大一代，在为普及伤口无菌治疗进行的长期斗争中，也以实践证明了接受一个显而易见真理的速度会如此缓慢。1873 年 10 月，现场的有些观众可能像我一样参加过一场名校的入门讲座，而本次活动的主题事关外科手术的极限。这位杰出的作家与教师沉浸在过去的辉煌成就中。他得出结论认为这门学科几乎已经达到终点，但他没有想到在距离其演讲所在地 1 英里之内，[2]他与成千上万人一直为之奋斗的真理，如今就掌控在约瑟夫·李斯特的手中，并且将会给外科领域带来颠覆性的变革。对于众多世界各地的外科医生来说，这项真理始终处于潜在掌握的阶段。自马卡昂时代起，[3]伤口就会按照一期愈合处理；在约瑟夫·李斯特之前，也曾有一些人努力通过外科技术来清洁伤口；但直到他的出现，一个伟大的真理才变得如此浅显，以至于人们都开始自觉地接受。然而，这却是一场漫长与痛苦的战斗，正如我们许多人所知道的那样，我们必须与医院的反对派抗争，与其说他们不能发现真理，倒不如说他们不愿接受真理。

1　尤利乌斯·弗里德里希·科恩海姆（Julius Friedrich Cohnheim，1839 年 7 月 20 日—1884 年 8 月 15 日）是一位德国病理学家。科恩海姆的研究成果为病理学和细胞学的发展奠定了基础，他被誉为"现代实验病理学之父"。他证明了白细胞是脓液的来源。
2　1 英里约等于 1.6 千米。——编者注
3　马卡昂（Machaon），希腊神话中阿斯克勒庇俄斯的儿子，也是波达里留斯的哥哥。在特洛伊战争中，他和他的哥哥从特里卡率领一支军队站在希腊人一边。

迟早会有一天，从众的铁轭在不知不觉中套上我们的脖颈；无论是在我们的头脑中，还是在我们的身体上，习惯的力量都变得不可抗拒。我们从老师、同事、阅读以及身边的社会氛围中接受时代的信仰，它们逐渐变得根深蒂固成为我们天性的一部分。对于我们大多数人来说，这发生在我们称之为教育的随机过程里，并且它会持续到我们失去任何心智接受能力。而亨利·西季威克在其睡梦中想到的那些诗句最能表达这一点：[1]

我们这样想是因为所有其他人都这样想；

或因为，或因为，毕竟，我们确实这样想。

或因为我们被告知如此，并认为我们必须这样想；

或因为我们曾这样想过，并认为我们仍然这样想；

或因为，已经这样想过，我们认为自己会这样想。

在背离任何既定的观点或信仰时，变化、替代与习俗决裂可能会逐渐出现，并且方式通常已经事先准备好。但最后的决裂一般是由某个人来完成，也就是吉卜林精彩寓言中的少爷，他用自己的眼睛进行观察，凭借对真理的直觉或天赋，逃离其伙伴们的日常生活。白芝浩告诉我们，[2] 新思想的痛苦是人性最大的烦恼之一。"正如人们所说的那样，它是如此令人不安。它使你想到，毕竟你最欣赏的理念可能完全错误，你最坚定的信仰可能没有依据。可以肯定的是，直到目前为

1　亨利·西季威克（Henry Sidgwick，1838 年 5 月 31 日—1900 年 8 月 28 日）是一位英国功利主义哲学家、伦理学家和经济学家。他致力于推动伦理学成为一门独立学科，并主张道德行为应当基于理性而非宗教或传统。其最知名的著作是《伦理学方法》（The Methods of Ethics）。

2　沃尔特·白芝浩（Walter Bagehot，1826 年 2 月 3 日—1877 年 3 月 24 日）是一位英国商人、散文家、社会学、经济学家。1858 年，他任《经济学人》杂志主编。他的代表作有《物理与政治》，强调了弱肉强食的普遍性，宣扬了社会达尔文主义理论。

止，你的头脑还没有给这位不速之客留出空间。如今它已经占据了一席之地，你无法马上看出你的哪些旧观念将要发生改变，它可以与其中的哪些观念和解，以及与哪些观念存在本质上的抵触。"正是出于这个原因，表达新思想的人很容易受到谩骂与虐待。尽管所有这些事情在普通人中司空见惯，但还有更糟糕的情况在历史上不断重演。无论一个人在科学上多么出类拔萃，他都很容易带有自己年轻时流行的谬误。这些谬误会让他的理解力变得模糊，甚至使他无法接受最浅显的真理。令人欣慰的是，即便是哈维也难免会落入俗套。他在淋巴系统的问题上理解有偏差，[1]这也是他职业生涯中最人性化的瑕疵。

在科学的历史上，没有一件事能比发现血液循环更好地彰显了真理的进步，它经历了缓慢的习得阶段、短暂的潜在掌握阶段，以及对我们来说辉煌的自觉拥有阶段。你们应该都会同意我的观点，如果这所学院的某位院士想要在这个地方，在听众面前尝试讨论这个问题的任何方面，他就必须鼓足勇气。经过近三个世纪的演讲，这座大厅里的绘画和书籍可能会与他遥相呼应。但我还是鼓足了我的勇气，在用它来说明真理成长的某些方面时，我相信自己只是遵从了柏拉图的教诲。他坚持认为此类原则无论如何强调都不为过。对于前辈而言，尽管这个励志的故事从各方面来看已显陈旧，但是年轻一代必定会从反复聆听中获益匪浅。此外我们还需要考虑到更广泛的受众，无论何时向他们讲述这个故事都适宜。

1　哈维认为，门静脉具有运输血液与淋巴液的双重功能，并且否认淋巴液从胸导管汇入锁骨下静脉。

二

16 世纪末期是历史上一个无与伦比的习得阶段。文艺复兴精神笼罩在中世纪的水面,它带来一门关于世界与人类的科学,并且实际上创造出一片崭新的天地,哥白尼和伽利略宣布的真理,已经远超那些苦思冥想的经院学者观点,甚至令那位伟大的斯塔基拉人也为之震惊。[1]

除此之外,它还赋予了医学新精神、新解剖学与新化学。15 世纪后半叶,希波克拉底与盖伦再次受到推崇。[2]对"医学之父"的热浪席卷了整个行业,至少有两代栋梁之材将全部精力投入对他们著作的研究中。我们可以通过贝勒的《医学传记》来了解文艺复兴时期医学人文主义者的规模与地位,[3]且书中人物生平的事迹均按时间顺序排列。从博洛尼亚的嘉宝(被称为阐释者)到拉伯雷,[4,5]《医学传记》涵盖了 150 余份传记与书目,这些人中至少有一半曾翻译或编辑过希腊医生的作品。佩恩博士作为医学史协会的创始人,[6]以及这群学者中最

---

1 路易丝·伊莫金·吉尼(Louise Imogen Guiney,1861 年 1 月 7 日—1920 年 11 月 2 日)是一位美国诗人、散文家。出自其 1897 年作品《叶子》(Patrins)。

2 盖伦(Galen)是古罗马时期的一位希腊医学家和哲学家。他对医学及解剖学的了解主要是受到体液学说影响,与古希腊医学家希波克拉底的论点相近。他是古代医学中最有影响力的人物之一,其著作和思想对欧洲医学产生了深远的影响。他的研究包括解剖学、生理学、药物学、病理学和诊断学等领域。其作品在中世纪和文艺复兴时期非常流行,并对现代医学的发展产生了影响。

3 安托万·洛朗·耶西·贝勒(Antoine Laurent Jessé Bayle,1799 年 1 月 13 日—1858 年 3 月 29 日)是一位法国医生,因首次描述麻痹性痴呆而闻名。1855 年,他的著作《医学传记》(Biographie médicale)出版。

4 迪诺·德尔·嘉宝(Dino del Garbo,约 1280 年—1327 年 9 月 30 日)是一位意大利中世纪的医生和哲学家。他的哲学主张主要受到亚里士多德和托马斯·阿奎那的影响,他主张自由和正义的原则应该在政治、经济和社会生活中得到体现。

5 弗朗索瓦·拉伯雷(François Rabelais,约 1493 年—1553 年 4 月 9 日)是一位法国文艺复兴时期的伟大作家、医生、希腊学者以及人文主义者。1532 年,拉伯雷开始在里昂的教会医院中行医。其代表作为《巨人传》。

6 约瑟夫·弗兰克·佩恩(Joseph Frank Payne,1840 年 1 月 10 日—1910 年 11 月 16 日)是一位英国医生,也是著名的医学史学家。1896 年,他做了名为《哈维与盖伦》的演讲。1903 年和 1904 年,佩恩举办了第一次菲茨帕特里克医学史讲座。第一门课程是《盎格鲁–撒克逊时期的英国医学》,第二门课程是《盎格鲁–诺曼时期的英国医学》。

生活之道:现代医学之父的人生智慧

杰出的一位，重振了盖伦对于哈维间接影响的研究，而他的故事依然萦绕在我们的记忆中。此外，莱昂内诺、林纳克、贡蒂埃、蒙蒂、科赫、卡梅拉留斯、凯斯、福克斯、泽尔比以及科纳留斯等学者，[1]不仅清理了当时阿拉伯语译著的错误，还恢复了希腊理想并引入了科学方法。

本世纪最大的实践成果是一种新解剖学。维萨里及其追随者首次对人体结构做了准确描述，[2]并且在拓展与矫正盖伦理论的同时，

---

1 尼科洛·莱昂内诺（Niccolò Leoniceno, 1428 年—1524 年）是一位意大利医生与人文主义者。他是将盖伦和希波克拉底等作者的古希腊和阿拉伯医学文献翻译成拉丁文的先驱。

托马斯·林纳克（Thomas Linacre, 1460 年—1524 年 10 月 24 日）是一位英国医生与人文学者。他是第一批在意大利学习希腊语的英国人之一。林纳克翻译了许多盖伦的作品（实际上还有亚里士多德的作品）。

贡蒂埃·安德纳赫（Gonthier d'Andernach，德语：约翰·温特·冯·安德纳赫, Johann Winter von Andernach, 1505 年—1574 年 10 月 4 日）是一位德国文艺复兴时期的医生、大学教授、人文主义者、古代作品（主要是医学作品）的译者。他主张通过食疗来治疗疾病，反对使用大剂量的药物，这一观点在当时颇具争议。

尼古洛·蒙蒂（Niccolò Monti, 1327 年—1396 年）是一位意大利医生和教育家，他的许多著作被认为是中世纪医学和解剖学的重要文献之一。

鲁道夫·雅各布·卡梅拉留斯（Rudolf Jakob Camerarius, 1665 年 2 月 12 日—1721 年 9 月 11 日）是一位德国植物学家和医生。他在研究植物的生殖方式和性别方面取得了突破，其研究成果为后来的基因学和植物育种学奠定了基础。

约翰·凯斯（John Caius, 1510 年 10 月 6 日—1573 年 7 月 29 日）是一位英国医生与博物学家，也是现在剑桥大学冈维尔和凯斯学院的第二位创始人。1574 年，他撰写的《剑桥大学史》（Historia Cantabrigiensis Academiae）在伦敦出版。

莱昂哈特·福克斯（Leonhart Fuchs, 1501 年 1 月 17 日—1566 年 5 月 10 日）是一位德国医生与植物学家。1542 年，他出版了一本有影响的关于药用植物学的论著，该书有大约 500 幅准确而详细的植物图画。

加布里埃尔·泽尔比（Gabriele Zerbi, 1445 年—1505 年）是一位意大利医生，曾经在博洛尼亚大学和帕多瓦大学担任教授。他的作品包括《形而上学问题》（Questiones Metaphysicae）、《老年护理》（Gerontocomia: On the Care of the Aged）等。

杰纳斯·科纳留斯（Janus Cornarius，约 1500 年—1558 年 3 月 16 日）是一位德国医生与人文主义者。他德语原名是约翰·赫特里希（Johann Hertel），后来改名为杰纳斯·科纳留斯。科纳留斯主张医学应该以解剖学和实验为基础，而不是基于古代医学的经验主义。他的著作包括《解剖学导论》（Introductiones Anatomicae）和《疾病起源论》（De Origine Morborum）等，对当时的医学教育有很大的影响。此外，科纳留斯还是一位专门编辑和翻译希腊和拉丁文医学作品的作家，翻译作品包括亚里士多德的著作、希波克拉底的医学文献以及阿维森纳的《医典》。

2 安德雷亚斯·维萨里（Andreas Vesalius, 1514 年 12 月 31 日—1564 年 10 月 15 日）是一位文艺复兴时期的解剖学家与医生，他编写的《人体构造》（De humani corporis fabrica）是人体解剖学的权威著作之一。维萨里被认为是近代人体解剖学的创始人。

削弱了他在学术界中近乎神圣的权威。又过了将近一个世纪，化学才在波义耳等人的手中才到达了其现代阶段，[1]然而，帕拉塞尔苏斯的工作深受"虔诚的炼金术士"巴塞尔·瓦伦丁的影响，[2,3]他通过充分展示化学的潜力，将人们的思想坚定不移地引向新科学。在这三者中，之所以只有新精神必不可少，是因为它构建起知识与道德的自由，从而永远打破人们头脑中的教条、权威和经院主义枷锁。

我们可以说，一位年轻的福克斯通小伙子进入了这个世界，[4]他在1593年5月的最后一天被剑桥大学录取。因为影响哈维学业的那些因素，已经在这个国家的医学界盛行了一个世纪，所以我们能够毫不费力地追溯他的教育轨迹。我们不知道哈维选择凯斯学院的原因，据我所知，该学院与坎特伯雷学校没有特殊关系。也许选择这里是基于家庭医生、朋友或教区牧师的建议；也许他的父亲认识凯斯；也许该学院已经成为那些即将"进入医学界"之人的著名胜地。也许，很有可能，正如我们在经验中发现的那样，一些琐事可能使他的思想转向医学。当哈维在1593年入学时，有些中年人会谈论学院联合创始人凯斯的逸事，他们曾经反抗过他的铁腕统治。"他不仅被认为排斥基

1　罗伯特·波义耳（Robert Boyle，1627年1月25日—1691年12月31日）是一位英裔爱尔兰自然哲学家、化学家、物理学家、炼金术士和发明家，被认为是现代化学的创始人之一，最出名的贡献是波义耳定律。虽然他的化学研究带有炼金术色彩，但是其《怀疑派的化学家》一书仍然被视作化学史上的里程碑。

2　帕拉塞尔苏斯（Paracelsus，1493年—1541年9月24日），全名菲利普斯·奥里欧勒斯·德奥弗拉斯特·博姆巴斯茨·冯·霍恩海姆，中世纪文艺复兴时期的瑞士医生、炼金术士和占星师。他自认为比罗马医生塞尔苏斯更加伟大，因而称呼自己为帕拉塞尔苏斯（字面意思是"超越塞尔苏斯"）。帕拉塞尔苏斯反对自盖伦以来所传承的体液学说，将医学跟炼金术结合而首创化学药理，奠定医疗化学的基础。他是文艺复兴时期"医学革命"的先驱者，强调观察与智慧相结合的价值，被誉为"毒理学之父"。

3　巴西尔·瓦伦丁（Basil Valentine）可能是一位15世纪的炼金术士，或德国埃尔富特圣彼得本笃会修道院的教士。他被认为是炼金术在欧洲传播的重要人物之一，其著作对炼金术的发展产生了影响。

4　福克斯通（Folkestone）英国肯特郡的一个城镇，被人们誉为"英格兰的花园"。1578年4月1日，威廉·哈维出生在此地。

督徒，而且被指控为无神论者"，在凯斯高尚生活的最后阶段，他深陷纷争与误解的困扰。毫无疑问，他们中那些慷慨的灵魂早已认识到他的伟大品格，并满足于将"他信仰的激情留给上帝独自评判，他善行的光芒留给人们效仿"。半个世纪后，无与伦比的富勒用这句话简短概括了凯斯的人生。我想，也许正是这些叛逆者中的某一位，注意到了哈维勤奋与求知的天性，把那本小册子《论我自己的书》放到了这个年轻人手里，[1] 哈维则可以从中了解这位伟大捐助者的人生与成就。

只要想到凯斯投身其中的这番事业，任何年轻人都会感到热血沸腾。在此之前，英国医学界没有人能达到我所说的欧洲水平。约翰·凯斯是我们历史上的伟人之一。他是一位满腔热忱的学生与当时所有伟大学者的朋友，一位关于神学作品的博学评论家，英国第一位临床医学专业的学生，一位成功的教师与医生，一位敏锐的博物学家，一位学术与文学的慷慨赞助者，一位温柔体贴的朋友。在这些听众面前，我无须赘述他为我们的同行所做的奉献，我只想强调，没有哪位在册院士的回忆比他更珍贵。四年后的10月6日，将是他诞辰四百周年的日子。出于爱戴与感激，我们最恰当的庆祝方式，莫过于发行其主要著作的精装版（包括学院年鉴），而唯有这样才能更贴近他的精神。我们当中有一些人很适合做这件事，他们不仅怀着对于凯斯的崇敬之情，还有他珍视的那种批判性学术思维。

当哈维开始求学之旅时，意大利仍然是伟大的学习圣地。据传说，林纳克在一百年前离开时，曾经为它建立了一座丰碑。约翰·弗

---

1 《论我所藏之书》（De libris propriis）是盖伦的三篇著名论文之一，不仅概述了盖伦多产的文学作品，还介绍了他研究医学的独特方法。另外两篇是《论我所藏之书的次序》和《最好的医生也是哲学家》。

里是一位来自牛津大学的学者，[1] 自从他将古代知识转化为自身学问后，文艺复兴理想的魅力已经有所消退。由于弗里的教学水平远超自己的导师，因此他作为教师在帕多瓦、费拉拉和佛罗伦萨广受欢迎。而且，在某种程度上，随着冲突与战争加剧，原先的共和国纷纷失去独立，国家的荣耀已变得黯然失色。许多年前，我们的医学诗人之一弗拉卡斯托留斯曾咏叹过她的颓废。[2]

可怜的意大利，到了何种境地。
内乱已经使你沦落到如此羸弱！
你全部的古老荣耀如今在哪里？
你曾经夸耀的世界帝国在哪里？
你的哪个角落未遭受野蛮暴行？
没看到被囚禁的子民在流血吗？

不过情况并未改善，反而还越来越糟。在 16 世纪，意大利的影响已经深入英国的社会、职业与商业生活，其程度实际上比我们所了解的还要更严重；直到一两代人之后，灯台才从阿尔卑斯山南侧的城镇移至蒙彼利埃、巴黎与莱顿。1593 年，一位富有的英国年轻人来到北意大利，他希望能够把医学彻底研究清楚，便自然而然地去了帕多瓦。"美丽的帕多瓦，艺术的摇篮。"[3] 它与我们的紧密联系或可从以下事实看出，在紧邻牛津与剑桥的大学中，它为我们输送的校长数量

---

1 约翰·弗里（John Free，生卒年不详），15 世纪的一位英国医生。他出生于英国布里斯托尔，1641 年来到意大利帕多瓦。
2 弗拉卡斯托留斯（Fracastorius，约 1476 年 8 月—1553 年 8 月 6 日）是文艺复兴时期维罗纳的一位医生和作家。1530 年，他最著名的作品《梅毒》出版，书中描述了梅毒的各种症状及其建议治疗方法。
3 出自威廉·莎士比亚作品《驯悍记》第一幕第一场。

超过了任何其他大学。在维萨里愤然退休后的几年里，其解剖学派的名声一直由法洛皮乌斯、哥伦布与法布里修斯很好地维护，[1] 他们都是这位一代宗师值得信赖的继承人。道格拉斯对他们每个人的评价都是如此："教学上最系统，治疗上最成功，操作上最熟练。"[2] 虽然无法按照希望的那样讲述哈维的求学故事，但我们所知道的内容足以让我们了解影响他职业生涯的因素。他在法布里修斯身上找到了自己的人生榜样。这位教师与学者除了在事业上满腔热情，还有其他一些非常吸引年轻人的品质，而这种慷慨的同情心与爱岗敬业的责任感，体现在他自费为大学新建一座解剖剧场中。法布里修斯的研究范围很广，不仅涵盖了解剖学，还包括内科学与外科学，其最杰出的贡献正是基于哈维后来功成名就的领域。他在从事解剖教学将近 40 年后开始撰写专著，与哈维在帕多瓦期间对应的一个最重要的事实是，法布里修斯必定深入研究了胚胎学与血管系统解剖学。从某种程度上来说，哈维在法布里修斯胚胎发育巨著的基础上，更加精确地建立起自己的模型，正如我在约翰斯·霍普金斯大学的同事布鲁克斯教授指出的那

1 　法洛皮乌斯（Fallopius，1523 年—1562 年 10 月 9 日）是意大利的一位天主教神父、解剖学家与医生。其作品包括《解剖观察》一书，收录了女性生殖和性器官的重要解剖学报告，输卵管（fallopian tube）就是源自他的名字。

　　马泰奥斯·雷尔杜斯·哥伦布（Matthaeus Realdus Columbus，约 1515 年—1559 年）是一位意大利医生与解剖学教授。1544 年，哥伦布去了比萨大学，他被称为"解剖学与外科学大师"。1548 年，他来到罗马教皇大学教授解剖学，并成为米开朗琪罗的私人医生与朋友。

　　西罗尼姆斯·法布里修斯（Hieronymus Fabricius，1533 年 5 月 20 日—1619 年 5 月 21 日）是一位意大利外科医生与解剖学家，被誉为"胚胎学之父"。1559 年，他在法洛皮奥的指导下获得医学博士学位。1565 年，法布里修斯担任帕多瓦大学外科与解剖学教授。他率先详细描述了静脉瓣、胎盘和喉部的结构。威廉·哈维是他的弟子之一。

2 　詹姆斯·道格拉斯（James Douglas，1675 年 3 月 21 日—1742 年 4 月 2 日）是一位苏格兰医生和解剖学家。他撰写了一系列英语、法语、拉丁语和希腊语语法手稿，以及大量贺拉斯作品的索引。直肠子宫陷凹又称道格拉斯陷凹，即得名于这位医生。

样，[1] 他在这方面的研究比沃尔夫与冯·贝尔开展得更早。[2]

　　其实，真正与我们有关的法布里修斯作品是《论静脉瓣膜》。在他之前，伟大的埃斯蒂纳、西尔维厄斯与保罗·萨尔皮已经看到并描述了静脉瓣。[3] 然而，一位优秀的学者业已攻克了这项难题，并且为我们留下了一部专著，它的完整性、准确性与插图的精美性，在同类解剖学文献中几乎无可比拟。例如，将该书中的图版七与近100年后出版的比得鲁《人体解剖》或库珀《人体解剖学》中相同结构的插图对比，[4,5] 我们可以体会到哈维在与这样一位大师合作时具备的优势。事实上，我们不难想象他握着手术刀的样子，而这些精美的素描就源自解剖学实践。但不可思议的是，我们完全无法理解，法布里修斯，一位做出如此重要贡献的学者，一位知识如此渊博且观察如此缜密的教师，怎么会如此盲目忽略了可以说近在咫尺的真理。

1　威廉·基思·布鲁克斯（William Keith Brooks, 1848 年 3 月 25 日—1908 年 11 月 12 日）是一位美国动物学家。1894 年，他在约翰斯·霍普金斯大学担任生物系主任。布鲁克斯研究无脊椎动物的胚胎发育，并建立了一个海洋生物实验室。布鲁克斯对无脊椎动物，特别是生殖细胞进行了研究，并发现了解释物种间因祖先遗传而产生变异的证据。

2　卡斯帕尔·弗里德里希·沃尔夫（Caspar Friedrich Wolff, 1733 年 1 月 18 日—1794 年 2 月 22 日）是一位德国生理学家与胚胎学的创始人之一。沃尔夫通过观察研究鸡胚胎的发育，为"渐成论"提供了有力的支持。

　　卡尔·恩斯特·冯·贝尔（Karl Ernst von Baer, 1792 年 2 月 28 日—1876 年 11 月 28 日）是一位波罗的海德意志科学家、探险家。此外，他还是博物学家、生物学家、地质学家、气象学家和地理学家，胚胎学创始人。

3　夏尔·埃斯蒂纳（Charles Estienne, 1504 年—1564 年）是一位法国解剖学家。

　　西尔维厄斯即雅克·迪布瓦（Jacques Dubois, 1478 年—1555 年 1 月）是一位法国解剖学家，也是第一位描述静脉瓣的人。

　　保罗·萨尔皮（Paolo Sarpi, 1552 年 8 月 14 日—1623 年 1 月 15 日）是一位威尼斯历史学家、教士、科学家、教会律师和政治家。此外，他还是一位实验科学家，并且与威廉·哈维相识。

4　戈弗特·比得鲁（Govert Bidloo, 1649 年 3 月 12 日—1713 年 3 月 30 日）是一位荷兰黄金时代的医生、解剖学家、诗人和剧作家。1685 年，他出版了一本解剖图集《人体解剖》（*Anatomia Hvmani Corporis*）。比得鲁在图集中对指纹进行了描述，从而为利用指纹进行法医鉴定奠定了基础。该作品后来被英国外科医生库珀剽窃，导致比得鲁和库珀之间发生激烈交锋。

5　威廉·库珀（William Cowper, 约 1666 年—1709 年 3 月 8 日）是一位英国外科医生和解剖学家，他早期描述的尿道球腺被称为库珀腺。1698 年，库珀出版了《人体解剖学》（*The Anatomy of the Humane Bodies*）。

法布里修斯的眼睛被蒙蔽了，他就像那些伟大的前辈一样，失去了理智的判断。伟大的帕加马人的流毒牢牢地控制了全部思想，[1] 而笛卡儿还没有把哲学的开端从惊奇变成怀疑。为了摆脱对于权威的卑躬屈膝，这些伟人曾进行过无望的斗争。每当我们读到此处时，就不免产生怜悯之情。但我们不该在这些阳光灿烂的日子里，去揣测他们对于上帝神圣崇敬的程度。他们的精神状态在勃朗宁的一首名诗中得以表露：[2]

> 你们说得很对，
>
> 这些古代圣贤，已经登峰造极。
>
> 外在的边缘限定了我们的才能，
>
> 而谁又能超越其所至的高度呢？

他们愿意通过精细解剖来纠正结果或拓展学科，但是我们不要指望能够得到对旧事实的新解释，或者了解可以正确解释这些事实的新方法。

法布里修斯巧妙地解释了静脉瓣的作用。他将其比作控制血液流动的堤坝，以防它流速过快并溢出外周血管，从而保证上肢的血液循环正常。这种情况反映出旧生理学在当时欧洲的现状，即在最著名的学校中支配着最卓越的教师。上述解释或许正是他给学生提出的某种建议。对于一个远离故土且漂泊已久的人来说，哈维是否在聆听导师的谆谆教导时，朦朦胧胧进入了一种抽象的梦境，或许他遇到了一个天赐的良机，一个乍现的灵感，一个在沉寂中酝酿已久的疑问，并最

1　盖伦的家乡是帕加马，伟大的帕加马人指的是盖伦。

2　出自罗伯特·勃朗宁作品《克里昂》。

终将其发展为 1616 年的那个伟大真理呢？

维萨里、法洛皮乌斯与法布里修斯的著作给解剖学带来了一场革命，可是新生理学到了 16 世纪末期还没有诞生。虽然盖伦失去了在解剖学上的往日辉煌，但是他绝对统治着身体功能的全部概念，尤其在涉及心脏、血液及其运动的领域更是如此。关于他的观点，我无须赘述，只须提醒你，他认为肝脏是血液的来源，而血液分为两种，一种在静脉里，另一种在动脉中。两种血液在这些封闭系统里不停地循环往复，并且它们之间唯一的通道是心室间隔上的孔隙。盖伦知道人体存在肺循环，但认为它只是为肺部提供营养。心脏被比作一盏灯，由血液提供油脂，而肺则提供空气。实际上，直到 17 世纪中叶，盖伦生理学始终主导着学术界，然而多年以来这个行业对于血液循环一直处于潜在掌握阶段。事实上，希波克拉底已经为我们准备了很好的案例，他的作品中出现过一些极具暗示性的语句。在 16 世纪，塞尔韦特与哥伦布对肺循环的描述无可挑剔，[1] 而萨尔皮与切萨尔皮诺对体循环的研究则有希波克拉底的影子。[2] 毫无疑问，这些学者以及其他同道都潜在掌握了真理。但他们每个人都戴着盖伦的眼镜在黑暗中摸索，他们的处境十分艰难，可又司空见惯，永远无法达到那种自觉拥有的阶段，因此无法让所有人都接受他们的观点。人们必须以公正无私的决心，才能解决好大是大非的争议。在这个方面，即便是被允许模糊的民族问题，在聪明人眼中也如白昼般清晰。如果不是卢恰尼教

---

1 米格尔·塞尔韦特（Miguel Serveto, 1511 年 9 月 29 日—1553 年 10 月 27 日）是一位阿拉贡王国（今西班牙阿拉贡自治区）的神学家、医生和人文学家，也是欧洲第一位描述肺循环的学者。
2 安德烈亚·切萨尔皮诺（Andrea Cesalpino, 1524 年 6 月 6 日—1603 年 2 月 23 日）是一位佛罗伦萨的医生、哲学家和植物学家。切萨尔皮诺在生理学领域也做了一定的工作，提出了血液循环的理论。然而，他设想的是血液反复蒸发和凝结的"化学循环"，而不是由威廉·哈维推广的"物理循环"概念。

授著作的德文版（由维尔沃恩教授编辑）上市，[1,2] 并坚持以不符合历史的沙文主义观点向我们的意大利同道进行散布传播，我也不会提及一个早被最睿智之人解决的问题。有句话说得好，"只有发现者才能证明"，而在血液循环问题上，这句话留给了法布里修斯的学生。在经过许多艰辛的岁月，当我们再次见到哈维时，他已是学院的卢姆莱恩讲师。[3]

三

医学史上真正值得重视的年份并不是很多。我们的日历上写满了辉煌的名字，但是在科学领域的圣贤中，如果我们能够了解其生活的时代，那么已经是我们所期望的极限了。或许是因为与这些人的成就相比，他们更多的代表了自己所生活的时代。对于这个时代许多最伟大的名字，我们无法找到任何确定日期。那些为希波克拉底奠定基础的希腊人，可能因为某些理论、解剖细节或其出生地而被铭记。而"在世期"并不总是能精确固定下来。

希波克拉底本人、埃拉西斯特拉图斯、盖伦和阿莱泰乌斯在我们的日历中没有专属日期。[4] 我们没有像教会为圣哲罗姆与金口圣若望

1　路易吉·卢恰尼（Luigi Luciani，1842 年 11 月 23 日—1919 年 6 月 23 日）是一位意大利神经科学家与生理学教授。他还为卡雷尔·弗雷德里克·温克巴赫（Karel Frederik Wenckebach）关于二度房室传导阻滞工作做出了贡献。温克巴赫将这种阻滞的周期性描述为"卢恰尼周期"。

2　马克斯·理查德·康斯坦丁·维尔沃恩（Max Richard Constantin Verworn，1863 年 11 月 4 日—1921 年 11 月 23 日）是一位德国生理学家。1902 年，他创办了《普通生理学杂志》（*Zeitschrift für Allgemeine Physiologie*），并一直担任该杂志的出版人。

3　最初，卢姆莱恩讲师的任命为终身制，后来减少到 5 年，自 1825 年起每年任命一次。

4　埃拉西斯特拉图斯（Erasistratus，公元前 304 年—公元前 250 年）是一位古希腊解剖学家和塞琉古王国君主的御医。曾在塞琉古王国凭借高超的医术而闻名遐迩。他在埃及亚历山大港创立了解剖学校，进行解剖学研究工作。由于埃拉西斯特拉图斯认可神经在控制大脑和骨骼肌肉运动方面的作用，因此他与希罗菲勒斯一起被历史学家认为是神经科学的潜在创始人。

所做的那样，[1]为他们保留纪念日。直到文艺复兴之后，由于某些年份（奇迹年）与重大发现或革命性著作出版有关，[2]因此它们才显得格外引人注目。然而，这种机遇在每个世纪仅会出现几次；即便是硕果累累的16世纪，此类盛况也不会持续超过五六年，而其中没有一项与这个国家完成的工作有关。至于17世纪，我们很难找出四个与宣布重大发现或出版名著相关的年份。到了18世纪，这样的年份不超过三个。在刚刚结束的19世纪里，尽管其中充满了非凡的发现，但人们很难选出六个因伟大成就而令人难忘的年份。在麻醉、卫生与无菌手术这三项最重要的发现中，只有第一项的日期可以确定为1846年，并且这个时间只是其得到实际应用的年份。至于其他两项发现，谁能确定它们在哪一年取得了最重大的进展，或者哪一项可以成为我们日历中的纪念日呢？

这件事不仅是学院历史上的一个奇迹，事实上，它也是这个国家医学史上的奇迹，我们对于那个令人难忘的场景非常熟悉。1616年4月17日，在一个明媚春日的上午十点，阿门街内科医学院的新解剖剧场吸引了众多人前往。作为本年度课程的第二场卢姆莱恩讲座，[3]一位新人的出现吸引了比往常更多的人参与，其部分原因在于前一天的精彩演示，但也可能与外面传言的讲者异见有关。我不知道学院是否也有理发师外科医生大厅那样严格的强制出勤规定。毫无疑问，这里没有；但是院长、学监与院士们预期会出现在那里。借助班尼斯特

1　哲罗姆（Jerome，约342年—420年），也译作圣杰罗姆，古代西方教会的圣经学者。

2　奇迹年（Annus mirabilis）通常是指完成了重大发明或发现的年份。最早见于1666年，当时约翰·德莱顿在伦敦大火得到遏制以及英国击败荷兰而创作了长诗《奇迹年》，牛顿也在1665年—1666年间完成了力学、光学、万有引力等重要发现。

3　卢姆莱恩讲座（Lumleian Lecture）是伦敦皇家内科医学院于1582年开始的一系列年度讲座。这个名字是为了纪念约翰·卢姆利（John Lumley），他和学院的理查德·考德威尔一起捐赠了这些讲座。1616年，尽管他有一些关于心脏和血液循环研究的笔记，但是威廉·哈维并没有在卢姆莱恩讲座中宣布，这导致血液循环的发现滞后了10年。

的"解剖学讲座"图片（原作由格拉斯哥的亨特博物馆收藏，佩恩博士最近将照片收录到我们的图书馆），[1,2]我们可以回想起这个令人难忘的时刻。我们看到桌子上放着《解剖学》，这是每年送交学院的六本书之一，解剖员站在近在咫尺的骨架旁，墙上很可能挂着动脉、静脉与神经的解剖图，而如今它们仍悬在我们的头顶。但是，众人瞩目的焦点是那位讲师。他是一位个头不高、皮肤黝黑的男士，手中拿着教具，黑色双眸炯炯有神，举手投足敏捷活泼，演示过程轻松优雅，表明他极为精通这门研究了20年的学科，并对此投入了我们可以称之为奉献的热情。作为一位具有9年资历的院士，威廉·哈维身上仍然保持着年轻人的活力。当哈维在第二天面对其听众时，他并非如我们所设想的那样毫无压力。这些听众十分挑剔，其中包括许多深谙时代知识的精英，以及聆听过欧洲所有最优秀讲者的人。

在我们的登记册中，院长亨利·阿特金斯的名字后面，附有一个神秘的单词 Corb。[3]他已经听过其全部的正式讲座，而300年前没有现在那么烦琐。因此我们希望，前一天的讲座能吊起他那有些厌倦的胃口。当年的学监们组成了一个有趣的群体：约翰·阿根特，[4]剑桥人，是"学院的主要捐赠者"，并且多次担任院长，但人们对他似乎知之甚少；理查德·帕尔默，[5]也是剑桥人，正如诺曼·摩尔博士告诉

---

1 约翰·班尼斯特（John Banister，1533年—1610年）是一位英国解剖学家、外科医生与教师。1578年，他出版了最受认可的解剖学权威著作《人类历史》(The Historie of Man)。

2 亨特博物馆位于苏格兰格拉斯哥大学内，是苏格兰最古老的公共博物馆之一，以18世纪苏格兰解剖学家威廉·亨特的收藏品为主要展品，包括动物和人类的标本、古代文物、艺术品和书籍等。

3 亨利·阿特金斯（Henry Atkins，1558年—1635年）是一位英国医生。从1606年开始，他多次当选为伦敦皇家内科医学院院长。

4 约翰·阿根特（John Argent，1563年—1643年5月）是一位英国医生。他的著作包括一些关于麻醉和手术的书籍。据传说，他在剑桥大学担任了一段时间的解剖学教授。

5 理查德·帕尔默（Richard Palmer，1558年—1625年4月19日）是一位英国医生。他在伦敦皇家内科医学院学习，并在1606年成为院长。

我们的那样，[1] 如今人们只记得他与亨利王子的伤寒病有关。来自牛津的马修·格温是格雷沙姆学院的第一位医学教授，[2] 也是一位当时颇有名气的剧作家；默顿学院的西奥多·高尔斯顿是我们的一位重要捐赠者。[3] 在过去的 267 年里，他一直是学院年轻院士们声誉的主要传播者。梅耶纳也在那里，[4] 他还不是院士，但对自己从巴黎医学院逃出来感到很高兴；他依然沾满了冲突的尘埃，并在他听到的革命言论中嗅到远方的战斗气息。米沃勒刚从剑桥大学毕业，[5] 当时也还不是院士；蒙德福特多次担任院长，[6] 他在小册子《好人》中阐述了自己的生活。[7] 帕迪是一位重要的捐赠者，[8] 一位热心的学者，牛津大学对其依然心存感激，他将与其老友格温一起步入会场；捐赠者老鲍德温·哈米也会出现在那里。[9] 或许哈米还带来了他十分有趣的儿子，而我们记得这

1　诺曼·摩尔（Norman Moore，1847 年 1 月 8 日—1922 年 11 月 30 日）是一位英国医生和历史学家。1914 年，他接替威廉·奥斯勒爵士担任英国皇家医学会医学史分会主席。

2　马修·格温（Matthew Gwinne，约 1558 年—1627 年）是一位英国医生与剧作家。他曾在牛津大学学习，并获得了医学学位。他更为人所知的是他的剧作，其中包括历史剧《坎特伯雷主教汤玛斯·贝克特》（*The Most Lamentable and Tragical Historie of the Lord of Canterbury, Thomas Becket*）等。

3　西奥多·高尔斯顿（Theodore Goulston，1572 年—1632 年）是一位英国医生、学者和高尔斯顿讲座的创始人。他在医学史上的贡献包括对胆囊和肝脏解剖学的研究，以及对传染病和流行病学的贡献。

4　西奥多·蒂尔凯·德·梅耶纳（Théodore Turquet de Mayerne，1573 年 9 月 28 日—1655 年 3 月 22 日）是一位出生在日内瓦的医生，曾为法国和英国的国王治病，并弘扬了帕拉塞尔苏斯的理论。1616 年，他当选为伦敦皇家内科医学院院士。

5　奥索韦尔·米沃勒（Othowel Meverall，1585 年—1648 年）是一位英国医生。1641 年，他当选为伦敦皇家内科医学院院长。

6　托马斯·蒙德福特（Thomas Moundeford，1550 年—1630 年）是一位英国学者和医生，曾三次担任伦敦皇家内科医学院院长。

7　1622 年，蒙德福特出版了一本总结经验的作品《好人》（*Vir Bonus*）。他在其中赞扬了国王，谴责了吸烟。

8　威廉·帕迪（William Paddy，1554 年—1634 年）是一位英国皇家医生，1591 年 10 月 22 日，他在牛津大学获得医学博士学位。曾四次担任伦敦皇家内科医学院院长。

9　老鲍德温·哈米（Baldwin Hamey the Elder，1568 年—1640 年）是一位在伦敦定居的比利时医生。

位年轻人正要前往莱顿。托马斯·温斯顿曾经在帕多瓦求学，[1]后来被任命为格雷沙姆学院的医学教授。由于他去世后出版的《解剖学》著作中存在遗漏，因此我们从善意的角度希望温斯顿就别到场了。据我所知，这部著作与《蒙克卷》的说法相反，[2]其中并没有关于新学说的内容。作为一个老帕多瓦人，刚从其解剖学校毕业的约翰·克雷格不会缺席。[3]玫瑰十字会成员弗拉德势必会在场；[4,5]或许是被反对盖伦学说的传言吸引，弗拉德多次被学院拒之门外；此外，他也不会缺席所谓的"物理学与神学捐赠者"的节日。当然，在这样的场合里，那个出色的阿伯丁人亚历山大·里德也会来到现场，[6]彼时他的作品《人体描述》刚刚出版，其中对于血管系统的描述非常详细。里德不仅是一位优秀的解剖学家，还是我们最杰出的外科学院士之一，同时也是一位慷慨的捐赠者。根据之前的说法，如果他转变信仰并非年龄的原因，那么就可能是因为里德年轻的缘故，尽管其作品中涉及的哈维学说比较浅显，但是依然可以从其《手册》的后期版本（第5版）中发

1　托马斯·温斯顿（Thomas Winston，1576年—1655年）是一位英国医生。1615年10月25日，他被选为格雷沙姆学院的医学教授。在他去世后，其解剖学讲座内容于1659年和1664年在伦敦出版。在血液循环方面，温斯顿没有原创的发现，并且持有错误的观点。

2　伦敦皇家内科医学院名册，通常被称为《蒙克卷》（Roll of the College），是包含其成员的传记参考书。源自英国医生与医学史家威廉·蒙克（William Munk，1816年9月24日—1898年12月20日）。

3　约翰·克雷格（John Craige，生卒年不详）是一位苏格兰医生，做过詹姆斯六世的医生。

4　玫瑰十字会（Rosicrucianism）是中世纪末期的一个欧洲秘传教团，以玫瑰和十字作为它的象征。玫瑰十字会的问候语是"愿玫瑰在你的十字上绽放"。

5　罗伯特·弗拉德（Robert Fludd，1574年1月17日—1637年9月8日）是一位英国医生、神秘主义者、占星家和哲学家。他在英国牛津大学学习医学，后前往欧洲大陆继续深造，深受神秘主义和哲学思想的影响。他在医学领域主要研究疾病的治疗和人体解剖学。在神秘主义领域，他的作品提供了深奥的象征和隐喻，主张通过研究自然界的规律以认识上帝的存在。

6　亚历山大·里德（Alexander Reid，约1586年—1643年）是一位苏格兰医生与哲学家，曾经担任英格兰国王查理一世的医生。他还是苏格兰哲学会的成员之一，研究自然哲学和伦理学等方面。著作包括《自然哲学的原则》（The Principles of Philosophy Natural and Politic）和《道德哲学》（The Moral Philosophy）等。里德完全沉浸在他那个时代的知识中，无法接受哈维关于血液循环的伟大学说。

现。[1] 然而我们会想念"始终赞美医学"的诗人洛奇，[2] 因为他最近开始动身前往欧洲大陆。我们可以确定，哈维在帕多瓦的老同学们，福蒂斯库、福克斯、威洛比、蒙塞尔与达西，[3] 一定会亲自到场向他们的朋友与同事致敬；至于爱德华·李斯特，[4] 他也是哈维在帕多瓦的校友，并且是李斯特家族中的第一位医生，而其后人中还涌现出两位名医与一位巨匠。出席的院士、会员、医师与学生只有大约四十人，所以这不是什么大型聚会；但是由于该讲座是学术界的一件大事，因此会有许多热情聪慧的非专业人员参与，他们被称为"猎奇者"，就像迪格比、阿什莫尔与佩皮斯那类人一样。[5] 在整个 17 世纪，解剖学讲座对他们的吸引力等同于戏剧。主讲人需要用拉丁语授课，其间还要穿插英语单词图表，围观的人可能要比理解的人更多。正如托马斯·布朗爵士在外科大厅讲课时向他的儿子爱德华所指出的那样。

1　即 1634 年出版的《解剖学手册》（*Manual of Anatomy*）。

2　托马斯·洛奇（Thomas Lodge，约 1558 年—1625 年 9 月）是一位英国作家和医学家。他在 16 世纪末和 17 世纪初活跃于英国文坛，著有多部戏剧、小说和其他文学作品。

3　安东尼·福蒂斯库（Anthony Fortescue，1534 年—1608 年）是一位英国医生。他曾在牛津大学学习，后来成为一名杰出的医生和外科医生，为女王伊丽莎白一世及其王室服务。

　　西米恩·福克斯（Simeon Fox，1568 年—1642 年）是一位英国医生。1634 年—1640 年，曾经担任伦敦皇家内科医学院院长。

　　理查德·威洛比（Richard Willoughby，？—1617 年）是一位英国医生。他是伊丽莎白时代最杰出的医生之一，出版过多部医学著作，对外科手术和急诊医学的发展做出了贡献。他还在自己的私人博物馆中收集了大量的植物和动物标本，并编写了一份详细的标本目录。

　　彼得·蒙塞尔（Peter Mounsel，生卒年不详）是一位英国医生。1605 年，他被任命为格雷沙姆学院的医学教授。

　　罗伯特·达西（Robert Darcy，1582 年—1618 年 3 月 16 日）是一位英国医生。他曾是威尔士亲王亨利·弗雷德里克·斯图亚特的侍从官。

4　爱德华·李斯特（Edward Lister，1556 年—1620 年 3 月 27 日）是一位英国医生，曾经做过伊丽莎白女王和詹姆士一世的医生。

5　肯尼姆·迪格比（Kenelm Digby，1603 年 7 月 11 日—1665 年 6 月 11 日）是一位英国外交官，也是一位享有盛誉的自然哲学家、占星家。

　　伊莱亚斯·阿什莫尔（Elias Ashmole，1617 年 5 月 23 日—1692 年 5 月 18 日）是一位英格兰古董收藏家，皇家学会的创始成员之一，他的藏品形成了阿什莫林博物馆的基础。

　　塞缪尔·佩皮斯（Samuel Pepys，1633 年 2 月 23 日—1703 年 5 月 26 日）是一位英国托利党政治家，历任海军部首席秘书、下议院议员和皇家学会会长，但他最为后人所熟知的身份是日记作家。

我们不仅非常幸运，或许也是绝无仅有，本次讲座的手稿在参考书目中得以保存，而我们则可以逐步追踪整个演示过程。由于需要详述整个胸腔器官的解剖，因此这是一个漫长且艰巨的过程。我敢肯定，上下午讲座之间的休息时间很长。正如佩皮斯所描述的那样，"足够享用一顿丰盛的正餐"。1663 年 2 月 27 日，他与哈维的学生斯卡伯勒一起去了外科医生大厅，[1] 并且得到了"极为隆重的礼遇"。临近结束时，哈维使用新颖与现代的术语讨论了心脏的结构与功能，然后通过几句话对上述问题的结论进行了概括。而《系统解剖学》（1886 年由学院出版）中的表述如下：

> 威廉·哈维：
> 它由心血管系统的结构决定，
> 总是经过肺部转运至主动脉，
> 就像水力鼓风提水的噼啪声，
> 通过关闭动静脉之间的通路，
> 血液才能跟着心跳循环运动。

在演讲厅里，可能很少有人理解这些话的全部含义，对一些人来说，这些话似乎是整场演示的一个瑕疵；对另一些人而言，也许都怀着聆听圣安东尼著名布道后的敬畏之情：[2]

> 他们的心中充满喜悦，

1　查尔斯·斯卡伯勒（Charles Scarborough, 1615 年 12 月 29 日—1694 年 2 月 26 日）是一位英国医生和数学家。在牛津大学时，他是威廉·哈维的学生，后来两人成为密友。
2　帕多瓦的安东尼（Antonio di Padova, 1195 年 8 月 15 日—1231 年 6 月 13 日）是一位葡萄牙天主教神父和方济各会的修士。他因有力的布道、专业的经文知识以及对穷人和病人不灭的爱和奉献而闻名，他是教会历史上最快被封为圣徒的人之一。

但仍对过去情有独钟,

他们在回到自己家后,思考着明天即将开始的"精神盛宴",猜测这位讲者在那时会说些什么。

有一件事可以确定,讲座证明了哈维是一位经验丰富的解剖学家,并且精通从亚里士多德到法布里修斯的文献。在学院图书馆的一次入门演讲中,约翰·亨特对医学生们指出:"我不会对自己没有见过的事情发表意见。"虽然哈维可能同意约翰·亨特的观点,但是他不会附和其另外一句话:"我不是一个经常读书的人。"在关于胸腔解剖的手稿中,或者正如他所说的"会堂"讲座中,出现了对约二十位作者近一百处的引用。

很遗憾我们没有关于梅尔纳或里德等人当时对新理论印象的记载,尽管哈维明确表示这些理论每年都会被教授并且得到深入阐述。据我所知,没有任何参考资料表明此类讲座对医学界产生了即刻影响,事实上,这些讲座的内容也许从未超出学院的圈子。我们并非没有作者听到反响的第一手资料:"这些观点与往常一样,有些人比较满意,有些人不太满意;有些人指责和诽谤我,并将我敢于违背解剖学界的清规戒律视为罪行;其他人则希望对于这些新事物作进一步的解释。"

对于我们来说,很难理解那些每年聆听"会堂讲座"之人的心态。与我们牢固掌握的实证知识一样,他们的观点基本上没有超越某个范围:"伟大的希波克拉底让我们对它铭记在心,盖伦则千百次地灌输了同样的内容,阿拉伯部落的王子阿维森纳也已将其印证。"[1]以上事实反映了他们的思维状态,而像体循环这种谬论简直无法理喻;不过哈维这样的才

---

1 阿维森纳(Avicenna,也被称为 Ibn Sina,伊本·西那,980 年—1037 年 6 月)是一位波斯医学家、天文学家、哲学家和文学家。他被认为是伊斯兰文化中最重要的哲学家之一,被尊为"东方亚里士多德"。其著作包括《医典》。

华横溢之人会被宽容，正如我们会善待自己朋友们的奇思妙想一样。

为何哈维推迟了十二年才发表其观点，这个问题既没有答案也很难解释清楚。他似乎属于那种在每个时代都常见的有趣人物，虽然在理论方面知之甚多可是又不善于写作。值得注意的是，这种知识缄默已经成为某些最伟大发现者的重要精神特征。或许哥白尼也是如此。据说，由于他非常害怕人们的偏见，因此把《天体运行论》搁置了 30 年。从哈维的表述来看，几乎同样的原因限制了他的作品出版。对于肺循环来说，在盖伦与哥伦布的权威加持下，人们"将会给予他们充分的信任"。但是体循环"具有非常新颖与前所未闻的特点，我不仅担心个别人的嫉妒会对自己造成伤害，而且害怕会与社会中的大多数人为敌。众多风俗习惯已经成为另一种天性，而学说一经传播后便会根深蒂固，从古至今对所有人产生影响"。他觉得，正如他对里奥兰所言，质疑那些经过漫长岁月洗礼并带有古老权威的学说在某种程度上是一种犯罪。但是他向无惧古代传统、超越古人权威的大自然发出呼吁。在敢于公布一些最伟大的真理之前，人们已经自觉拥有它们许多年。例如，纳皮尔花了 20 年发展对数理论，[1] 培根把《新工具》放在身边 12 年，[2] 并且年复一年地对它进行完善。实际上，罗利说他看到了 12 份副本。[3] 此外，英国人的另外两项重要发现也有同样奇特的历史，并且只有它们可以说比证明血液循环理

1　约翰·纳皮尔（John Napier，1550 年 2 月 1 日—1617 年 4 月 4 日）是一位苏格兰数学家、物理学家兼天文学家。他最为人所熟知的是发明了对数，并且对小数点的推广也有贡献。

2　全名《新工具：或解释自然的一些指导》。培根在《新工具》中，针对亚里士多德关于逻辑和三段论的著作《工具论》，提出了他认为优于三段论的新逻辑体系。通常认为，此书是对现代科学的方法进行论证的最早著作之一，奠定了现代科学发展的方法论基础。

3　威廉·罗利（William Rawley，约 1588 年—1667 年）是一位 17 世纪的英国牧师，还是一位知名的学者和作家。他曾经是弗朗西斯·培根的秘书和好友，并在培根去世后成为他的遗产管理人。1626 年，培根去世前将其论文赠给了他。其著作包括《弗朗西斯·培根的生平》（*The Life of the Right Honourable Francis Bacon*）等。

论更伟大。扎卡利亚·伍德称哈维是小世界的预测者，[1] 以区别于另一位首先探索大世界的英国人。但艾萨克·牛顿比两者更伟大，他掌握了宇宙循环的秘密，并且在发表《原理》之前默默思考天体运动二十多年。[2] 从 1842 年写下草稿到《物种起源》问世，时间已经过去了 17 年；如果从 1836 年的笔记注释日期算起，那么我们对达尔文理论的初步了解已经超过 20 年。在哈维的案例中，这种知识分子的缄默，这种"离开避风港"（正如他所说）的犹豫，让我们付出了沉重的代价。所幸一次机缘巧合给我们带来了《论生灭》。学院非常感谢乔治·恩特爵士在 1650 年的圣诞到访。[3] 由于他的描述极其生动，因此我们要把这部英国医学杰作归功于他。我们本来可以省去多少篇十七世纪的论著，以拥有一部符合其《心血运动论》的《医学实践》啊！在哈维的手稿笔记与已发表著作中散落着一系列令人瞩目的案例，我们可以从中了解到其前瞻性医学观察具有多么大的启发性。哈维撰写过关于《呼吸：医学解剖学》或《解剖学在医学中的应用》的"专著"，正如他所说，"我也打算出版"。除此之外，还包括"根据他的观察"完成的《动物运动器官》《昆虫生殖》以及梅雷特博士提到的其他作品，[4] 可能都在那些恶人洗劫他在白厅的房间时遗

---

1 扎卡利亚·伍德（Zachariah Wood，1608 年—1664 年）是一位杰出的英国解剖学家与医学教育家。他曾在荷兰著名的莱顿大学学习医学，并在那里成为威廉·哈维的学生。他也是哈维《心血运动论》鹿特丹版本序言的作者。

2 指 1687 年出版的《自然哲学的数学原理》（*Philosophiæ Naturalis Principia Mathematica*）。本书尝试给出在理想情况和实际情况下，天体与普通物体所遵守的运动定律。

3 乔治·恩特（George Ent，1604 年 11 月 6 日—1689 年 10 月 13 日）是一位 17 世纪的英国科学家。恩特最著名的理论建立在哈维的基础上，他被称为是威廉·哈维最亲密的朋友，继承哈维在解剖学领域的研究。1641 年，恩特最重要的解剖学著作《代表血液循环辩护》（*Apologia pro circulatione sanguinis*）完成，它为威廉·哈维的《心血运动论》（*de Motu Cordis*）一书的理论进行了辩护，直接回应了埃米利乌斯·帕里西亚努斯（Emilius Parisianus）的批评。

4 克里斯托弗·梅雷特（Christopher Merrett，1614 年 2 月 16 日—1695 年 8 月 19 日）是一位英国医生与科学家。1662 年，梅雷特首次描述了如何在葡萄酒中添加糖使其发酵成起泡酒。

失了。[1,2]

　　"虽然木已成舟，但我相信对真理的热爱与开明思想所固有的坦率。"哈维用这些话来安慰自己，因为他从经验中知道，即使是发表部分作品（他在一个地方称之为小册子），也会引起一场风暴。在 1653 年《心血运动论》英文版的序言中，扎卡利亚·伍德表达了他同时代许多人的感受："确实是个大胆的学者，扰乱医生安静的人啊！煽动医学界的另类啊！你是首个敢于挑战医学界几个世纪以来所公认观点之人。"阿姆斯特丹的德·巴赫描述了教师们所处的困境："我认真研究了这个新理论，一开始似乎很容易被驳倒，但经过公正的权衡，再加上我自己的观察，我发现它是无懈可击的，而且还要张开双臂拥抱（践行真理的痛苦）。我应该怎么做呢？必须抛弃希波克拉底，必须蔑视盖伦吗？不，如果我们用理性与感觉去追寻真理，那么我们仍然是希波克拉底的学生，我们仍然是盖伦的弟子。"

　　接下来 30 年的历史说明，洛克格言在争取人们接受的斗争中所反映出的真理。这是故事中最有趣的部分。它应该以更长篇幅与更多细节来讲述，并且应该超过我现在所能提供的内容。通过其强大的个人魅力与反复演示，哈维促使整个学院接受了新观点。与其说我们有任何直接证据可以支持，倒不如说是院士们对他的尊敬与爱戴。这本书在 1628 年问世时并未引起轰动。它与文学作品的轰动不同，而这在划时代的作品中并不罕见，由于作者远超他们同时代的人，因此被迫处于曲高和寡的境地。同样的事件也发生在牛顿的《原理》上，正

1　原文用的是"彼列之子"（sons of Belial），出自《撒母耳记上》（2:12）。在希伯来语中，Belial 象征着"无赖""破灭"等可归于"恶"的意思。

2　白厅是英国伦敦威斯敏斯特市内的一条大道，这里是英国政府中枢的所在地，因此"白厅"一词亦为英国中央政府的代名词。街道周边的区域也可称为"白厅"。

如威廉·配第爵士所言，[1] "我从未见过一个欣赏这本书的人"。

在英国人中，只有普里姆罗斯在最严格的盖伦学派中长大，[2] 而他当时还不是院士。1632 年，他立足旧学说写了一篇批评文章，并且经过 12 年仍然未被说服，就像他与雷吉乌斯之争显示的那样。在英国，仅有一篇支持心血运动论的专题论文发表，作者乔治·恩特爵士是哈维的学生与朋友。1641 年，他专门撰文反驳威尼斯人帕里西亚努斯，[3] 一个完全不值得他浪费笔墨的敌人。在大学里，新学说通过格利森的影响迅速在剑桥获得了认可，[4] 而这为牛津大学带来了短暂但辉煌的科学复兴。著名的沃利斯在自传中提到的一件小事，反映了这个话题早期是如何在大学里得到传播的：[5] "我把医学与解剖学的理论部分纳入自然哲学，此外，正如格利森博士后来告诉我的那样，我是他的学生中第一个（在公开辩论中）支持血液循环的人，虽然这确实是一个新理论，但是我并没有从医的打算。"虽然已经到了（17 世纪）30 年代初，可是旧观念却很难被取代。直至 1651 年，我们发现像波义耳与配第这样的"隐形学院"精英，仍在爱尔兰一起进行了确认血

1　威廉·配第（William Petty，1623 年 5 月 27 日—1687 年 12 月 16 日）是一位英国经济学家、医生、科学家与哲学家。他提出了许多现代经济学领域的重要概念，包括国民收入、劳动力、商品生产和价格。此外，配第还对解剖学、生理学和医学做出了贡献。他的著作《人体解剖学》(*The Anatomy of the Human Body*）是当时最受欢迎的解剖学教科书之一。

2　詹姆斯·普里姆罗斯（James Primrose，？—1659 年）是一位英国医生。他反对威廉·哈维的血液循环理论。1654 年，普里姆罗斯在论文里描述了静脉注射，并且成功地将其应用于临床实践中。他在外科领域的贡献包括开展培训和推广使用麻醉药物，以及研究创伤和创口愈合的方法。

3　埃米利乌斯·帕里西亚努斯（Emilius Parisianus，具体不详）是一位十六世纪的威尼斯医生，他的工作在医学领域非常有影响力，被认为是那个时代的主要医学权威之一。但是他反对威廉·哈维的血液循环理论。

4　弗朗西斯·格利森（Francis Glisson，1597 年—1677 年 10 月 14 日）是一位英国医生、解剖学家与医学作家。他提倡将医学教育重点从理论转向实践，鼓励学生参与临床实践和实验研究。此外，他还创立了英国的第一个解剖学实验室，并将其视为医学教育的重要组成部分。

5　约翰·沃利斯（John Wallis，1616 年 11 月 23 日—1703 年 10 月 28 日）是一位英国数学家，他对现代微积分的发展有所贡献。沃利斯是牛顿的同时代人，也是早期数学文艺复兴时期最伟大的知识分子之一。他被认为引入了符号 ∞ 来表示无限的概念。他曾辩倒其老师弗朗西斯·格利森的血液循环理论。

液循环理论的实验。

新观点花了更长的时间才进入当时的教科书。在这个时期的作品中，没有哪本书比克鲁克的《人体》（出版于 1615 年与 1631 年）更能让人了解彼时伦敦的解剖学与生理学教学现状。[1]这本书是参考了维萨里、帕拉提努斯、普拉塔利乌斯、劳伦修斯、瓦尔维达图斯、鲍奇努斯等人观点的集大成之作，[2]还有在理发师–外科医师公会上讲授解剖学课程教授的评注。在第一版的序言中，克鲁克谈到他从学院举办的戴维斯博士的讲座中收获颇丰。[3]在第二版中，没有迹象表明他从戴维斯博士继任者的指导中获益。盖伦的观点被默许遵循，偶有一些轻微的差异。该书之所以提及哥伦布关于肺循环的观点，是因为要把它当作冗余和错误加以否定。温斯顿博士曾经在格雷沙姆学院担任教授，他在自己的解剖学讲座中没有提到新学说，并且这些文稿在他去世后的 1651 年才得以出版。上述事件反映的特殊意义在于，直到《心血运动论》公布这么多年之后，宣扬盖伦生理学的著作还能大行其道。在当时流行的解剖学教科书《亚历山大·里德手册》中，[4]哈维的观点在第五版中得到了部分体现，正如里德在序言中所述，《心血运动论》是一部全新的作品。虽然他是个年事已高的人，但这些内

1　赫尔基亚·克鲁克（Helkiah Crooke，1576 年—1648 年）是英国国王詹姆斯一世的宫廷医生。他最著名的作品是解剖学教科书《微观宇宙：对人体的描述》（*Mikrokosmographia, a Description of the Body of Man*）。

2　马泰乌斯·普拉塔利乌斯（Matthaeus Platearius，? —1161 年）是一位来自意大利萨勒诺医学院的医生。据说，他最著名的作品是《关于草药的用途》（*De Simplici Medicina*）。这是一本介绍草药的药理作用和治疗效果的著作，被翻译成多种语言，并在中世纪和文艺复兴时期广泛使用。除了草药学方面，普拉塔利乌斯还著有《内科学》（*Practica Medicinae*）和《外科学》（*Cyrurgia Magistri Matthaei Platearii*）等著作。

　　劳伦修斯（Laurentius，生卒年不详）是一位法国医生与炼金术士。

3　托马斯·戴维斯（Thomas Davies，? —1615 年）是一位英国医生。他最知名的作品是对希波克拉底的医学著作《流行病学》（*Epidemiae*）的翻译和注释，这本书被认为是英国医学史上的经典之作。1608 年 6 月 5 日，戴维斯博士被任命接替邓恩博士担任卢姆莱恩讲师，一直到去世。

4　指的是里德撰写的《解剖学手册》（*Manual of Anatomy*）。

容非常引人入胜，而且，就像他说的那样，"沙漏急迫，所剩无几。"作为哈维的学生，海默是一位来自多塞特郡的杰出解剖学家。[1] 在那部出版于 1651 年的名著《解剖学》中，海默对于导师的观点进行了最精辟的阐述，而这些内容在当时的所有专著中闻所未闻。此外，他还敦促其读者将学习《心血运动论》作为获取正确知识的"源泉"。他引用了一句适合那个时代的格言：我们赞美历史，但是立足现实。[2] 但即使到了 1671 年，里奥兰作品的英文版中也仍然保留了旧观点。[3] 然而，对哈维观点的认知肯定已经传播开来。这种情况不仅发生在行业内部，并且还存在于众多感受到新科学精神的卓越人士中。肯尼姆·迪格比一定是从交谈或卢姆莱恩讲座（毫无疑问，他经常参加）中了解到哈维有关动物生殖观点的信息，因为在 1644 年其两篇著作问世之时，[4] 这些观点还没有在任何地方发表过。他很清楚哈维阐述的血液运动，并且在制备他发明的伟大解毒剂时研究了毒蛇心脏的作用。然而，迪格比与笛卡尔一样，无法将自己从旧观点中解放出来，正如以下段落所显示的那样："但是，如果你想沿着每条通路追踪血液，跟随它从心脏环绕身体的进程，直到血液再次返回它的中心，那么，哈维医生，谁能把这个问题彻底厘清，谁就是你的领路人。他将向你演示血液如何从心脏通过动脉发出：它由此开始继续温暖肌肤，

1　纳撒尼尔·海默（Nathaniel Highmore，1613 年—1685 年）是一位英国解剖学家与外科医生。他描述了人体中许多骨骼部位的结构和功能。1651 年，其著作《解剖学》出版，对血液循环进行了准确的描述。

2　出自古罗马诗人奥维德的作品《岁时记》（*Fasti*）第一卷。

3　让·里奥兰二世（Jean Riolan II，1577 年 2 月 15 日或 1580 年 2 月 15 日—1657 年 2 月 19 日）是一位法国解剖学家。他对于威廉·哈维的血液循环理论持有不同观点。里奥兰计算过，血液通过血管到达身体的四肢，每天只返回心脏两到三次。他还推测，血液经常在静脉中起伏，并被身体的不同部分作为营养品吸收。里奥兰不认为心脏推动了血液，相反，他提出血液使心脏保持运动，类似于溪流推动水磨的车轮。本文中提到的里奥兰多指让·里奥兰二世。

4　1644 年，迪格比发表了两篇重要的哲学论文：《身体的性质》（*The Nature of Bodies*）与《论理性灵魂的不朽》（*On the Immortality of Reasonable Souls*）。

直到它抵达某些身体末端；而到了那时，它已经变得如此凉爽（由于长期离开其热源，并且在没有任何新供给的情况下，消耗了自己的精神储备），以至于它需要再被加热；它发现自己又回到了心脏，并在那里重新被加热，之所以回流是通过静脉进行，是因为供血只能由动脉完成。"

威廉·坦普尔爵士生动地诠释了当时知识分子的市侩心态，[1]他们只是期待着立竿见影的效果。他在谈及哈维和哥白尼的工作时说道："这些成果无论是源自现代发现还是衍生于古代基础均存在争议。甚至它们是否真实也存在疑问。虽然理性似乎比异议更倾向于这些理论，但是感性很难允许他们做出这种判断。为了满足人类的需求，这两者必须同时存在。但是，如果这两项伟大发现真实存在，那么它们既没有改变天文学的结论，也没有改变医学的实践，因此对世界没有什么用处，尽管对发现者来说或许是莫大的荣誉。"我们非常高兴地注意到，以标新立异著称的老朋友托马斯·布朗爵士，宣布他更看重血液循环理论而非发现美洲大陆。

关于哈维的观点在荷兰与德国的接受情况，威利斯的描述已经非常翔实，[2]没有什么内容可以补充。笛卡尔的早期宣传与大力倡导肯定影响了荷兰医生。但是在这一点上，就像在其他许多事情上一样，由于他早年受到的影响过于强大，因此无法摆脱"传统观念"的束缚。关于血液循环的发现，他说，这是"医学上最巧妙与最实用的东西"。"他认为心脏的运动与哈维的观点截然相反"，他坚称这是源于精神

1　威廉·坦普尔（William Temple，1628 年 4 月 25 日—1699 年 1 月 27 日）是一位英国外交家、政治家与散文家。他担任过多个高级职位，包括英国议会议员、外交官和王室顾问，对英国国内外政治事务有重要影响。

2　托马斯·威利斯（Thomas Willis，1621 年 1 月 27 日—1675 年 11 月 11 日）是一位英国医生，在解剖学、神经学与精神病学的历史上发挥了重要作用。他最著名的发现是"威利斯环"，即大脑底部的动脉环。此外，他还创造了糖尿病（diabetes mellitus）中 mellitus 这个术语。

物质的沸腾，相当于一种存在其中的发酵剂。在荷兰，有关血液循环的讨论要比其他地方更活跃。德雷克、瓦莱乌斯、雷吉乌斯、普莱皮乌斯、西尔维乌斯、德·巴赫、康林、巴托林（丹麦人）等人的著作对整个问题进行了非常彻底的探讨。[1] 他们与霍夫曼和施莱格尔等人的观点被威利斯提及，[2,3] 并且得到了里奥兰更加详细的介绍。

在经常被人们引用的说法中，哈维"不仅征服了嫉妒，还在其有生之年建立了一个新学说"，霍布斯的说法在英格兰与荷兰是正确的。但在法国远非如此，它在那里遭遇了激烈且持久的敌意。作为当时欧

1　罗杰·德雷克（Roger Drake，1608 年—1669 年）是一位英国医生。他致力于探索传染病的预防和治疗，并强调了卫生和公共健康的重要性。他为威廉·哈维的血液循环理论进行了辩护，并在第二年受到了詹姆斯·普里姆罗斯的攻击。

约翰内斯·瓦莱乌斯（Johannes Walaeus，1604 年—1649 年）是一位荷兰医生，主要从事解剖学与生物医学研究，曾担任莱顿大学医学教授。他是早期循证医学的支持者之一，提出了"观察、实验、比较"三步法，并将解剖学应用于临床实践。他的主要著作包括《解剖学讲义》和《药理学讲义》等。

亨里克斯·雷吉乌斯（Henricus Regius，1598 年 7 月 29 日—1679 年 2 月 19 日）是一位荷兰哲学家与医生，他从 1638 年起担任乌得勒支大学的医学教授。他在 1641 年出版了《哲学启蒙论》（Fundamenta philosophiae），对 17 世纪欧洲的哲学和科学有着重要的影响。

普莱皮乌斯（Vopiscus Fortunatus Plempius，1601 年—1671 年）是一位荷兰外科医生。1633 年，普莱皮乌斯被任命为鲁汶大学的教授。他花了 30 年时间将阿维森纳著作《医典》前两部的阿拉伯语文本以及第四部中有关发烧的章节翻译成了拉丁文。

弗朗西斯库斯·西尔维乌斯（Franciscus Sylvius，1614 年—1672 年）是一位荷兰医生、化学家、生理学家与解剖学家。他在药理学、生理学与病理学领域做出了许多贡献。此外，他也是威廉·哈维工作与理论的早期支持者。

德·巴赫可能指的是约翰·海因里希·伯克勒（Johann Heinrich Boeckler，1611 年—1672 年），他是一位德国博学家。

赫尔曼·康林（Hermann Conring，1606 年 11 月 9 日—1681 年 12 月 12 日）是一位德国知识分子。他对医学、政治和法律的研究做出了重大贡献。康林首先致力于医学，对血液循环进行了重要的研究，在职业生涯的后期，他则致力于政治。

托马斯·巴托林（Thomas Bartholin，1616 年 10 月 20 日—1680 年 12 月 4 日）是一位丹麦医生、数学家和神学家。他最著名的工作是发现了人类的淋巴系统。此外，他还发现了在压力下气体体积会减小的规律（巴托林定律），并发表了关于光学、天文学和物理学的论文。

2　弗里德里希·霍夫曼（Friedrich Hoffmann，1660 年 2 月 19 日—1742 年 11 月 12 日）是一位德国医生与化学家。他在医学和化学领域都有着杰出的贡献，其医学研究涵盖了多个领域，包括生理学、解剖学、药理学和病理学等。霍夫曼的化学研究主要集中在无机化学与药物化学领域。他发现了多种重要的化学物质，包括硝酸铵与氯化铵等。

3　保罗·马夸德·施莱格尔（Paul Marquard Schlegel，1605 年 8 月 23 日—1653 年 2 月 20 日）是一位德国医生、解剖学家，也是血液循环理论的早期支持者。

洲最系统与最重要的高等学府之一，巴黎大学医学院在哈维生前与去世后的若干年里，始终拒绝接受血液循环的观点。在盖伊·帕廷与其朋友里昂的斯彭与法尔科内以及贝林父子联系的信件中，[1, 2, 3] 这段历史得到了生动的描绘。尽管哈维有各种缺点，特别是他非常吝啬，但人们对于这位敬爱的长者定会产生最深切的同情。他崇拜的圣贤是希波克拉底和盖伦，费尔内尔和杜雷，他敬仰的老师是皮耶特和里奥兰。[4, 5] 对于他来说，血液循环只是一个独具匠心的悖论。作为这样一位热爱书籍与优秀文学之人，一切都可以被原谅。在哈维的信中，我们饶有兴趣地关注着他与劲敌的激烈斗争，其中就包括愚弄人们与医生的各种大师、恐血症患者、炼金术士、占星家与顽固派，或者就像他所说的——黑暗势力。对于他来说，某些经典的危险性要低于帕拉塞尔苏斯的作品，但日内瓦新版的出现令他深感痛惜。激起帕廷反感的不是他对血液循环的深刻领悟，而是出自他个人对盖伦的崇敬和与里奥兰的友谊。帕廷认为哈维的新学说非常荒谬，他用拉丁语暗指其支持者为江湖郎中。1652 年，帕廷写信给斯彭说，血液通过心

1　盖伊·帕廷（Guy Patin，1601 年—1672 年 8 月 30 日）是一位法国医生与文学家。1650 年—1652 年，帕廷担任巴黎医学院的院长，并从 1655 年开始担任法兰西学院的教授。帕廷是一位遵循传统的医生，他反对血液循环理论。帕廷作为一名科学家并不出类拔萃，但他的信件是医学史学家参考的重要文献。

2　夏勒·斯彭（Charles Spon，1609 年 12 月 25 日—1684 年 2 月 21 日）是一位法国医生、古希腊与古罗马文化学者。他的学术成就包括希腊文学、希腊语言学、考古学、解剖学和医学等领域。

3　安德烈·法尔科内（André Falconet，1612 年 11 月 12 日—1691 年 4 月 24 日）是一位法国医生与生物学家。他的研究领域包括解剖学、生理学、药学和植物学等。

4　让 - 弗朗索瓦·费尔内尔（Jean-François Fernel，1497 年—1558 年 4 月 26 日）是一位法国医生和数学家。他提出了"生理学"一词来描述对身体功能的研究。他在解剖学、生理学和医学方面进行了深入的研究，并发表了许多关于人体结构和功能的重要著作，被誉为"现代生理学之父"。

　　路易斯·杜雷（Louis Duret，1527 年—1586 年 1 月 22 日）是一位法国医生。他在解剖学方面做出了许多重要的贡献，包括对人类器官与组织进行描述和命名。杜雷坚信希波克拉底学说，并植根于古代医学实践。

5　让·里奥兰一世（Jean Riolan，1539 年—1606 年）是一位法国解剖学家。1585 年—1586 年，他担任巴黎大学医学院院长。儿子让·里奥兰二世继承了他的事业。

脏隔膜还是肺部的问题悬而未决。1659 年，帕廷承诺给他寄一部维尼安反对血液循环理论的作品。更匪夷所思的是，直到 1670 年，即哈维去世后 12 年，医学学士科戴尔在论文里公开讨论了血液循环问题，而主持会议的盖伊·帕廷当即予以否定。他将哈维的血液循环理论描述为巧言令色者的凭空杜撰。之所以下面的整段话值得引用，是因为这可能是迂腐的盖伦主义者最后一次谴责似乎是异端的言论。"假设血液总是在循环流动，它从上腔静脉汇入右心房，接着穿过各层肺部组织，通过肺静脉回到左心房，并且最终从这里被射入主动脉与所有动脉，然后血液将继续通过静脉系统回流至心脏。他通过这种方式实现了一个循环，尽管没有任何证据支持，但这就是哈维的痴心梦想，一位巧言令色者的凭空杜撰。血液循环这种说法，是闲来无事的异想天开，就像在云雾拥吻了狮子之后，诞下人头马与怪兽一样荒谬。"

正如我所说的那样，我们对于哈维可以尽显宽容，因为他给我们留下了一幅 17 世纪的生活画卷，而这幅作品是由大师之手在无意间所绘制完成。我们透过偏见与仇恨的迷雾意识到，人们已经开始鼓足勇气用理智反抗当时许多治疗方法中的故弄玄虚。

尽管帕廷是巴黎大学医学院的教授与杰出的讲师，但其学术地位在当时并不显赫，他的反对意见也不像里奥兰那样重要。正如哈维生动而真实地描绘的那样，"作为儿子的里奥兰二世，是巴黎大学最有经验的医生，尸体解剖大师，国王的教授，解剖学系与药物学系主任，路易十三母亲的首席医生。"在父亲的熏陶下，他将希波克拉底与盖伦视为全部智慧的源泉。里奥兰的热情随着年龄与日俱增，最终则是把"维护盖伦医学"作为其毕生追求。令人深感遗憾的是，这种精神盲目竟然使一个真正的伟人受到打击。因为他是一位杰出的解剖学家与教师，当时最优秀的解剖学教科书作者，一位头脑清晰、精通文学的成功医生，并且多年来一直是法国解剖学界的领袖。

由于此人的反对意见很受重视，因此自然会产生深远的影响。里奥兰并不满足于 1648 年《解剖学与病理学手册》中相对简短的表述，他于次年在英国出版了《新解剖学手册》，[1] 其中有很大一部分关乎循环的问题。很可能是里奥兰《新解剖学手册》的出版与馈赠，才促使哈维打破了长期的沉默并做出了回应。1645 年，在完成一篇论文的讨论报告与一份反对声明后，里奥兰就文献部分展开了非常有趣的讨论，其中对于不同作者的观点进行了分析，特别是那些与笛卡尔、康林、瓦莱乌斯以及普莱皮乌斯有关的内容。

1649 年，哈维在剑桥以十二开本形式首次发表的致里奥兰的第二篇论文，很有可能是受到里奥兰后续出版作品的影响，尽管他在这篇论文中并未直接提及这一点。哈维没有意识到其老友又盲又聋，对于一目了然的事实根本视而不见。这个问题与解剖学知识或经验无关，且哈维在这两点上都做了详细说明。里奥兰非常了解自己的身体结构，或者说要强于他同时代的任何人。他并非不愿意，而是看不到其眼前的真理。正如雷诺所说，偶尔有一篇支持血液循环的论文（法贡，[2]1663 年；梅托，1665 年）未被学院察觉，但法国官方直到 1673 年才予以认可，当时路易十四在植物园设立了专门的解剖学讲席，用于传播新发现。

莫里哀的讽刺剧与布瓦洛的《阿雷特滑稽剧》完成了对"反循环

1　1648 年，里奥兰撰写了《解剖学与病理学手册》（*Encheiridion anatomicum, et pathologicum*）一书。

2　盖伊－克莱森特·法贡（Guy-Crescent Fagon，1638 年 5 月 11 日—1718 年 3 月 11 日）是一位法国医生与植物学家。他曾经担任法国国王路易十四的医生，后来又成为法国皇家植物园的负责人，并在该领域做出了很多贡献。此外，他还是巴黎科学院的创始成员之一。

者"的挫败，[1]但我们花了近半个世纪的时间，才克服了那些认为新学说会彻底摧毁古代医学体系之人的反对。

四

即使在自觉拥有阶段茁壮成长，真理也可能不存在实际价值，对人类活动的任何方面都不会带来影响或进步。思想传记中最引人注目的现象之一是，希腊人在为世界带来如此辉煌的开端之后的陨落。他们拥有取得永久成功所需的一切要素：科学的想象力、敏锐的观察力。如果说在希波克拉底时代审视自然的数学方法比实验方法更具优势，那么盖伦则将后者提升到一种直至哈维时代都无法超越的完美程度。就像贡珀茨巧妙诠释的那样，[2]只有当它身处希腊宗教与哲学的真正位置时，我们才会意识到自己对那些"头脑清醒的年轻大师"所欠下的巨债。贡珀茨曾经明确指出，希腊思想在医生实践上具有局限性。但是哀哉！他们点燃的火焰上却撒下了相互倾轧的哲学尘埃与灰烬，然而无论是亚历山大学派的门徒，还是史上医学界最博学之人做出的杰出贡献，都不足以弥补他们的过错。幸运的是，在中世纪的余烬中，到处都闪耀着我们点燃现代进步火焰的煤炭。现代科学与古代科学的区别尤其在于，它对人类需求可以产生富有成效的应用，而这并不是说古希腊人没有想到这一点。但是在过去的一个世纪里，对于生命与物质法则的实践认知已经重塑了世界。在有效运用知识方面，我们在前辈失败的地方取得了成功。但这最后的关键阶段总要缓慢且

1　尼古拉·布瓦洛－德普雷奥（Nicolas Boileau-Despréaux，1636 年 11 月 1 日—1711 年 3 月 13 日）是一位法国诗人与评论家。其代表作为文艺理论专著《诗艺》（*L'Art poétique*），被誉为古典主义的法典。

2　西奥多·贡珀茨（Theodor Gomperz，1832 年 3 月 29 日—1912 年 8 月 29 日）是一位奥地利哲学家与古典学者。他在古希腊哲学、史学与文化史方面都有很高的成就。

痛苦地实现，而这些真理直接源自普通人无法理解的术语。牛顿的伟大著作既没有影响到当时的道德礼仪与行为举止，也没有任何能够向当时的"普通人"解释或说明的直接实际益处；然而，它推动人类思想发生了巨变，就像哥白尼、开普勒、达尔文以及其他人所宣传的真理一样。尽管血液循环不是那么引人注目，但哈维的胜利也具有同样的高度。其中没有任何东西可以立即转化为实际利益，甚至连同时代的西德纳姆都无法掌握与运用。哈维工作的真正价值与其说是在证明血液循环的事实，不如说是在媲美笛卡尔《奇妙的发明》与培根《新工具》的方法。当培根在思考时，哈维已经在行动；在笛卡尔离开他位于拉弗莱什的快乐学校之前，哈维正在使用新方法；《心血运动论》正是以这种方式表明了现代精神与老旧传统的决裂。人们不再满足于仔细观察与准确描述，不再满足于精雕细琢的理论与梦想，而它们只是"无知的常见托词"。但在这里，一位拥有现代科学头脑的学者首次从实验角度解决了一个重要的生理问题，他能够权衡证据而不是轻易否定，并主动让人们从观察中顺其自然地得出结论。人们在听觉时代只局限于声音，人们在视觉时代仅满足于所见。但最终人类迎来了手的时代，并实现了思考、设计和规划。在这本72页的朴素手册中，手作为一种思维工具被重新引入世界，而我们由此可以追溯实验医学的开始。

科学上的任何重大发现都会对医学思想产生相应的影响，这种作用往往在一开始并不明显，且容易以人类努力的差异为特征。随着身体功能的划时代发现，每一代人在对疾病的理解与治疗方面都有非常显著的变化。作为细菌学与内分泌研究的直接结果，我们如今自己也深度参与了毒素与抗毒素、调理素、结核菌蜡与提取物的工作中。在哈维生活的时代有一些自信满满的人，他们与弗洛耶一起对这项发现表示遗憾，[1]认为其未给整个医学实践带来伟大且全面的创新。但如果这位利奇菲尔德的老医生还在世，他就会看到一个直接基于哈维与桑克托留斯的研究、[2]笛卡尔的精彩推理以及贝利尼与博雷利作品的学派崛起。[3,4]机械学派因其坚实的基础而自豪，它以独特的力量吸引着实干家。很快，人类这种"创世的至福缩影"，就被视为"用尺子和圆规标记的土地或木材"，而年长的医生则难以理解当时的医学术语，他们对"车轮和滑轮、楔子、杠杆、螺丝、绳索、运河和蓄水池、筛子和滤网"一无所知，并且就"角度、量筒、速度、叩诊、阻力等诸如此类的术语"开起了玩笑，他们说这些表述与人体的医学知识毫无关系，就像木匠在制作威尼斯糖浆或照护发热患者。一旦被接受，人们就会有一种感觉，即这样重要的发现势必改变疾病的所有常规概念。

如前所述，哈维说自己正在编撰一部遵循其血液循环理论的《医学实践》，并且他很快就习惯了在作品扉页上添加关于新学说的参考资料。甚至里奥兰的《新解剖学手册》也对血液循环理论有所暗示。瓦莱乌斯是一位捍卫哈维学说的坚定支持者，他在 1660 年出版了一部名为《血液循环实践纲要》的小册子，但其中没有任何迹象表明治疗发生了根本性改变。1650 年，罗芬克的《解剖学论文集》出版，[5] 其中包含

<hr />

1 约翰·弗洛耶（John Floyer, 1649 年 3 月 3 日—1734 年 2 月 1 日）是一位英国医生、作家。他最著名的贡献是引入了脉率的测量。此外，他也是英国早期的气象学家之一，他关注气象变化与健康之间的关系，发表了一些关于天气与健康的著作。

2 桑托里奥·桑托里（Santorio Santori, 1561 年 3 月 29 日—1636 年 2 月 25 日）是一位意大利生理学家、医生与教授。他将定量方法引入生命科学，被认为是"现代医学定量实验之父"。桑托里是第一个使用风向标、水流计、脉搏仪和温度计的人。

3 洛伦佐·贝利尼（Lorenzo Bellini, 1643 年 9 月 3 日—1704 年 1 月 8 日）是一位意大利医生与解剖学家。他发现肾小球并描述了其结构和功能。此外，他还发现了尿液的组成和形成过程，

4 乔瓦尼·阿方索·博雷利（Giovanni Alfonso Borelli, 1608 年 1 月 28 日—1679 年 12 月 31 日）是一位意大利文艺复兴时期的生理学家、物理学家与数学家，被认为是现代力学的奠基人之一，其作品《力学的构想》（*Theoricae Mediceorum Planatarum*）是早期研究动物运动的经典之作。

5 沃纳·罗芬克（Werner Rolfinck, 1599 年 11 月 15 日—1673 年 5 月 6 日）是一位德国医生、科学家与植物学家。他在解剖学方面的工作成果颇丰，此外，他还对小儿麻痹和妇科疾病等进行了研究。

了与血液循环理论相关的新旧医学观点。到了 1690 年，就连著名的迪奥尼斯解剖学也开始支持血液循环理论。[1] 由于哈维的《医学实践》书稿丢失，我们无法判断其实践是否有任何变化。摒弃精神与体液学说，必定使他的心非常纠结。其"治疗方法"不受推崇（正如奥布里告诉我们的那样）则代表了反对他的呼声。[2] 比对治疗产生的任何影响都更重要的是，自希波克拉底时代盛行的精神与体液学说瓦解，导致疾病概念发生了不可逆转的改变。就像哈维所说的那样，他承认在某些地方不得不使用生理学术语，也就是当时学术界的语言，但是他在给里奥兰的第二封信中明确表示，他不会接受与《心血运动论》相悖的旧学说。

但是，主席先生，这些感人的掌声在时刻提醒着我，哈维对演讲者所赋予的应尽义务，我们在此要铭记所有捐赠者的名字，敦促其他人以这些前辈为榜样，勉励院士与会员通过实验研究自然的秘密。最后，为了这个行业的荣誉，我们要保持彼此之间的友爱与亲情。我们对哈维最大的敬意莫过于他设立该讲座的质朴话语，它们充分展现出这位伟人的高尚精神与真情实感。毫无疑问，没有人会比他更乐于见我们如今有如此众多的捐赠者，以至于不再需要特别提及第一条训令。人们所能做到的极致就是表达诚挚的感谢，并像我一样在各处提及他们中的代表人物。但是上述这些还远远不够。当我们赞美那些在他们的时代受到尊崇，且至今仍是这所学院引以为荣的名人时，西拉

1　皮埃尔·迪奥尼斯（Pierre Dionis，1643 年—1718 年 12 月 11 日）是一位法国外科医生与解剖学家，法国儿童医院的第一位外科医生。他对外科学的贡献包括对创面的处理方法和对骨折的治疗方法的改进。在解剖学方面，他对人体器官的结构和功能有深入的研究，特别是对心脏和血管系统的研究。

2　约翰·奥布里（John Aubrey，1626 年 3 月 12 日—1697 年 6 月 7 日）是一位英国古文物学家、自然哲学家和作家。他最著名的作品是《威尔特郡自传》，这是一部描写他的家乡威尔特郡历史、传说和习俗的著作。

赫之子的感人话语在提醒着我们:"有些人没有留下记忆,他们就像未曾存在一样逝去,变得仿佛从未来过这个世界。"[1]他们曾有的名望被时间抹去了,遗忘的不义将她的罂粟花盲目地撒在他们身上。[2]有些人被湮没在传记辞典中;有些人在每年的苏富比拍卖会上被曝光,或者当人们从书架上拿起旧书时被唤起了回忆。但是,对于我们院士长卷上的绝大多数人来说,他们只是名字!名字!名字!仅此而已。这本名册非常枯燥乏味,就像是荷马史诗中的船只目录,或者《历代志》中的大卫家谱。[3]在学院成立以来的几个世纪里,即使是院长职位的尊贵也不足以让人沾沾自喜。谁是理查德·福斯特?[4]谁是亨利·阿特金斯?或许我们中的两三个人可以脱口而出。然而,正是这些人使学院的连续性与生命力得到了传承,在维护其荣誉与改善其福利方面,每个人在他的时代都是一位捐赠者,我们既有责任也非常高兴能回忆起他们。对于这个行业来说,其崇高性在很大程度上取决于这样一大批见证者,而他们在进入这片净土时没有留下任何痕迹,仿佛他们从未出生过。这种普遍存在且只有少数人能够摆脱的命运悲哀,让诗人用悲伤却真实的方式将人类比作落叶之族。

对于院士与会员来说,哈维生活的故事以及对其工作方法的了解,应该是他们完成第二条与第三条训令的最佳激励。当然最后一条训令应该不难实现,即在我们之间继续保持友爱与亲情。即使他经历了严峻的考验,而且性格天生易怒,但根据我所阅读的资料,他在著

1　出自《便西拉智训》(49:9)。

2　出自托马斯·布朗1658年的作品《瓮葬》(*Hydriotaphia*)。

3　《历代志》(*The Book of Chronicles*)是《圣经·旧约》中的两卷,也被称为《编年记》。

4　理查德·福斯特(Richard Forster,约1546年—1616年3月27日)是一位英国医生。1601年—1604年担任伦敦皇家内科医学院院长,并于1615年再次当选,一直任职到去世。他最著名的作品是1599年出版的《论结石的症状、诊断和治疗》(*De Symptomatum, Diagnostica et Tractatione Calculi Biliari*)。这本书被认为是关于胆囊疾病的早期描述之一,包括对症状、诊断和治疗方法的详细描述。

作中只有一次情绪爆发。以他的性情以及这样的挑衅，这将是一个无与伦比的记录。在那个言论自由的时代，我们可以想见他抵制了多少诱惑。就像他在与里奥兰的争论中所做的那样，他为了旧日友谊肯定多次克制自己，并且从内心不忍说出任何严厉的话语。如今，他的训令更容易得到遵守，因为生活的谦恭使我们更能容忍天性中固有的瑕疵，它们不仅可以赋予性格多样性并且未必有害。在这些问题上，没有人天生就具备正确的判断。我想敦促我们年轻的院士与成员，要好好品味这些意味深长的话语，努力向我们伟大的楷模看齐，而他的成果让英国医学如此辉煌。我们在这所学院向他表示敬意，不仅仅是因为他推崇的科学方法，还源于他性格中令人钦佩的美德。

柏拉图笔下的
医学与医生

对于一个规模不大的民族来说……它被赋予了创造进步原则的使命。这个民族就是希腊。除了大自然的盲目力量，世界上没有任何东西不是起源于希腊的。

《东西方乡村社会》，亨利·梅恩爵士 [1]

在一个毫无生气的落后世界（埃及、叙利亚、冰封的斯基泰）中，无意识的社会集合体在这个世界里占据了一切，而有意识的个体能力与权利均可以忽略不计，但希腊人就像寓言中的年轻王子，他们已经迈出坚定的步伐，着手引领时代向前发展。

《柏拉图与柏拉图主义》，沃尔特·佩特 [2]

这些（多年来模糊的、不安分的）猜测如今已经持续了很

---

1 亨利·詹姆斯·萨姆纳·梅恩（Henry James Sumner Maine，1822 年 8 月 15 日—1888 年 2 月 3 日）是一位英国辉格党比较法学家与历史学家。他因在《古代法律》一书中提出的理论而闻名，即法律和社会的发展需要"从地位到契约"。
2 沃尔特·霍雷肖·佩特（Walter Horatio Pater，1839 年 8 月 4 日—1894 年 7 月 30 日）是一位英国散文家、艺术与文学评论家、小说家。1873 年，他的著作《文艺复兴史研究》出版。他在书中倡导一种强烈的内心生活的理想，被许多人认为是审美主义的宣言。

久，要让科学获得稳定与持久的习性，而不是深陷在幻觉的迷宫中，或在无所事事的圈子里打转，是时候让谨慎从事系统研究的大师闪亮登场了。希波克拉底学派的不朽荣耀在于，它在其学科领域引入了这种创新，从而对整个人类的智力生活产生了最有益的影响。他们率先发起了反对自然哲学滥用与缺陷的斗争，"摆脱虚幻！拥抱现实！"就是该学派的战斗口号。医生这个职业既严肃又高尚，每时每刻都在与自然密切交流，所以它无法找到更合适的拥护者。行医过程中的理论错误往往会产生最致命的实际后果，而医学界历来都是培养最真实与最纯洁真理感的摇篮。最优秀的医生必须是最出色的观察者，但对于那些耳聪目明与感官发达的人来说，他们需要通过持续的磨砺与完善，才能在特定情况下成为预言家或梦想家。

《希腊思想家》第一卷，西奥多·贡珀茨

我们的历史学社去年冬天审议了希腊医学的主题。[1] 在韦尔奇博士的开场白以及对阿斯克勒庇俄斯神庙与崇拜的描述后，[2,3] 我们按照它们（内科学、卫生学、外科学以及妇科学）在文中出现的顺序，开始对希波克拉底的著作进行系统研究。在我们收集到的众多令人感兴趣的资料中，最重要的内容是，医学作为一门技艺，在几

1　约翰斯·霍普金斯医院历史学社（Johns Hopkins Hospital Historical Club）是一个致力于研究医学史的社团。1890 年 11 月 10 日，该社团由威廉·奥斯勒、威廉·亨利·韦尔奇等三十多人发起。作为 1929 年在约翰斯·霍普金斯大学成立的威廉·韦尔奇医学史研究所的前身，历史学社对医学史学科的发展起到了推动作用。

2　威廉·亨利·韦尔奇（William Henry Welch，1850 年 4 月 8 日—1934 年 4 月 30 日）是一位美国医生、病理学家、细菌学家与医学教育家。他是约翰斯·霍普金斯医院的四位创始教授之一，也是约翰斯·霍普金斯大学医学院的首任院长。

3　阿斯克勒庇俄斯神庙是埃皮达鲁斯的一个圣地，专门供奉医神阿斯克勒庇俄斯。

乎没有解剖学与生理学基础的情况下，其实在希波克拉底之前就取得了巨大进步。那些好奇、敏锐和独立的头脑一直在研究自然与人类的问题。在前苏格拉底时代的哲学家中，有几位是杰出的医生，特别是毕达哥拉斯、恩培多克勒与德谟克利特。遗憾的是，我们对他们的观点乃至撰写的医学著作都知之甚少。不过，就德谟克利特而言，第欧根尼·拉尔修保留了一份他的医学著作清单，[1] 但这也加剧了错失这位伟人作品的遗憾。其中一篇文章的标题是《论病后咳嗽的患者》，这反映了德谟克利特对于疾病的批判性观察，可是达伦伯格似乎不愿意承认前希波克拉底时代哲学家－医学家的贡献。[2]

我们还了解到，在希腊的"黄金时代"，医学和现在一样，与科学、体育以及神学具有三重关系。我们可以想象一下，在公元前4世纪早期的雅典，一位父亲正在为发育中孩子虚弱的身体担心，他可能会向希波克拉底请教咳嗽的问题，或者把孩子送到陶雷亚斯的角力学校接受系统的体操训练；[3] 或者像苏格拉底建议的那样，"当人类技能穷尽时"，来到神圣的阿波罗位于埃皮达鲁斯或雅典的神庙，通过其子"英雄医生"阿斯克勒庇俄斯向他求助。如果这位希腊人在十九世纪末期再次经历为父的困扰，那么他也许会得到更准确的诊断与更合理的治疗；但他可能要走很远，才能为孩子找到像米库斯这样的杰出

1　第欧根尼·拉尔修（Diogenes Laertius）是一位希腊哲学家的传记作者。关于他的生平没有任何确切的消息，但他现存的《名哲言行录》（*Lives and Opinions of Eminent Philosophers*）是古希腊哲学史的主要资料。

2　夏勒·维克多·达伦伯格（Charles Victor Daremberg，1817年3月14日—1872年10月24日）是一位法国古代史学家与医生，在古代医学和罗马文学方面做出了重要的贡献。他最著名的作品之一是与爱德华·萨沙合作编纂的《古代文献中的医学和医生》（*Médecine et médecins dans les auteurs latins*），该书收录了古代医学方面的重要文献和评论。达伦伯格是巴黎大学医学院的教授，并担任法国国家档案馆的馆长。

3　古希腊训练摔跤和拳击的学校。

体育"教授"，[1]而在基督教科学会或信仰疗法中，[2,3]他将发现庸医会替代阿斯克勒庇俄斯神庙庄严与虔诚的敬拜。

对于希腊历史上最辉煌时期的医学状况，我们无法仅通过希波克拉底的著作得以全面了解；与医生性格和生活相关的许多细节只能从世俗作家那里收集到。在文明社会里，日常生活与健康和疾病问题的关系如此紧密，以至于每个时代的伟大作家势必会重点关注，其中不仅反映了人们对于这些问题的看法，往往还会涉及不同学科专业知识的进展。例如，莎士比亚的许多著作都体现了他的医学知识，我们从他描写的那些医生、药师与疯子身上，可以了解很多16世纪后半叶的行业状况。此外，莫里哀的讽刺诗也是如此，尽管他的作品一针见血，却为我们完整保留了17世纪的医学生活，而我们在同期找不到严格意义上的医学著作。乔治·艾略特是我们当代的作家代表，她通过利德盖特这样的角色为后人讲述了19世纪职场奋斗与渴望的日常生活琐事，[4]而我们在《柳叶刀》杂志的档案中找不到任何相关记载。[5]

我们有幸保存下两位最著名的希腊哲学家作品，其中一位是伟大的理想主义者柏拉图，他"对所有时间与所有存在的沉思"要比其前辈更深刻，比他任何一个门徒都更全面；另一位是伟大的现实主义者亚里士多德，他的思想仍受到每个知识领域的尊崇，影响了22个世

1　米库斯（Miccus）是《柏拉图对话录》的《吕西斯篇》（*Lysis*）中角力学校的一位老师。

2　基督教科学会（Christian Science），亦译为基督科学教会、基督教科学派。1879年，由玛丽·贝克·艾迪（Mary Baker Eddy）创立，总教堂（或称母教堂）位于美国马萨诸塞州波士顿。

3　信仰疗法（faith-healing）是指通过祈祷或灵修的方式治疗疾病。有些学者将信仰疗法视为伪科学，有些学者将其视为替代医学的一部分。

4　利德盖特（Lydgate）是英国女作家乔治·艾略特作品《米德尔马契》中的人物。

5　1823年，英国外科医生托马斯·威克利（Thomas Wakley）创办了《柳叶刀》（*The Lancet*）杂志。目前，《柳叶刀》是世界上最悠久及最受重视的医学期刊之一。它与另外三份国际医学期刊《新英格兰医学杂志》《美国医学会杂志》《英国医学杂志》是公认的四大顶级医学期刊。

纪以来的杰出思想家。从这两位先贤的著作中，可以收集到许多有关希腊医学与医生的资料。但是在这篇文章里，我打算把自己局限于从柏拉图《对话录》中挑选的内容。我首先要说起他的生理学与病理学推论。接着，我将提到许多关于医学和医生的有趣典故与类比。最后，我会尝试根据《对话录》中的内容评价希腊医生的社会地位，并且将谈及与该行业整体状况有关的其他问题。每个实例中所引用的内容，均来自乔伊特教授 1892 年第三版译本。[1]

一

对于我们这些开明的头脑来说，柏拉图的解剖学与生理学既粗糙又欠缺，与希波克拉底相比有过之而无不及。在《蒂迈欧篇》中，他认为元素是由三角形的物体所构成，而它们的不同种类与组合可以证实，存在恩培多克勒所说的四种基本元素（火、土、水与气）。基本元素的差异源自基本三角形的大小与排列不同，这些三角形就像原子论者口中微不可见的原子。髓质拥有完美的基本三角形，从中可以制造骨骼、肌肉与身体的其他结构。"神选择了此类笔直光滑的原始三角形，通过它们的完美适应产生火、水、气与土。按照我的理解，神将这些三角形从其他种类中分离出来，接着把它们按照适当的比例混合在一起，从中提取髓质使之成为全人类的共同种子。然后他将灵魂植入并且密闭在这颗种子里。在最初的分配过程中，神赋予了髓质各种各样的形式，对应着今后将要接纳的灵魂种类。就像准备接纳神圣种子的田地一样，他把这部分制成称为大脑的球形髓质，进而希望在动物身体发育完善时，由头颅作为容纳这些物质的器官。但为了容纳

1　《柏拉图对话录》（*The Dialogues of Plato*）英文版由本杰明·乔伊特翻译。

灵魂中剩余和世俗的部分，神会让它们同时散开成长弧形的样子，并且将所有这些髓质命名为'骨髓'。这些骨髓就像锚一样，固定着整个灵魂纽带。此后，神开始在其周围塑造我们的整体框架，率先为骨髓构建一个完整的骨质覆盖物。"[1]

按照现代观念，我们无法理解这种对骨骼和肉体结构，以及呼吸、消化和循环功能的描述。柏拉图知道血液在不断运动，在谈到呼吸与贯穿身体的火网时，他说："因为当呼吸一进一出时，体内束缚之火就会紧随其后，接着开始不停地来回移动，进入腹部接触食物与饮料，将其溶解然后分成小份，并且引导它们穿过其前进的通道，将它们像喷泉一样泵入静脉血管，使静脉血流像通过管道一样流过身体。"[2]尽管柏拉图并不清楚完整的血液循环机理，但他完全明白血液是滋养的源泉。"这是我们称之为血液的液体，它滋养着肉体与整个身体，所有部位都从这里得到浇灌，同时各种空隙也都被其填满。"在年轻人中，三角形，或者现代说法中的原子，是个全新的概念，就像刚下水的新船龙骨。这些三角形被牢固地锁定在一起，形成了一个由牛奶滋养的柔软精致团块。消化过程被描述为组成食物与饮料的三角形与组成身体框架的三角形之间的斗争，当组成前者的三角形变得年老体弱时，组成后者的新生三角形将把它们切碎。通过这种方式，动物就能在众多类似微粒的滋养下茁壮成长。这些三角形处于不断的波动与变化中。在《会饮篇》里，苏格拉底借狄奥蒂玛之口说道："尽管作为个体之人被视为莫无不同，但在青春与暮年之间的短暂时光中，其实每种动物都有生存期与同一性，他会经历一个损失与修复的

1　引自《蒂迈欧篇》。

2　引自《蒂迈欧篇》。

持续过程，头发、肉体、骨骼与整个身体都在不断变化。"[1, 2]

不过，柏拉图有关衰老、善终与死亡的描述值得引用："然而，随着时间的推移，三角形的根部在历经众多冲突后变得松动，它们不仅无法再将摄入的食物切碎或吸收，并且自己很容易被来自外部的物体分割。按照此类方式，每种动物都会没落与衰败，而上述状况则被称为衰老。最后，当连接骨髓的三角形纽带不再牢固，并且在生存压力的作用下断裂时，它们反过来又可以放松灵魂纽带，让她在获得自然释放后快乐飞去。因为顺其自然令人愉悦，而违背自然使人痛苦。所以，如果死亡源自疾病或创伤，那么必定充满痛苦与暴力；但那种跟随衰老发生且履行自然义务的死亡属于最轻松的善终，通常伴有快乐而不是痛苦。"

《蒂迈欧篇》中描述的疾病起源方式和性质与彼时这种原始与粗糙的科学相吻合。身体的疾病源于四种基本元素中的任何一种失调，或者血液、肌腱和肉体的产生顺序错误。许多病因被归于各种类型的胆汁。柏拉图认为，脊髓问题是所有疾病的重中之重，整个身体的运作都会发生颠倒。其他疾病是由呼吸紊乱引起的，例如黏液"是因为气泡而滞留在体内"。如果黏液与黑胆混合并且散布在头部各处就会导致癫痫。他说，癫痫在睡眠中发作并不十分严重，但那些清醒之人发作将很难摆脱，而且"由于这是一种神圣部位的病变，因此被称为圣病最恰如其分"。[3] 在其他疾病中，火元素过量会导致稽留热；气元素过量会导致每日热；作为一种比火或气惰性更强的元素，水元素过

---

1 狄奥蒂玛（Diotima）是《柏拉图对话录》中一个古希腊人物的名字或笔名，可能是一个真实的历史人物，据说生活在公元前 440 年左右。而柏拉图式爱情的概念源自她的思想与学说。

2 引自《会饮篇》。

3 圣病（癫痫，拉丁语：morbus sacer）是一个既表示神圣又代表恶魔的术语。

量会导致三日热；[1] 土元素在四种元素中惰性最强，只有花四倍的时间才能被清除，其过量会导致四日热。[2]

与柏拉图的解剖学和生理学相比，其心理学有一种奇特的现代风味。他将心灵划分为理性、激情和欲望三个部分，非常符合当今学者所认可的心理类型。作为灵魂理性与不朽的原则，"理性的金绳"就铭刻在脑海中，[3] 此外，"因为我们是神圣的植株而非来自尘世的草木，所以请让我们从凡间回到天堂的同类中去"。[4] 凡人的灵魂由两部分组成，其中"爱情、饥饿与渴望，以及感到任何其他欲望躁动"的部分，[5] 位于上腹部膈肌与肚脐边缘之间；而另一部分，也就是激情或精神，位于上腹部与颈部之间的胸部。"当欲望不再自愿服从理性发出的命令时，灵魂可以在理性的原则下与它一起控制和约束欲望。"[6]

关于灵魂中理性与欲望部分之间的斗争，最生动的画面莫过于《费德罗篇》中的描绘，而柏拉图将人比作驾驭两匹翼马的战车御者，其中一匹骏马血统高贵，另一匹劣马则出身卑微，因此"驾驭它们势必给他带来很多麻烦"。[7]

在《泰阿泰德篇》中，柏拉图将人的心灵比作一块蜡版，"每个人的尺寸各不相同，有些较硬，有些较软，纯度或高或低，还有一些品质中等"，而这就是他最巧妙的构想之一。这块蜡版是缪斯之母，记忆女神的礼物。"当我们希望记住自己看见、听到或想起的任何事情时，我们可以通过蜡版来保存思想和观念，如同用印章戒指在该材料

1　一般是指三日疟（tertian fever），通常会三天发作一次。
2　一般是指四日疟（quartan fever），通常会四天发作一次。
3　引自《法律篇》。
4　引自《蒂迈欧篇》。
5　引自《理想国》。
6　引自《蒂迈欧篇》。
7　引自《费德罗篇》。

上留下压痕。只要印记持续存在，我们便会想起并认出铭记的内容。但当印记被抹去时，或无法转印时，我们就会遗忘并无从得知。"[1]

另一个尤为贴切的比喻是将心灵比作鸟舍，并且其空间将被各种鸟类逐渐占据，而它们则对应于各种知识。当我们还是孩子的时候，这个鸟舍空空如也，但是当我们长大后，我们就会"捕获"各种知识。

在《蒂迈欧篇》中，柏拉图辨别出两种精神病，也就是疯狂与无知。他拥有当今顶级心理学家所倡导的观念，即许多普遍的恶习源于体弱多病，而且并非出于本意。"没有人会自愿作恶，但是坏人之所以变坏，是因为体弱多病与劣质教育，对每个人来说，这些事情不仅十分可恶，还违背了他的个人意愿。"[2]柏拉图认为疯狂等同于缺乏理性，在《阿尔西比亚德斯后篇》中，[3]可以找到对该定理更全面的讨论。虽然这部作品并不属于真正的《对话录》，但它对于各种缺乏理性的表现做了非常生动的描述：

> 苏格拉底：同样地，人们在缺乏理性方面也存在差异。我们将那些严重失去理性的人称为"疯子"，而把那些部分失去理性的人叫作"蠢货"或"白痴"，或者，如果我们希望使用更温和的术语，就把他们描述为"浪漫"或"单纯"，或者用"天真"、"稚嫩"或"鲁莽"来形容。如果你们继续去寻觅的话，那么应该还可以找到其他称谓，但所有这些名称都旨在表达缺乏理性的意思。它们的差异仅是各种技艺或者疾病之间的区别。

---

1 引自《泰阿泰德篇》。

2 引自《蒂迈欧篇》。

3 《阿尔西比亚德斯后篇》习惯上被认为是柏拉图的作品，该书记述了苏格拉底与阿尔西比亚德斯的对话。然而学者们对该文本的真实性存在争议。

《理想国》中有一句精辟的评论："即便是最具天赋的头脑，如果接受了劣质教育，也会变得卑鄙无耻。弥天大罪与邪恶灵魂并非源自天性不足而是被教育所累，相比之下，天性软弱几乎无法做出任何至善或至恶的行径。"

在《费德罗篇》中，人们认识到一种疯狂，"它既是一种神圣的礼物，也是赐予人类最大祝福的源泉"。这种疯狂包括四种类型，即预言、灵感、诗歌与爱情。下面这句话很好地描述了那种无法界定的东西，它使诗人与押韵者形成鲜明对比，并且高于和超越所有类型的艺术："虽然他的灵魂中没有缪斯女神的疯狂，但是他来到门前，认为自己可以凭借艺术的帮助进入神庙。我说，他和他的诗歌都无法被接受。当他在与疯子据理力争时，理性之人消失得无影无踪。"不过，某些罪行也被明确视为精神错乱的表现。在《法律篇》中，执迷不悟的罪犯会得到这样一番解释："哦，先生，促使你抢劫神庙的冲动既不是天灾也不是人祸，而是一种源自人类种族的古老与未赎罪行的疯狂。"《法律篇》中还指出，疯狂存在许多类型，有些是由疾病引起的，有些是源于邪恶与狂热的性情，它们都会因劣质教育而加剧。此外，《法律篇》还提及了对于疯子的照护，即不能让疯子在城市中四处逍遥，同时其亲属应竭力将他留在家中，否则就会被处以罚款。

保持身心平衡是对预防疾病的最大帮助，"因为对于健康和疾病、美德和罪恶来说，没有什么比灵魂和身体之间的平衡或失衡更重要"。[1] 就生物的双重本性来说，如果在这个复合体中存在一个比身体更为强大且充满激情的灵魂，"那么，这个灵魂会使人的整个内心世界颤抖与混乱；当他热衷于追求某种知识或学问时，就会造成这些内容的浪费。或者，当他私下或公开进行讲授或辩论，并且引起思考与

1　引自《蒂迈欧篇》。

争议时，就会使复合体发炎、溶解以及产生黏液。大多数医学教授不理解这种现象的本质，并把它归结为与真实原因相反的对立面"。为了防止出现这种失衡，身心均应得到同样的锻炼，"我们不应在没有灵魂的情况下移动身体，或者在没有身体的情况下移动灵魂。这样，它们彼此之间就会互相制约，且保持身体健康与头脑清醒"。柏拉图敦促数学家练习体操，体操家培养音乐与哲学素养。[1]

柏拉图建议的治疗方式很简单，显然他对于药物没有什么信心。在此，乔维特教授的评论值得引用："柏拉图仍然是医生导泻疗法的反对者，除非在极端情况下，任何明智之人都不会采用这种疗法。因为，正如他以对真理的洞察力所补充的那样，'每种疾病都与生物的本性接近，只有受到刺激的时候才会发作'。[2]他认为一切应该顺其自然，并倾向于认为医生是徒劳的（他说，对于年迈的农民而言，温水浴比庸医的处方更有益于四肢）。[3]虽然他对医学的谴责看似极端，并且过于依赖饮食与锻炼，但是他可能会求助于我们这个时代几乎所有最好的医生支持其观点，而他们则会经常向患者讲述药物治疗毫无价值。因为我们自己就对医学持怀疑态度，且非常不愿接受医生的导泻疗法。我们能否认为，柏拉图在某些天文学、物理学上预见到的现代思想，也体现在医学领域呢？就像他在《查米迪斯篇》中告诉我们的一样，不要去尝试治愈没有灵魂的身体，因此在《蒂迈欧篇》中，他强烈主张灵魂与身体共鸣，任何一方的缺陷，都是导致另一方发生最大混乱与失衡的原因。这里也可能是一种预感，即在未来的医学中，身心的相互依存关系将得到更充分的认可，而人与人之间的影响可能

1　出自《蒂迈欧篇》。
2　引自《蒂迈欧篇》。
3　出自《法律篇》。

会以现在认为不可能的方式发挥作用。"[1]

柏拉图坚决反对导泻疗法或许可从以下段落看出端倪。"当一个人主动去医生那里就诊并服药时，他是否清醒地意识到，在此后的很长时间里，其身体会处于一种宁死也不愿接受的持久状态吗？"[2]

值得注意的是，《对话录》丝毫没有提及阿斯克勒庇俄斯神庙的治疗方法。他在对医学与医生的评论中没有谈到这些机构。希波克拉底与其他雅典医生可能是世俗的阿斯克勒庇亚德，[3]但是正如戴尔所说，"尽管如此，医生们仍然保持着对阿斯克勒庇俄斯的崇拜，其神庙里的祭司们并不认为从外行那里获得世俗知识可耻"。[4,5]

二

关于柏拉图对人体结构和功能在有序与无序状态下的总体构想，我们就此讨论到这里。即使我们无法从这些论述中获取更多信息，那么这位在人类智慧最辉煌时期的伟大思想家，对于这些问题的思考仍然具有强大吸引力。不仅如此，其著作中还散布着无数简短的附带意见，揭示了他对于人性在身体机能失调时展现出的深刻洞见。此外，他还从医学中汲取了许多迷人的比喻，以及大量独具慧眼的建议，而

1　乔伊特关于《蒂迈欧篇》的引言。

2　引自《法律篇》。

3　阿斯克勒庇亚德（Asclepiad）是许多古希腊医生的头衔。这个称谓可能是一种荣誉头衔，或是阿斯克勒庇俄斯的后裔，或表明他们是熟练的医师。也有人认为这是古希腊医学学派的一部分，许多古希腊医生都属于这个学派。该学派最早起源于希波克拉底之后，主张通过对患者的观察和体检来确诊疾病，并采用较为温和的治疗方法，例如草药和饮食调节等，而不是过分依赖药物和手术等方法。

4　路易斯·戴尔（Louis Dyer，1851年—1908年）是一位美国教育家和作家。他于1874年毕业于哈佛大学，曾经担任哈佛大学的希腊语助理教授、康奈尔大学的希腊语代理教授。1893年，戴尔翻译了路易吉·科萨的《政治经济学导论》。

5　出自1891年出版的路易斯·戴尔作品《对于希腊诸神的研究》（*Studies of the Gods in Greece*）第六章。

其中一些颇具现代气息。正如涅斯托尔所说，[1]尊贵的引航员与睿智的医生"胜过千军万马"[2]，而他们为《对话录》提供了一些最引人注目的例证。

我选择了一个绝妙的医学定义作为标题，它可以为我编撰的教科书增光添彩。"我在谈及医学的时候说，这是一门需要考虑到患者体质的技艺，并且在每个案例中都有行动原则和理由。"或者，换一种整体的角度来看，"无论是现在、过去与未来，只有医学这门学科才会始终平等地关注健康问题"。[3]

柏拉图对现代医学的起源进行了精彩的描述，并与阿斯克勒庇俄斯行会的方法形成了对比。[4]

> 其实，我的意思是，求医不是源于治愈伤口或疾病流行时的需要，更多时候是因为懒惰与我们所描述的那种生活习惯，使得体内充满了湿气与风气，仿佛身体变成了沼泽地，迫使阿斯克勒庇俄斯的天才儿子们为疾病找到更多的名字，例如胀气与卡他，这难道不也是一种耻辱吗？
>
> 是的，他说过，他们确实给疾病起了各种千奇百怪的名字。
>
> 是的，我曾经说过，我不相信在阿斯克勒庇俄斯的时代会有这种疾病；我是从英雄欧里庇洛斯的情况中推断出这一点的。[5]
>
> 在荷马史诗中，他在受伤后喝下了一杯撒满大麦粉和奶酪末的普

1　涅斯托尔（Nestor）是希腊神话中的皮洛斯国王。在《伊利亚特》与《奥德赛》中，涅斯托尔是一位长寿的智者，经常向武士们讲述自己早期的战绩以激励他们去战斗。此外，nestor 一词也用来指"睿智、阅历丰富的长者"。
2　出自《伊利亚特》。
3　引自《拉凯斯篇》。
4　出自《理想国》。
5　在特洛伊战争期间，欧里庇洛斯（Eurypylus）是一位希腊英雄，以及海伦的曾经追求者。在保卫大埃阿斯的过程中，他被帕里斯的箭射中，失去了行动能力。

拉姆尼酒，[1]尽管这些东西会引起炎症，但是，参加特洛伊战争的阿斯克勒庇俄斯的儿子们，既没有指责给欧里庇洛斯敬酒的少女，也没有非难为他治病的帕特洛克罗斯。[2]

然而，他说，这肯定是给他这种情况的特殊饮品。

其实不然，我回答道，如果你们还记得过去，正如人们通常所说的那样，在希罗迪库斯时代之前，[3]阿斯克勒庇俄斯行会没有按照我们现在的体系行医，那时的医疗更侧重于调养疾病。尽管希罗迪库斯身为队医，但他也是个体弱多病之人，通过训练与医疗相结合，他找到了一种折磨自己的方法，然后又将其传授到世界各地。

那是怎么回事？他说。

之所以希罗迪库斯创造出一种延缓死亡的方式，是因为他身患一种需要持续调养的致命疾病，由于无法康复，因此只能作为病号了此一生；除了照顾自己，他什么事也做不了，只要他偏离了日常的生活方式，身体就会不断地遭受折磨，在科学的帮助下，他挣扎地活到晚年。

这是对其技艺的一种罕见褒奖！

他接着说，阿斯克勒庇俄斯没有指导其弟子学习驭病之术，[4]因为

1　普拉姆尼葡萄酒（Pramnian wine）产于普拉姆诺斯山上的伊卡利亚岛。根据阿里斯托芬的说法，这种酒非常干烈，雅典人并不喜欢。

2　在希腊神话中，帕特洛克罗斯（Patroclus）是阿基里斯的童年好友、战时的亲密伙伴（恋人）。特洛伊战争时，当阿基里斯因为和阿伽门农不合而拒绝作战时，帕特洛克罗斯就披上他的盔甲与特洛伊人厮杀。

3　希罗迪库斯（Herodicus）是一位公元前5世纪的希腊医生、营养学家、哲学家和体操大师。他认为运动和良好的饮食是健康的关键基础，并强调使用这两者来治疗各种疾病。他可能也是希波克拉底的导师之一，其理论被认为是运动医学的基础。

4　治疗体弱多病者的艺术，特别是那些经常关注自身疾病的人，例如疑病症患者。

他知道在秩序井然的城邦，有工作的人没有时间生病。如果一位木匠生病了，他会找医生寻求一些"简单实用的治疗方案，例如催吐剂、导泻剂、烧灼剂或做手术"。[1] 如果有人给他开出一道营养食谱，以及让他用绷带包扎头部等方法，那么他会说，他认为，以牺牲工作为代价去照护疾病毫无益处，因此他会与这种医生告别，恢复他的日常习惯，要么彻底痊愈，继续生活与工作，要么日渐式微，去世后便再无烦恼。

在《高尔吉亚篇》中，他对医学与体育技艺的关系进行了更深入的阐述。"灵魂与身体对应两种技艺。针对灵魂的被称为政治技艺，而另一种技艺则关乎身体，我不知道它的具体名称，但可以描述为两个分支，其中一个是体育，另一个是医学。在政治技艺中，立法部分与运动相呼应，就像正义对应着医学。然而这两个部分之间既有区别也有联系，正义与立法和医学与运动分别涉及相同的主题……烹饪术乔装打扮成为医学，假装知道什么食物最有益于身体。如果医生与厨师必须参加一场比赛，裁判由儿童或幼稚的成人担任，以确定谁最了解食物的优劣，那么这位医生可能将会饿死。"[2]

随后在同一段对话中，苏格拉底声称自己是当时唯一真正的政治家，他说话不是为了阿谀奉承，而是为了城邦利益着想，由于他不愿意在修辞上附庸风雅，因此在法庭上成为一个负面形象。他说："我所面临的审判，就像是在由小男孩组成的法庭上，医生遭到了厨师的指控。在这种情况下，有人指责说，'我的孩子们啊，这个人对你们做了许多坏事；特别是对你们之中更年轻的人来说，他就是你们生命的终结者，通过切割、焚烧、饥饿与窒息，直到你们不知

1　引自《理想国》。

2　引自《高尔吉亚篇》。

所措为止；他给你们最苦的药水，强迫你们忍饥挨饿，是不是这样？完全不像我能让你们尽情享用各种美味佳肴'。当医生发现自己身陷这种困境时，你们认为他还能做些什么回答呢？如果他要说实话，那么他只能说：'我的孩子们，我做的所有这些，都是为了你们的健康。'那么，在这样的陪审团中，岂不会引起一片喧哗？他们该如何高声呐喊？"[1]

古代物理学中重要的连续性与统一性原则被应用到身体上，从而使身体像世界一样被视为一个整体。我们可以找几个重点段落来说明这一点。因此，当苏格拉底问"你认为无须了解整体的本质，就能完全掌握灵魂的本质吗？"，费德罗回答说："希波克拉底（阿斯克勒庇亚德）说，即使是身体的本质也只能通过整体来理解。"[2]他坚持整体治疗的重要性高于局部治疗的观点。如果一位眼疾患者前来求助，那么他们的建议是："不能只关注他的眼睛，如果要治愈他的眼睛，必须先解决头部问题。"然后他们又说："只想着治愈头部而忽视身体其他部位愚蠢至极。"

查米迪斯一直在抱怨头疼，[3]克里提亚斯请苏格拉底假装能够治好他的病。[4]苏格拉底说他有一套符咒，是服役时从色雷斯国王扎尔莫克西斯的一位医生那里学到的。[5]这位医生告诉苏格拉底，局部尝试应建立在整体治疗上，而灵魂是尝试治愈身体的基础。"因此，如果

---

1 引自《高尔吉亚篇》。
2 费德罗（Phaedrus，约公元前 444 年—约公元前 393 年）是一位信奉苏格拉底的古希腊哲学家之一。柏拉图曾在《费德罗篇》中对他有所提及，他一生致力于哲学方面的研究工作，对于后世产生了较大的影响力。
3 查米迪斯（Charmides，？—公元前 403 年）是一位年轻英俊的雅典人。作为柏拉图的叔叔，以及克里提亚斯的表亲，查米迪斯出现在以他名字命名的柏拉图对话录《查米迪斯篇》中。
4 克里提亚斯（Critias，约公元前 460 年—公元前 403 年）是一位古代雅典的政治人物与作家。他作为一个人物出现在柏拉图的对话录《查米迪斯篇》与《普罗泰戈拉篇》中。
5 扎尔莫克西斯（Zalmoxis）是一位传说中的色雷斯国王。希罗多德在《历史》第四卷中写到了他。

要使头部与身体康复，就必须从治疗灵魂开始，这是第一要务……那位传授我治病与符咒的医生还特意提到：'在他先把灵魂交给你治愈之前，不要听任何人劝你去治疗头部。我们这个时代治疗疾病的最大错误是，医生将灵魂与身体分离。'"至于苏格拉底提到的符咒，只是将节制植入灵魂的蜜语。

虽然希波克拉底也是同时代的人，但是他仅在《对话录》中被提及两次。年轻的希波克拉底是阿波罗多拉斯之子，即苏格拉底在其他地方所说的"那位全能智者"。[1] 他向普罗泰戈拉学习人类生活的科学与知识。苏格拉底问他："如果你要去找科斯的希波克拉底（阿斯克勒庇亚德），并且准备付钱给他，有人对你说'希波克拉底啊，你在给自己的同名人付钱。告诉我，你为什么给他付钱？'你该怎么回答呢？""我会说，"他回答道，"因为他是一位医生。""那他对你又有何期待呢？""成为一位医生。"[2] 他说。这段话表明，希波克拉底会经常收徒并传授医术。在《欧绪德谟篇》中，苏格拉底在谈到医生的教育时说："他应该把弟子送到宣称自己精于此道的人，要求为传道授业付费的人，以及教授任何愿意学习的人那里。"

我们看到的诊断方法无疑源于个人观察，而它可能是来自伟大的希波克拉底本人。我们每天都会通过肺结核患者的杵状指和气胸患者的振水音想起他，这些都是他对肺部疾病的深刻了解所归纳的知识要点。[3,4] 假设某人正在询问别人的健康状况或其他身体特征，他端详着对方的面部与指尖，然后说：'露出你的胸背，让我看得更清楚。'"接着苏格拉底对普罗泰戈拉说，"说出你的想法，敞开你的心

1　引自《普罗泰戈拉篇》。

2　引自《普罗泰戈拉篇》。

3　杵状指（clubbed fingers）表现为手指或足趾末端增生、肥厚，呈杵状膨大。

4　振水音（succussion splash）是一种气体和液体撞击的声音。

扉，等等。"[1]

在《泰阿泰德篇》中，最著名的医学段落之一是苏格拉底以助产士自喻，他可以在人们的灵魂临产时进行治疗，并对他们的身体状况进行诊断，到底怀的是真理还是"可爱的愚蠢"。[2]虽然整个章节很长，但是必须加以引用。苏格拉底遇到了一个"小难题"，他想认识年轻的才子泰阿泰德。泰阿泰德的知识道路一马平川，"就像油河一样静静地流淌"，而苏格拉底已经将他作为学习的典范。当被问到知识是什么时，泰阿泰德当即陷入了困惑，无法摆脱一种焦虑的感觉。

泰阿泰德：我可以向你保证，苏格拉底，当我得知你提出的问题时，我一直在尝试着回答。但我既不能说服自己给出任何答案，也不知道谁能按你的要求回答问题。因此我无法摆脱一种焦虑的感觉。

苏格拉底：这些是分娩的剧痛，我亲爱的泰阿泰德。你心中有某些东西即将诞生。

泰阿泰德：我不知道，苏格拉底。我只是说出我的感觉。

苏格拉底：你可真是孤陋寡闻，你难道没有听说过，我是一位勇敢强壮的助产士之子，她的名字叫作费纳瑞特吗？[3]

泰阿泰德：是的，我听说过。

苏格拉底：那你听说过我自己也从事助产士的工作吗？

1　引自《普罗泰戈拉篇》。

2　根据柏拉图作品的英译本出版时间，其中"darling folly"应出自《蜜蜂的寓言》，直译为"可爱的愚蠢"。作者伯纳德·曼德维尔（Bernard Mandeville，1670 年 11 月 15 日—1733 年 1 月 21 日）是一位哲学家、政治经济学家与讽刺作家。他出生于荷兰鹿特丹，大部分时间生活在英国，主要作品都使用英语出版。他以《蜜蜂的寓言》而闻名。

3　费纳瑞特（Phaenarete，公元前 5 世纪）是希腊哲学家苏格拉底的母亲。这个名字的意思是"将美德带到光明中的人"。在柏拉图的《泰阿泰德篇》中，苏格拉底将自己作为哲学家的工作，与她作为助产士的工作进行了比较。

泰阿泰德：不，从来没有。

苏格拉底：让我告诉你，我的朋友，我确实在从事助产士的工作；但你必须保守这个秘密，因为世上还没有人发现；所以他们只说我是最奇怪的凡人，总是把人们逼得走投无路。你也听说过这个吗？

泰阿泰德：是的。

苏格拉底：需要我告诉你原因吗？

泰阿泰德：当然需要。

苏格拉底：请记住助产士的全部职责，然后你会更好地理解我的意思。如你所知，除了那些过了生育年龄的女性，凡有生育能力的女性不会从事这行。

泰阿泰德：是的，我知道。

苏格拉底：据说其原因是阿尔忒弥斯，作为一位不是母亲的生育之神，她尊重那些与自己情况相同的人。但是她不能允许没有生育的人做助产士，因为人性需要经验才能了解技艺的奥秘。为此，她把该职位分配给了那些过了生育年龄的人。

泰阿泰德：我相信。

苏格拉底：我也相信，或者说我绝对肯定，助产士比其他人更清楚谁怀孕了，谁没有怀孕，对不对？

泰阿泰德：非常正确。

苏格拉底：通过使用药水和咒语，她们能够随意引起剧痛并令其缓解。她们能让那些难产的人顺利生产，如果她们认为合适，她们还会将胚胎扼杀在子宫里。

泰阿泰德：她们能做到。

苏格拉底：你有没有察觉到，她们还是最精明的媒人，非常清楚什么样的组合能够生下优秀的后代?

泰阿泰德:没有,从来没有。

苏格拉底:那么让我来告诉你,这比剪断脐带更让她们自豪。如果仔细想想,你会发现那种既能培育又能收获大地果实的技艺,最有可能知道各种植物或种子应该种植在什么样的土壤里。

泰阿泰德:是的,相同的技艺。

苏格拉底:你认为女性应该另当别论吗?

泰阿泰德:我不这样认为。

苏格拉底:当然不是。助产士是受人尊敬的女性,但在性格上也难免有缺陷,她们之所以回避自己从事的职业,是因为她们害怕被称为淫媒,这是对那些以非法与反科学的方式将男女结合在一起之人的称呼。然而真正的助产士才是忠诚与唯一的媒人。

泰阿泰德:显而易见。

苏格拉底:这就是助产士,她们的职责非常重要,但是无法与我的相比。因为在尘世间,女性不能既在此时诞下真身,又在彼时生下难以区分的赝品。如果她们这样做的话,那么辨别真伪就将成为助产术的最高成就,你会这样认为吗?

泰阿泰德:我确实会的。

苏格拉底:好吧,我的助产术与她们的基本上一致,但在以下方面有所不同。但不同之处在于我照护的对象是男性而非女性,我在他们思想分娩时照顾他们的灵魂而非身体;我这门技艺的过人之处在于彻底检查年轻人心灵所孕育的思想,到底是虚假的幻象还是高贵的真身。与助产士一样,我也不能生育,我经常被指责向别人发问而自己无法回答,这确实有道理。原因在于,神迫使我做助产士，然而却禁止我生育。因此，我本人一点也不聪明，也没有任何属于我自己灵魂的发明或产物，但那些与我交谈的人会受益。他们中的一些人刚开始显得很迟钝，但是后来，随着我们的了解逐步加深，如果神对他们施以恩惠，他们都会取得惊人进步，而这在别人和他们自己看来都是如此。很明显，他们并未从我这里学到过任何东西，他们所坚持的许多美好发现都源于自己的创造。但他们的顺利成长要归功于我与神。我这些话要证明的是，他们中有许多无知的人，要么自以为是地鄙视我，要么受别人影响过早离去，不仅因养育不当失去了我以前接生的孩子，还用滥交扼杀了他们身上所拥有的一切，他们对于谎言与假象的喜欢胜过真理。正如旁人眼中所见，他们以看到自己愚蠢之至而告终。利西马科斯的儿子阿里斯提德就是其中之一，[1,2]此外还有许多人。这些逃课的人经常回到我身边，并且恳求我再次与他们交谈，他们甚至愿意向我下跪，然后，如果我熟悉的人允许，当然并不会总是这样，我就接受他们，于是他们又开始成长。对于那些与我交往的人来说，我的技艺能够唤起与安抚他们的痛苦，就像女性在临产时经历的剧痛一样。他们日日夜夜充满了困惑与痛苦，甚至比女性临产时的阵痛更严重，而他们大多就是这样。泰阿泰德，还有一些来找我的人，他们表面上看似毫无所长。我知道他们不需要我的技艺，于是哄劝他们与某人结婚，凭借神的恩典，我通常能辨别出谁可能对他们有益。我把他们中

---

1 利西马科斯（Lysimachus，约公元前360年—公元前281年）是亚历山大大帝的继业者。公元前306年，他成为色雷斯、小亚细亚和马其顿的国王。

2 阿里斯提德（Aristides，公元前530年—公元前468年）是一位古代雅典的政治家。他以品德高洁、正直、廉洁奉公著称。古代历史学家希罗多德称他为"雅典最优秀、最尊贵的人"。在柏拉图的苏格拉底对话中，他也得到了类似的崇敬待遇。

的许多人送到普罗迪科斯，[1]以及其他品质卓越的圣贤那里。泰阿泰德，我的朋友，我之所以给你讲述这个长篇大论，是因为我怀疑，就像你自己认为的那样，你正在经历某种思想上的痛苦，也就是说你孕育着某种观念。到我这里来吧，我不仅是助产士的儿子，而且我自己也是助产士，但你要尽力回答我的问题。如果我剥夺并揭露你的最初想法，那么请不要为此迁怒于我，并表现出有同样遭遇的女性的态度，因为我发现你构想的只是幻影。因为我确实认识一些人，当我剥夺其可爱的愚蠢时，他们已经准备好恩将仇报。他们不明白我的行为是出于善意，也不知道没有任何神会与人为敌，可这些不在他们的考虑范围之内。我在这一切上也不是他们的敌人，但是如果我承认谎言或扼杀真理，那么我就犯下了严重的错误。泰阿泰德，我再次重复一遍之前的问题："知识是什么？"别说你不知道，像个男人一样，在神的帮助下，你肯定会知道的。

接下来，苏格拉底需要继续查明，泰阿泰德诞下的智婴是风卵还是名副其实的真身。[2]"这就是那个孩子，无论其结果如何，都是你我诞下的心血，如今他已经出生了，我们必须带他绕炉祈祷，看看他是否值得养育，或者只是风卵与赝品。他会一直被养育不被抛弃吗？还是说如果我夺走你的头胎，你会无动于衷地看着他被带离？"结论是："你所孕育的只是空洞的想法，且你的思想产物不值得养育。"这段对

1　普罗迪科斯（Prodicus，约公元前 465 年—约公元前 395 年）是一位希腊哲学家，第一代诡辩家中的一员。他作为大使从凯奥斯来到雅典，以演讲者与教师的身份而闻名。柏拉图对他的尊重超过了其他诡辩家。在柏拉图的几篇作品中，苏格拉底作为普罗迪科斯的朋友出现。

2　风卵（wind-egg）也叫无精卵，指的是受精失败或者发育不全的卵，以前认为这种卵是由风孕育的结果。在这里指不完美的想法。

话在结束时又提到了助产士:"就像我的母亲一样,神赐予我助产士的职责。她为女性接生,我为男性服务,而且他们必须年轻、高尚与正直。"

三

我们可以从柏拉图的著作中收集到许多关于当时医生地位的细节。很明显,这个行业在希波克拉底之前已经非常成熟并经历了长期发展,而我们在某种程度上错称他为医学之父也是一种巧合。苏格拉底与欧绪德谟之间的小插曲反映了医学文献的发展状况。[1] 苏格拉底说:"当然,你拥有这么多书籍,看来是打算从医了。"然后他又补充说:"你知道,关于医学的书籍有很多。"[2] 正如戴尔所言,无论这些书籍的质量如何,它们的数量一定相当可观。

从柏拉图的著作中可以清楚地了解到,在雅典存在两种医生(除了庸医与阿斯克勒庇俄斯行会),即私人医生与城邦医生。虽然后者在数量上较少,但显然是最杰出的阶层。从其中一部对话录(《高尔吉亚篇》)的引文可以看出,他们显然是由公民大会选举产生的。"当大会召开时就可以选举医生。"之所以该职位的任期为一年,是因为在《政治家篇》中有这样的说法,[3] "当任期届满时,引航员或医生必须来到复审法庭",回答可能针对他提出的任何指控。在同一篇对话中,出现过以下评论:"如果任何在私立机构执业的人,有能力为公立机构的医生提建议,那么他难道不该被称为医生吗?"[4] 很显然,医

---

1 欧绪德谟(Euthydemus)是《欧绪德谟篇》中的同名人物,他是一位被苏格拉底质疑的诡辩家。

2 出自路易斯·戴尔作品《对于希腊诸神的研究》(*Studies of the Gods in Greece*)。

3 《政治家篇》(*Statesman*)是柏拉图的一篇哲学对话录,其中苏格拉底与几名对话者论述"谁是政治家"这一主题。该对话通常被归入柏拉图的晚期作品中。

4 出自《政治家篇》(*Statesman*)。

生只有在执业一段时间并取得巨大成就后，他才能被认为具有担任城邦医生一职的资格。"如果你和我都是医生，并且相互给对方提出了建议，我们就有能力作为城邦医生执业，我要是不咨询你，你也不会找我商量，那么，苏格拉底本人呢，他的身体健康吗？无论是奴隶还是自由民，还有人知道谁被他治好过吗？"

在《理想国》的引文中，也提到了这两种医生的情况："你们现在知道了，当患者无需药物治疗，且只需要调理身体时，下医就能满足需求；但是当患者必须用药时，就应该选择上医。"

城邦医生的职务在此之前已经存在了两代，例如，在公元前6世纪下半叶，迪莫塞迪斯于雅典担任该职位，[1] 他的薪水相当于406英镑，而且，就像一位现代教授可能做的那样，他被萨摩斯的暴君、波利克拉特斯大幅加薪的建议诱惑。[2] 此外，从《法律篇》中可以明显看出，医生的助理通常来自奴隶。

就医生的治疗方法来说，我可以提醒你们的是，有些人比较温和，有些人比较粗暴；正如孩子们会要求医生对他们温柔一样，我们也可以请求立法者用最温和的手段来治理乱象。我的意思是，除了医生，还有医生的仆人，他们也被称为"医生"。[3]

克：非常正确。[4]

客：无论他们出身于奴隶还是自由民没有区别。[5] 他们通过

1　迪莫塞迪斯（Democedes，约公元前6世纪）是一位古希腊著名医师。他曾在雅典等地行医，后至萨摩斯波利克拉特斯国王的王宫继续行医。公元前522年成为大流士一世的御医。

2　波利克拉特斯（Polycrates，公元前540年—公元前522年在位）是一位统治萨摩斯的暴君。波利克拉特斯的事迹主要来源是历史学家希罗多德，他在《历史》第三部中描述了波利克拉特斯统治的兴衰。

3　出自《法律篇》。

4　克里特岛的克莱尼亚斯（Cleinias of Crete）是一位克里特岛的立法者，在文中简称克。

5　一位不知名的雅典客人，对话中的主要思想都由他提出，实际上是柏拉图思想的代言人。

对主人的言听计从来获取医学知识，依靠经验而不是采用自由民的自然学习方式。自由民在系统地掌握了技艺后，又会系统地传授给他们的学生。你知道有这两类医生吗？

克：当然知道。

客：你是否曾经注意到，城邦中的患者也分为两种，即奴隶与自由民；奴隶医生四处奔走，忙着为奴隶们治病，或在诊所里等待他们。这种医生从不与患者单独交谈，也不让他们诉说自己的个人病痛。奴隶医生仅凭经验开方，仿佛他无所不知。当像个暴君一样开始发号施令后，他便会以同样的自信冲向其他患病的奴隶，这样就可以减轻主人照护其他病号的负担。但另一种医生是自由民，他为自由民看病和行医。他将调查追溯至更远，且深入疾病的本质。他与患者以及其朋友们交谈，既从患者那里获取信息，又尽其可能指导患者，直到他确信无误后才会开出药方。最后，当他使患者逐步置于其影响下，并且引领他们走上健康之路时，他才会尝试治愈患者的疾病。那么对于医生与训练师来说哪种方式更具优势呢？他应该以兼容并蓄的方式实现目标，还是以简单粗暴的单一方式完成更佳呢？

《高尔吉亚篇》中也提到了这种首先通过论证来说服患者的理念，而且似乎的确为当时的众多诡辩家创造了机会。高尔吉亚认为修辞学具有至高无上的作用，并且声称它已经掌控了所有劣等的技艺。高尔吉亚说："让我给你们举一个明显的例子。我曾多次与我的兄弟希罗迪库斯，还有其他一些医生，去看望他的一位患者，而这位患者拒绝医生给他吃药、做手术或用烙铁烧灼。对于那些他不愿意为医生做的事，我只是通过修辞就劝说他为了我回心转意。我想说的是，如果一位修辞学家与一位医生来到任何一座城市，在公民大会或任何其他集会上角逐城邦医生的职位，那么医生肯定毫无胜算。但是如果修辞家愿意的话，能言善辩的他就可以当选。"在另一个地方（《法律篇》），柏拉图讽刺了这种习俗："对于这一点，你可以非常肯定，如果一位不学无术的经验主义医生，遇到绅士医生正在用几乎都是哲学的语言与其绅士患者交谈，从疾病的发生开始讲起，讨论整个身体的性质，他在听闻后一定会放声大笑，并说出那些被称为医生的人最常挂在嘴边的话。他会说，蠢货，你不是在治病，而是在教育他；他不想成为医生，而是想得到痊愈。"

柏拉图对于医生的个人素质谈得不多，但是在《理想国》中有一个我们不太满意的独创观点："如今那些最高明的医生从年轻时代就开始，将其医学知识与最佳治病经验结合起来；他们的身体最好弱不禁风，并且应该经历过各种疾病。在我看来，身体不是他们治愈身体的工具。在这种情况下，我们不能允许他们生病或病倒。但是他们可以用心灵来治愈身体，而病态的心灵无法治愈任何疾病。"

在《费德罗篇》中，柏拉图谈到了灵魂与上界生命的本质，[1] 而我们可以从这段神秘描述里，窥见他对医生的看法。我们只是拥有生命的失败者，虽然上层灵魂的残余实现了真理的愿景，但我们"因此在遗忘与罪恶的双重负担下"堕落。这些灵魂可以进入人类存在的九个等级，包括从哲学家或艺术家到暴君的各色人等。其中医生或体育爱好者属于第四等级。

尽管柏拉图在描述医生的神秘地位时将其定位在中层，但是在社交上欢迎医生进入雅典最精英、最高贵的圈子。《会饮篇》中曾经

1　在希腊神话里，上界（Upper World）是神祇和英雄们所生活的天堂之地，被认为是纯洁、美好和永恒的居所。它与地界和冥界共同构成了三界体系，其中上界通常被视为最高的境界。

有过这样的描述，在阿伽颂家里举办的那场盛宴中，[1]作为医生与医生之子，埃里希马科斯以首席演讲者的身份发言，[2]他在赞美爱情时说："我将从医学开始，向我的行业致敬。"我们还发现他站在节制与清醒的一边："对于我、阿里斯多德穆斯、[3]费德罗以及其他不胜酒力的人来说，我们非常庆幸地发现那些把酒言欢的人不在状态（我没有将苏格拉底算在内，他既可以开怀畅饮，也可以滴酒不沾，无论我们做什么，他都不会介意）。好吧，既然大家似乎都不愿意多喝，那么作为一位医生，请原谅我这种说法，过量饮酒是一种我反感的习气，如果我可以做点什么的话，那么一定会奉劝他人节制，尤其是那些依然受到昨天宿醉影响的人。"而埃里希马科斯开具的呃逆处方，[4]则使他们这段对话变得栩栩如生。当轮到阿里斯托芬的时候，[5]他因为吃得过饱而正在打嗝，于是他对埃里希马科斯说："要么不让我打嗝，要么你替我发言。"埃里西马科斯建议他屏住呼吸，如果不行就用少量清水漱口，并且若是打嗝还在持续，就用东西挠鼻子打喷嚏，然后他又补充道："如果你打一两个喷嚏，那么即便是最剧烈的呃逆也定会消失。"

在那段文学史上无与伦比的难忘场景中，苏格拉底在监狱里饮下毒药后的医学症状无需赘述；然而我可以提及一个方面，以表明他对

---

1 阿伽颂（Agathon，公元前 447 年—公元前 400 年）是一位雅典悲剧诗人，其诗歌和散文作品在古希腊文学史上占有重要地位。他曾出现在柏拉图的《会饮篇》中。伯罗奔尼撒战争后期，他离开雅典到达马其顿并直至去世。

2 埃里希马科斯（Eryximachus，约公元前 448 年—公元前 5 世纪末或公元前 4 世纪初）是一位古代雅典医生，因在柏拉图的《会饮篇》中扮演的重要角色而闻名于世。他的父亲阿库门努斯（Acumenus）也是一位医生。

3 阿里斯多德穆斯（Aristodemus）是苏格拉底早期的一位忠实追随者。

4 打嗝在医学上称为呃逆，是由于横膈膜出现阵发性和痉挛性收缩而引起。

5 阿里斯托芬（Aristophanes，约公元前 448 年—公元前 380 年）是一位古希腊喜剧作家。他被视为古希腊喜剧尤其是旧喜剧最重要的代表。柏拉图在其作品《会饮篇》中将他作为人物之一。

这位伟大医神的崇敬之情。[1] 苏格拉底奠酒祭神的愿望被拒绝（他遭到狱卒警告，说只有毒酒管够），他的临终遗言是："克里托，[2] 我们欠阿斯克勒庇俄斯一只公鸡。"[3] 根据戴尔的理解，"苏格拉底庄重微笑的告别似乎意味着，这要归功于阿斯克勒庇俄斯，他是一位擅长药物治疗的神，其力量体现在它们的效果上，他拥有最受欢迎的灵丹妙药，治愈了苏格拉底的全部痛苦，并且结束了他的一切苦难。毒芹用死亡治愈了他的生命，[4] 同时给予他来世的辉煌荣耀。对于这个唤醒真实生命的巨大恩惠，苏格拉底欠阿斯克勒庇俄斯一份谢礼。之所以向阿斯克勒庇俄斯献上这只公鸡，显然是因为他能够唤醒死者获得永生"。[5]

乔伊特教授的悼词无愧于大师，无愧于他对这代人的伟大诠释，请允许我以此来结束这篇长文：

自从他回到阿波罗和缪斯之地已经过去了 2200 多年。然而他的话语依然在人们耳边回荡，因为其声音在所有哲学家中最为悠扬。他是一位天资卓越的不朽先知或导师，也是仅有的始终表里如一的典范。在他的思想里，所有前人的贡献都得到了继承，所有后人的成就也部分得到预见。而其他哲学导师的思想早已枯萎凋零，他们在几个世纪后便彻底化为尘埃；但是他始终长盛不衰，并总在引导人们锐意进取。他们的思想抽象偏颇，但是他的智慧面面俱到。他自己也有矛盾的地方，因为他总是在与时俱

1　指的是阿斯克勒庇俄斯。

2　克里托（Crito，约公元前 469 年—公元前 4 世纪）是一位古代雅典的农业学家，苏格拉底的追随者之一。他与苏格拉底一起在雅典的阿洛佩塞德梅长大，与其有着深厚的友谊。

3　《斐多篇》。《斐多篇》是柏拉图的第四篇对话录，记述了苏格拉底生前的最后时光。

4　毒芹（hemlock）是一种伞形科毒芹属的多年生草本植物。毒芹含有可可碱和一些类似的有毒生物碱，对所有食用它的哺乳动物（和许多其他生物）都有毒。

5　出自路易斯·戴尔作品《对于希腊诸神的研究》（*Studies of the Gods in Greece*）。

进，深知许多哲理难以言状，且真理比一致性更为重要。以最崇敬之精神接近他的人，将获得他最丰厚的智慧成果，通过古代评论家解读他的人，很难能对其有全面的了解。

我们可以用心灵之眼看到，他在学院的小树林里，或在伊利索斯河畔，[1]或在雅典的街道上，独自一人或与苏格拉底同行，心中充满了后来成为人类共同财产的思想。或者我们可以把他比作隐身于某座宙斯或阿波罗神庙里的雕像，俨然一副尘世之外的神明模样。或者我们可以再次展开想象，看到他以另外一种状态，追随以前在幻象中看到的天国众神。[2]因此，"我们带着几分戏谑，但又带着几分认真"，[3]徘徊在那个已消逝世界的记忆中。[4]

---

1 伊利索斯河（Ilisos）是希腊雅典的一条河流，原为基菲索斯河一条支流，现在大部分处于地下。柏拉图曾经在作品中提及。

2 出自《费德罗篇》。

3 引自《会饮篇》。

4 出自《费德罗篇》。

科学的推动力

知识无处不在，智慧却在徘徊。

《洛克斯利大厅》，阿尔弗雷德·丁尼生

谁不热爱知识？谁会抱怨

她的美貌？愿她伴随人类

走向繁荣！谁来稳固

她的基础？让其功业得胜。

《悼念亚瑟·亨利·哈勒姆》，阿尔弗雷德·丁尼生

一

在对辉煌过去的持续回忆中，个人与民族找到了他们至高无上的灵感。如果在今天，这种对自身如此可贵、对联想如此重要的灵感被削弱，那么难道不是因为在民主制度下，个人主义盛行让我们失去了连续感吗？当我们在罗马历史中读到纪念逝者的仪式，看到人们即使

在丰收节这样的民间节日里，也会对逝者进行召唤与缅怀的严谨态度时，我们虽然感受得并不深刻，但也能体会到，此类连续感在其继任者生活中所起的作用，通过这种荣耀的影响，我们可以让目前冷漠乏味的日常生活，从"已逝高尚天性的神圣触感"汲取能量。[1]在我们的现代生活中，找不到与之对应的感受，虽然这种永恒不朽的甜蜜与温馨感，曾经在努马创立的宗教中备受珍惜，[2]但对我们来说已经失去了全部价值。我们甚至对那些回忆过去的人感到厌烦，他们坚称这是我们生活中的一项重要因素，除了现在的前景与未来的可能，我们对于一切事情都没有耐心。年复一年，这些开创者的记忆渐渐从群山中消失，遗忘的阴影越来越深地笼罩在他们身上，直到留下一幅画像，或许只有一个名字，仍然将逝者与生者联系起来。[3]被遗忘似乎根本不可避免，但我们不无忧虑地认识到，他们的名望与声誉被淹没在三千名师生的日常生活中；在第二种崇高的状态下，当他们把目光投向下面，俯视着他们缺席的盛典，看到其名字在聚会中被忽略时，这势必会让"智者阶层"感到悲伤。然而人性的疏离是我们的损失，我们需要永远铭记那些在艰难困苦的日子里，为学院在旧殖民时期奠定基础的前辈。

今天，承蒙威斯塔将军的慷慨解囊，[4]我们为这所大学的已故先贤卡斯帕·威斯塔树立了一座丰碑。[5]对他的缅怀不仅体现在这座宏伟

1　出自珀西·比希·雪莱作品《阿多尼》。

2　努马·庞皮里乌斯（Numa Pompilius，公元前 753 年—公元前 673 年）是一位具有传奇色彩的罗马国王，许多罗马最重要的宗教和政治制度都归功于他。此外，他还建立了雅努斯神殿。

3　出自丁尼生作品《悼念集》第 85 首《悼念亚瑟·亨利·哈勒姆》第 103 节第 23 行。

4　艾萨克·琼斯·威斯塔（Isaac Jones Wistar，1827 年 11 月 14 日—1905 年 9 月 18 日）是一位美国律师、矿工、军人与作家。他在美国内战期间服役于联邦军队，后来成为一名杰出的刑罚学家与作家。1892 年，威斯塔在宾夕法尼亚大学建立了威斯塔解剖学与生物学研究所。

5　有七位解剖学家在宾夕法尼亚大学医学院创办早期任教，他们分别是卡斯帕·威斯塔、约瑟夫·梅利克·莱迪、约翰·辛格·多尔西（John Syng Dorsey）、菲利浦·辛格·菲齐克、威廉·埃德蒙兹·霍纳、威廉·吉布森与小威廉·希彭。

的研究所，还遍及你们所看到的那些庄严的学术建筑，而我则感到非常荣幸能够用语言向他致敬。

但由于这是一家解剖学研究所，因此我们今天的致敬，至少在细节上可以合理地限定为对教授这门课程的前辈的颂扬上。有关解剖学教职涌现出许多令人难忘的回忆，使其在所有其他教职中占据了首要地位。在传统的七座排序中，中间是解剖学教授的座位，左侧是生理学、化学与药学教授的位置，右侧是实践、外科学与产科学教授的位置。随着学术复兴，解剖学给医学带来了活力与解放，在16、17和18世纪，除了极少数特例之外，这个行业的盛名都属于那些杰出的解剖学家。在担此重任的过程中，宾夕法尼亚大学有过一段不寻常的经历。在莱迪去世后的四分之一个世纪里，有六位解剖学教授的名字出现在学院名册里。然而，多尔西只为同学们上了绪论课，[1]就在当晚得了一场致命的疾病。第二年，菲齐克从外科学教授的职位上转任，霍纳则成为他的助手。[2]因此，实际上，自这所学院成立以来，讲授解剖学的教授仅有四位。菲齐克的名字与外科学教授永远密不可分。我们不知道是什么原因导致了这次紧急调整，但是我们可以很容易地推断出，当时年仅26岁的霍纳非常年轻，而来自马里兰大学的吉布森正如日中天，[3]他们可能在日后成为外科上的对手，因此这应该是最

---

1 约翰·辛格·多尔西（1783年—1818年）是一位美国外科医生。1811年，他完成了美国国内第一例成功的髂外动脉结扎手术。1813年，他撰写了美国第一本系统的外科学教科书《外科学纲要》（*Elements of Surgery*）。1818年，他在宾夕法尼亚大学演讲后感染伤寒去世。

2 威廉·埃德蒙兹·霍纳（William Edmonds Horner，1793年6月3日—1853年3月13日）是一位美国外科医生与解剖学家。霍纳在宾夕法尼亚大学度过了他的职业生涯，曾经担任解剖学教授（1831年—1853年）。1829年，霍纳出版了美国第一部病理学教科书《论病理解剖学》（*Treatise on Pathological Anatomy*）。

3 威廉·吉布森（William Gibson，1788年3月14日—1868年3月2日）是一位美国外科医生。1805年开始，吉布森参加了宾夕法尼亚大学医学院的课程讲座，其中菲齐克教授给他留下了深刻的印象。1811年，他年仅23岁就成为外科学教授。1819年，吉布森接替了菲齐克教授的位置，被宾夕法尼亚大学聘为外科主任。

值得考虑的因素之一。

如果说这所大学的解剖学教授平均任期非比寻常，那么他们在长年累月中薪火相传就更值得称道了。在雅典人中赞扬雅典人并不困难，[1]但是在这个国家，哪所学校能在该领域拥有这么一长串名单：希彭，第一位解剖学教师；威斯塔，第一部解剖学教科书的作者；霍纳，美国人体解剖学的首要贡献者；以及莱迪，当代最伟大的比较解剖学家之一。在欧洲的医学院中，仅有爱丁堡大学可以与之相提并论，因为在同一时期，只有四位教师担任过教授职位。门罗家族三代的长盛不衰尽人皆知，[2]他们连续担任解剖学教授长达126年。在这所学院成立前不久，门罗二世继承了他父亲的职位，并且不间断地执教了50年。他的儿子门罗三世担任教授的时间几乎与其一样长，剩下的时间则由约翰·古德瑟以及他的继任者威廉·特纳爵士，[3,4]也就是

1　出自《美涅克塞努篇》(Menexenus)。《美涅克塞努篇》是柏拉图所著的长篇葬礼辞，讽刺了伯里克利为伯罗奔尼撒战争的辩解。其中的两个主角是苏格拉底和美涅克塞努。这句话的意思是，同行之间互相恭维令人感到愉快。

2　亚历山大·门罗一世 (Alexander Monro Primus, 1697 年 9 月 19 日—1767 年 7 月 10 日) 是一位苏格兰外科医生与解剖学家。他的父亲是著名的外科医生约翰·门罗。在父亲的支持下，亚历山大·门罗被任命为爱丁堡大学解剖学教授。他用英语而不是传统的拉丁语授课，为爱丁堡大学医学院的声誉做出了贡献。1726 年底，门罗出版了他唯一的教科书《人体骨骼解剖学》(The Anatomy of the Human Bones)。

　　亚历山大·门罗二世 (Alexander Monro Secundus, 1733 年 5 月 22 日—1817 年 10 月 2 日) 是一位苏格兰解剖学家、医生与医学教育家。他是亚历山大·门罗一世的第三个儿子，曾经担任爱丁堡大学解剖学系主任。其贡献包括描述了淋巴系统，以及反映颅内压变化的门罗－凯利学说。

　　亚历山大·门罗三世 (Alexander Monro Tertius, 1773 年 11 月 5 日—1859 年 3 月 10 日) 是一位苏格兰解剖学家与医学教育家，曾经担任爱丁堡大学解剖学系主任。据他的批评者说，门罗是一个缺乏灵感的解剖学家，在教学或科学方面无法与其父亲或祖父相比。他的学生包括查尔斯·达尔文。达尔文曾经说，门罗的解剖学讲座就像他自己一样乏味。

3　约翰·古德瑟 (John Goodsir, 1814 年 3 月 20 日—1867 年 3 月 6 日) 是一位苏格兰解剖学家与细胞理论的先驱。1841 年 4 月 21 日，他被任命为爱丁堡皇家外科学院博物馆的管理员。1844 年 5 月，古德瑟被任命为亚历山大·门罗三世的解剖学演示师。1845 年，他与兄弟哈里出版了《解剖学与病理学观察》(Anatomical and Pathological Observations) 一书。1846 年，他在门罗三世退休后担任爱丁堡大学解剖学教授。

4　威廉·特纳 (William Turner, 1832 年 1 月 7 日—1916 年 2 月 15 日) 是一位英国解剖学家，曾经于 1903 年—1916 年任爱丁堡大学校长。1857 年，他出版了著名的《人体解剖学与生理学图谱》(Atlas of Human Anatomy and Physiology)。1867 年，特纳被任命为爱丁堡大学解剖学教授。

现任的解剖学教授担任。

在这所学院的解剖学历史上，我必须提及一个与众不同之处。希彭是约翰·亨特的亲密挚友与得意门生。菲齐克不仅拥有同样的优势，并且成为圣乔治医院的外科住院医师。[1] 亨特是自亚里士多德以来最杰出的自然观察者，他们二人都有幸得到过这位前辈的谆谆教导，他的科学理念与人文情怀比我们任何人都要超前，而他关于疾病的基本概念直到现在才开始广为流传。我们是否可以确信，他就是激发这些年轻人强大灵感的源泉。他们中的一位自英国归来后，立即在殖民地开办首批解剖学课程；另一位的事业同样蒸蒸日上，并且获得了"美国外科学之父"的称号。令人欣慰的是，由于受到来自约翰·亨特的直接影响，因此该学院的解剖学专业非常强大，再加上人们在获取标本方面的热情，最终成就了威斯塔－霍纳博物馆的辉煌收藏。

小威廉·希彭与约翰·摩根分享了为这座城市建立医学教育的荣誉。当他们在英国求学的时候，这两位就讨论过有关计划，但似乎是摩根得到了董事会的认可，1765 年 5 月，他在其著名的"演讲"中提出了一项明确的计划。[2] 直到这一年的秋天，希彭才向董事会表示他愿意接受解剖学与外科学教授职位。正如我所提到的那样，希彭一直与约翰·亨特情同手足，且曾跟随其著名的兄长威廉学习。威廉·休森与希彭是同窗，[3] 他后来成为著名的解剖学家与生理学家，并作为血

1　圣乔治医院成立于 1733 年，是一家位于伦敦的大型教学医院。它不仅是英国最大的教学医院之一，也是欧洲最大的医院之一。1768 年，约翰·亨特被任命为该医院的外科医生。

2　即《论美国医学院制度》（*A Discourse upon the Institution of Medical Schools in America*）。1765 年 5 月，摩根在费城学院（宾夕法尼亚大学医学院的前身）的年度毕业典礼上发表了上述演讲。

3　威廉·休森（William Hewson，1739 年 11 月 14 日—1774 年 5 月 1 日）是一位英国外科医生、解剖学家与生理学家，他分离了纤维蛋白并证明红细胞为盘状，被后人称为"血液学之父"。1769 年，休森因证明了淋巴系统的存在获得了科普利奖章。

液中白细胞的发现者而享誉业内。此外，他的后人也为这座城市的医学事业做出了杰出贡献。有了这样的教育背景，难怪希彭在1762年回国后，时年26岁就开设了解剖课，11月16日，他在州议会大厦讲授了导论。[1] 希彭的最大功绩在于开创基业，并引进了亨特兄弟的方法与传统，而它们在学院中长期占据主导地位。威斯塔在其悼词中诚挚赞颂了希彭在传道与授业中的技巧，以及他40多年来教授这门学科的忠诚。除了与这所学校的联系外，他还在1777年至1781年担任军队医院院长，并且担任过费城医师学院的第二任院长。[2]

　　卡斯帕·威斯塔在这个国家的医学史上拥有独特的地位。他是阿维森纳、米德、福瑟吉尔等医生的化身，[3] 套用威斯塔在爱丁堡的毕业论文中使用的阿姆斯特朗的话就是，[4]"寻找快乐的仙境，混迹热闹的人群"。威斯塔在这所学院中教授解剖学，担任助教与教授长达26年。从他同时代人的记录中我们了解到，他是一位出色的教师，正如威斯塔的一位悼念者所说，"他是学生们的偶像"。作为一名解剖学家，他以美国第一部解剖学教科书的作者而闻名，[5] 这本书非常受欢迎，后续经过数次再版。然而，由于威斯塔早年是一位哺乳动物古生

---

[1]　虽然他使用了福瑟吉尔的图片和模型，但是人体解剖方法主要还是来自亨特。威斯塔后来在希彭的悼词中说："这就是我们医学院的开始。"

[2]　费城医师学院（College of Physicians of Philadelphia）始建于1787年，是美国历史最悠久的私人医学社团。

[3]　理查德·米德（Richard Mead，1673年8月11日—1754年2月16日）是一位英国内科医生。1720年，他的著作《关于瘟疫传染的简短论述及其预防方法》（*A Short Discourse concerning Pestilential Contagion, and the Method to be used to prevent it*）出版，对于理解传染病方面具有重要的历史意义。1727年，米德被任命为乔治二世的御医。

　　约翰·福瑟吉尔（John Fothergill，1712年3月8日—1780年12月26日）是一位英国医生、植物收藏家、慈善家与贵格会教徒。他致力于推动植物学、病理学和医学教育的发展，还是英国皇家学会和伦敦皇家内科医学院的成员。1773年，他首次发现并命名了三叉神经痛。

[4]　约翰·阿姆斯特朗（John Armstrong，1709年—1779年）是一位苏格兰医生、诗人与讽刺作家。他最著名的作品是《保持健康之术》（*The Art of Preserving Health*）。

[5]　威斯塔撰写并出版了美国第一部解剖学教科书《系统解剖学》（*A System of Anatomy*）。

物学学者，并且其继任者之一是该领域发展的主要推动者，[1]因此他对这门学科的兴趣并不局限于解剖标本。[2]但威斯塔被人们铭记的原因与其说是他的著作，不如说是留下至今仍印象深刻的解剖学教学方法。谈到这些，曾是其助理与亲密伙伴的霍纳，在1818年2月1日的一封信中说："在对他的教程细节进行回顾时，很难说出他的主要功绩是什么；他以极大的热忱承担了一切工作，且诚挚希望接受其指导的人获益，因此他总是能够让大家满载而归。不过，他的课程也有自己的独到之处。希彭大量采用模型来展示人体结构的细微部分。他先是将大班分成若干个小班，然后为每个小班提供一箱标本，以便他们彻底熟悉人体骨骼，而这是公认的解剖学知识基础。大约在15年前，上述教学模式的理念就已经首次付诸实践。"在标本收集方面我们对于希彭一无所知，但很难相信这位住在约翰·亨特家中的上宾，能够摆脱其导师在标本收集上特有的狂热。但是，作为医学院的一家重要附属机构，博物馆的建立要归功于威斯塔，他的藏品构成了今天你们将看到的华丽阵容核心。董事会在接受威斯塔博士的遗赠时，一致同意将其命名为威斯塔博物馆，如今，76年的时光已经过去，在这座以他命名的解剖学研究所里，这些藏品找到了一个合适的归宿。

然而威斯塔值得纪念的地方不止于此。威斯塔和蔼可亲且热情好客，他凭借着非凡的情商与智商，在社交界拥有无上的地位，用查尔斯·考德威尔的话说就是，[3]他成为"众多朋友共同的精神支柱"。[4]在

1　指的是约瑟夫·梅利克·莱迪。

2　原文是knife and fork（刀叉），代指解剖标本的操作。

3　查尔斯·考德威尔（Charles Caldwell，1772年5月14日—1853年7月9日）是一位美国医生与医学教育家。

4　原文用的是皮质感觉中枢（sensorium commune）。感觉中枢是躯体感觉的最高级中枢，主要位于大脑皮质的中央后回。

我们的同行中，没有其他名字能让人记住这样的友谊与快乐，而它至今仍是这座城市精神与社交的代名词。年复一年，印在"威斯塔聚会"[1]（依然是费城冬季社交的一项重要活动）请柬上的肖像传承着他的生平，就像他曾经说的那样去"寻找快乐的仙境"。

作为一位年轻的解剖员与助教，接下来讲授这门课程的学者非常与众不同！霍纳天性内敛且缺乏自信，他一生中经常被使人纠结的顽固质疑与痛苦困扰。霍纳的内心温存且敏感，既要承受内忧外患的困扰，[2]又要面对死亡沉重的笼罩，对于他来说，最后四件事比那些标本更重要。[3]霍纳给我们留下了一部《私人日记》，[4]而他就是其中的一位医学原型，就像阿米尔一样，[5]霍纳找到了"一个安全的庇护所，人们在这里可以随时听到他对命运与未来的质疑，悲伤、反省与忏悔的声音，以及灵魂呼唤内心平静的呐喊"。[6]让我们听听他的心声："在守夜人最后一次报时前，我已经从清晨中醒来。在泰然自若的宁静中，我将全部身心献给上帝，衷心祈祷自己能在这个重大问题上得到启示，从而可以摆脱异想天开的误导，情同手足的诱惑，教育背景的偏

---

1 威斯塔习惯在冬季每周举办一次活动，学生、市民与科学家齐聚一堂，他们可以讨论感兴趣的话题。这些集会在费城的历史上被称为威斯塔聚会。在威斯塔去世后，该城市的其他居民还在长期保持这个习惯。

2 夏洛特·艾略特（Charlotte Elliott，1789年3月18日—1871年9月22日）是一位英国诗人与圣诗作者。《照我本相》（*Just As I Am*）是一首著名的赞美诗，由夏洛特·艾略特于1835年创作，首次出现在《基督教回忆者》上。

3 出自托马斯·布朗作品《医者的信仰》（*Religio Medici*）第一部分第45节。"我们所有人都不可避免的四件事，死亡、审判、天堂和地狱。"

4 霍纳日记的部分内容现存于宾夕法尼亚大学档案馆。奥斯勒认为它与阿米尔的日记相似，于是将其称为《私人日记》（*Journal Intime*）。

5 亨利·弗雷德里克·阿米尔（Henri Frédéric Amiel，1821年9月27日—1881年5月11日）是一位瑞士哲学家、诗人与批评家。他最著名的作品为《私人日记》。

6 玛丽·奥古斯塔·沃德（Mary Augusta Ward，1851年6月11日—1920年3月24日）是一位英国小说家，以她婚后的名字汉弗莱·沃德夫人写作。这段文字出自1885年她翻译的《阿米尔日记》（*Amiel's Journal*）第二版引言。

　　　　　　　　　　生活之道：现代医学之父的人生智慧

见，让我在神恩的影响下，能够公正地解决这个问题。"[1]这种呐喊是多么熟悉，它是辛勤劳作与质疑成功的坚强灵魂在极端痛苦中发出的震耳欲聋之音！然而，霍纳还是得到了上帝的眷顾。面对心中的恐惧，他已经放下了烦忧，到达了理想的港湾。尽管身体状况不佳且伴有抑郁发作，但他仍以极大的热情进行解剖学研究，并作为原创者与作者使大学声名鹊起。特别是他在博物馆筹备中做出了许多重要贡献，在以他们的名字命名的解剖学藏品中，霍纳的名字将永远与威斯塔联系在一起。

但我对常年受到科学影响力熏陶的莱迪该如何评价呢？根据现存的书面记录，几乎没有博物学家能够在见多识广上与其相比，然而他的朋友们对其了解是多么微不足道。莱迪为人隐忍、善良与热忱，虽然这些品质彰显了其生命价值，可是我们再也看不到此类典型。只有对它们的记忆犹存。由于讴歌他生命的共鸣几乎从未消失，因此我无须向听众赘述其专业与成果，但我可以简短地谈谈他性格的某个方面，以说明引起广泛关注讨论的科学影响。就理性事实而言，其作品中没有一丝皮浪主义的痕迹，[2]但是在所有与超理性有关的方面，没有比他更为坚定的皮浪信徒了。[3]在他身上也有那种令人愉悦的"内心宁静"，[4]就宁静的真正含义而言，这正是皮浪主义者的显著特征。在这方面，莱迪与达尔文之间存在着惊人的相似性。有趣的是，作为本

1　出自霍纳的日记。

2　皮浪主义（Pyrrhonism）或怀疑主义，见于2世纪末3世纪初塞克斯图斯·恩丕里柯的著作《皮浪主义纲要》（*Outlines of Pyrrhonism*），可追溯至古希腊哲学家皮浪。怀疑主义是哲学上对客观世界是否存在、客观真理能否被人们认识表示怀疑的学说和体系。

3　皮浪（Pyrrho，约公元前360年—约公元前270年）是一位古希腊怀疑派哲学家，被认为是怀疑论鼻祖。原文用的是伟大的怀疑论者（the great sceptic）。

4　内心宁静（Ataraxia）是一个古希腊语词汇，一开始为皮浪所用，而后伊壁鸠鲁亦开始使用该词，指代一种强大、清醒的宁静状态。古希腊作家塞克斯图斯·恩丕里柯将该词定义为"没有烦恼，灵魂安宁"。

世纪与大自然最亲密无间的两位学者，他们在研究与家庭情感中都得到了充分满足。在儿子弗朗西斯为查尔斯·达尔文编纂的自传中，[1]这位伟大的博物学家的内心世界竟是如此坦率，我们发现，他在超感官方面也达到了内心宁静的状态，借用托马斯·布朗爵士的另类表述就是，他们并没有牵拉他的软脑膜。[2]然而，尽管达尔文承认怀疑主义在科学中是可取的，但是他说自己并非对一切都抱着怀疑的态度。他们两个人在这一点上完全相同，其思想明显属于亚里士多德的类型。然而，达尔文在数不胜数的事实积累面前，仍保留了从中概括原则的非凡能力。尽管莱迪在这方面有所欠缺，但另一方面，他没有经历过达尔文所哀叹的那种"高级审美趣味的离奇与可悲丧失"，[3]这种情况可能部分源于达尔文长期体弱多病，以及他必须竭尽全力收集事实支持其伟大理论。

当我想起莱迪的简朴生活，想起他对自然研究的奉献，想起他与自然多年的亲密交流，脑海中就会一次次浮现出这样的诗句：

> 他与自然融为一体：在她的全部音乐中，
>
> 从雷鸣隆隆的呻吟，到夜莺甜美的歌唱，
>
> 都能听到他的声音；
>
> 他是一种可以被感知的存在，

---

1 弗朗西斯·达尔文（Francis Darwin，1848 年 8 月 16 日—1925 年 9 月 19 日）是一位英国植物学家，查尔斯·达尔文的第三个儿子。1875 年，达尔文被他的父亲提名加入伦敦林奈学会，并于1875 年 12 月 2 日当选为该学会的会员。1882 年 6 月 8 日，在他父亲去世的同一年，他被选为皇家学会会员。弗朗西斯·达尔文编辑了《查尔斯·达尔文自传》，并基于查尔斯·达尔文的通信编纂了《查尔斯·达尔文的生平与信件》（1887 年）。

2 出自托马斯·布朗作品《医者的信仰》（*Religio Medici*）第一部分第九节。软脑膜（pia mater）是脑膜的最内层，包围着大脑和脊髓表面。Pia mater 是中世纪的拉丁语，意为"温柔的母亲"。在这里指的是不要过度消耗他的精力。

3 出自弗朗西斯·达尔文编纂的《查尔斯·达尔文的生平与信件》。

来自黑暗和光明中，以及草木和岩石间。

在自然力所及之处广为传播

并将他的存在纳入其生命里。[1]

二

　　让我们从前辈的过去回到现在他们从事的工作上，简单浏览一下
人类解剖学与生物学的某些发展。俗话说，真理是时间的女儿。[2] 即使
在解剖学这门强调事实的科学中，观点也会随着时代变化而发生更迭。
下面这个由罗伯特·克里斯蒂森爵士讲述的故事，[3] 说的是本世纪初期
的解剖学领军人物巴克利，[4] 反映了该学科中的大多数教师仍然秉承旧
观念。[5] 巴克利对他的学生们这样说："先生们，当你们在解剖室里工
作时，要留意眼前的解剖学发现，最重要的是赶紧将它们记录下来。
前辈们给我们留下的机会不多。你也许会发现一条多余的肌肉或肌腱，
一条轻微偏离（正常走行）或有额外分支的动脉，或者，也许，是一

1　出自珀西·比希·雪莱作品《阿多尼》第 42 节。这首诗是雪莱在 1821 年为约翰·济慈写的一
首田园挽歌，被广泛认为是雪莱最好和最著名的作品之一。Adonais 出自 Adonis。在希腊神话中，
阿多尼斯是女神阿佛洛狄忒的凡间情人。有一天，阿多尼斯在狩猎时被野猪咬伤，在阿佛洛狄忒
的怀中死去。阿多尼斯的血与阿佛洛狄忒的泪混合在一起，成为海葵花。

2　奥卢斯·格利乌斯（Aulus Gellius，约 125 年—约 180 年）是一位罗马作家和语法学家。真理
是时间的女儿（拉丁语：*Veritas temporis filia*）出自格利乌斯作品《阿提卡之夜》（*Noctes Atticae*）
第 12 章第 11 节。他在阿提卡过冬时开始写作此书，因此取名为《阿提卡之夜》。

3　罗伯特·克里斯蒂森（Robert Christison，1797 年 7 月 18 日—1882 年 1 月 27 日）是一位苏格
兰毒理学家与医生，曾担任爱丁堡皇家内科学院院长和英国医学会会长。1848 年，他被任命为维
多利亚女王的御医。克里斯蒂森反对女性学医并获得医生资格，认为她们会降低这个行业的水准。

4　约翰·巴克利（John Barclay，1758 年 12 月 10 日—1826 年 8 月 21 日）是一位苏格兰比较解
剖学家，1816 年，当巴克利竞聘爱丁堡大学比较解剖学系主任之时，遭到了以约翰·霍普（John
Hope）、罗伯特·詹姆森（Robert Jameson）和亚历山大·门罗三世（Alexander Monro Tertius）为
首的一些现任教授的反对，他们担心新主任会侵犯自己的特权。1797 年，巴克利为《大英百科
全书》第三版撰写了《生理学》一章。1803 年，他在《新型解剖学命名法》（*A New Anatomical
Nomenclature*）中提出了基于科学原理的解剖学命名法。

5　原文用的是 bread and butter（面包与奶油），在这里的意思是关乎大多数人的。

条细小的神经分支，仅此而已。但是请注意！只要公布这个事实，你十有八九就会发现，早已有人捷足先登。解剖学可以被比作一块庄稼地。首先来到的是收割者，他们进入未开垦的土地，割下其周围的大量谷物。这些人都是现代欧洲的早期解剖学家，例如维萨里、法洛皮奥、马尔皮基与哈维。[1] 然后入场的是拾穗者，他们从裸露的田埂上拾足谷穗来做几条面包。他们就是上个世纪的解剖学家，例如瓦尔萨尔瓦、科图尼乌斯、哈勒、温斯洛、维克－达吉尔、坎普尔、亨特以及门罗父子。[2] 最后出现的是那些鹅，它们会设法捡拾一些散落在残株之间的谷物，在晚上蹒跚着回家，可怜的家伙们，还在为它们的成功自鸣得意。先生们，我们就是那群鹅。"[3] 是的，当生物学的广袤无垠展现在其面前时，他们便是在方寸之地捡拾残株的鹅。在那些日子里，解剖学仅仅意味着对人体结构的了解。然而，约翰·亨特的工作已经为更宽阔的视野开辟了道路，通过全面透彻的理解，他将全部有序与无

1　马尔切洛·马尔皮基（Marcello Malpighi，1628 年 3 月 10 日—1694 年 11 月 29 日）是一位意大利显微解剖学家，被誉为"显微解剖学、组织学、生理学与胚胎学之父"。他是第一个在动物身上发现毛细血管的人，并且注意到了动脉和静脉之间的联系。

2　安东尼奥·玛丽亚·瓦尔萨尔瓦（Antonio Maria Valsalva，1666 年 1 月 17 日—1723 年 2 月 2 日）是一位意大利解剖学家。1704 年，他描述了瓦尔萨尔瓦试验。它既可用于检查心脏功能和测试心脏自主神经，也可用于环境压力发生变化时清理耳道与鼻窦。

多梅尼科·科图尼乌斯（Domenico Cotunnius，1736 年 1 月 29 日—1822 年 10 月 6 日）是一位意大利医生。1761 年，他发表了解剖学论文《耳内骨迷宫的前庭、半规管和耳蜗》，论证了迷宫流体的存在，并提出了共振和听觉理论。1808 年，科图尼乌斯被任命为那不勒斯国王的御医。他写了一本关于坐骨神经痛的经典专著，并在 1774 年发现了脑脊液。

雅各布·贝尼努斯·温斯洛（Jakob Benignus Winslow，1669 年 4 月 17 日—1760 年 4 月 3 日）是一位丹麦裔法国解剖学家。1732 年，他出版了《人体结构的解剖展示》（*Exposition anatomique de la structure du corps humain*）一书。这是系统解剖学的第一部专著。他对人体结构的阐述，摒弃了与该学科无关的生理细节和假设解释。他最早描述的网膜孔，至今仍被称为"温斯洛孔"。

菲力克斯·维克－达吉尔（Félix Vicq d'Azyr，1748 年 4 月 23 日—1794 年 6 月 20 日）是一位法国医生与解剖学家。被誉为比较解剖学以及生物同源理论的奠基人。此外，他在神经解剖学领域也有重要的发现。

彼得鲁斯·坎普尔（Petrus Camper，1722 年 5 月 11 日—1789 年 4 月 7 日）是一位启蒙时代的荷兰医生、解剖学家、生理学家、助产士、动物学家、人类学家、古生物学家与博物学家。他是最早对比较解剖学、古生物学感兴趣的人之一。

3　出自 1885 年的《罗伯特·克里斯蒂森爵士的生平》（*The Life of Sir Robert Christison*）。

序的生命表现都作为解剖学家适当的研究对象。

通过确定结构来发现功能一直是进步的基础。"急于求成者"可能无法理解其含义。[1]事实上,当时的解剖学研究大多比较笼统。然而,只有详细了解其组成与关系,才能归纳出正确的生理功能。所有自然科学的非凡发展与相应研究手段的完善,对巴克利那句俏皮话中"鹅"的启蒙贡献最大。我们以神经系统的解剖学与生理学为例,来说明任何一个具有实用性的学科的进展。例如,霍纳于1825 年编撰的《威斯塔解剖学》第三版就已经对脑回的结构进行了描述,如今有众多内外科与人类学专家都在研究它,并且其功能也是生理学与心理学探索的目标,而当时整个学科的认知是这样的:"大脑的表面类似于一团小肠,或一种盘绕的圆柱形管道;因此,它们才被称为脑回。这些脑回之间的裂缝并未深入大脑实质。"[2]与这种对结构简略描述相关的功能知识,也许在莎士比亚的笔下得到了最好的诠释:"当大脑受损,人必死无疑。"[3]本世纪的前两代学者殚精竭虑确立了结构,成就了那些在神经系统功能上的辉煌发现,它们不仅彻底改变了医学,还使心理学家几乎能够完全摒弃形而上学。特别值得注意的是,许多学科非常依赖精准的解剖学知识。新型大脑解剖学,特别是对大脑表面的研究,虽然被威斯塔用几句话一带而过,但为希茨格与弗里奇指明了方向,[4,5]对于脑部疾病病例

---

1 出自《哈巴谷书》(*Habakkuk*)(2:2)。

2 出自 1846 年霍纳主编的《系统解剖学:供医学生使用》(*A System of Anatomy: for the Use of Students of Medicine*)第 9 版。

3 出自威廉·莎士比亚作品《麦克白》第三幕第四场。

4 尤利乌斯·爱德华·希茨格(Julius Eduard Hitzig, 1838 年 2 月 6 日—1907 年 8 月 20 日)是一位德国神经学家与神经精神病学家。希茨格因其关于电流和大脑之间相互作用的工作而闻名。

5 古斯塔夫·西奥多·弗里奇(Gustav Theodor Fritsch, 1838 年 3 月 5 日—1927 年 6 月 12 日)是一位德国解剖学家、人类学家、旅行家与生理学家,他与希茨格合作研究了大脑运动区域的定位。1870 年,这两位科学家用电刺激测试了一只狗的大脑皮层,发现对不同区域的电刺激会导致特定部位的肌肉收缩。

的仔细解剖，也为休林斯·杰克逊铺就了道路。[1] 渐渐地，一种基于科学的新型颅相学日益成熟，取代了加尔与施普尔茨海姆的粗糙概念；以至于在我们这一代人之中，大脑的许多功能已经定位在实体结构上。无论是从内部还是从外部，只要轻触神秘表面的某个区域，我的嘴唇就可以开始运动，但是无法口齿清楚地表达思想，或者我可以看见，但是无法阅读自己面前的书页；触碰这里，视觉就会消失，触碰那里，听觉也会屏蔽。如果控制肌肉的中枢被逐个触碰，那么它们可能单独或同时丧失功能。所有这些功能的丧失并不会导致意识的障碍。随着时间的推移，那层纤薄大脑皮层的营养逐渐受损，智力就会慢慢地倒退，重返孩子的淳朴、婴儿的稚气，以及母体的遗忘。

随着结构知识的增加，这种新型大脑生理学逐渐发展起来，而病例研究对此做出了巨大贡献。如今，神经系统疾病的诊断准确程度已经十分惊人。在科学的各个分支中，没有哪个能比这门学科更好地体现知识的相互依赖与序列。通过一丝不苟的解剖学探索，在实验室进行的动物实验，以及对人类疾病的自然研究，来自各国的众多学者缓慢痛苦地习得了这些事实，然后带领我们恢复了 50 年前极度混乱的秩序。在一个求真务实的时代，这种巨变使我们的疾病诊疗观念发生了相应调整，并且让我们更加清晰地认识到哪些事情可为或不可为。一旦大脑表面中枢的定位得以明确，我们就有可能以相当大的把握对局部病变进行诊断，麦克尤恩与霍斯利通过一种新型脑脊髓手术完善

1　约翰·休林斯·杰克逊（John Hughlings Jackson，1835 年 4 月 4 日—1911 年 10 月 7 日）是一位英国神经病学家，以对癫痫的研究而闻名。奥利弗·萨克斯（Oliver Sacks）医生多次将杰克逊作为他神经学研究的灵感来源。

了脑生理学与病理学，而他们取得的成就简直令人难以置信。[1,2]

然而这还不是全部。除了定位视觉、听觉、语言与运动中枢，我们还对心理现象的生理基础有了深入了解。就连巴克利故事中的拾穗者都已经认识到了智力与大脑重量、天赋与大脑表面脑回增加的关系。但是在过去的 25 年里，微视解剖学方法已经日臻成熟且得到了广泛应用，[3] 从而使这些器官的复杂结构变得一览无余。大脑灰质的锥体细胞构成了思维的解剖学基础，随着所谓的精神细胞完成了发育、[4] 组合与复杂连接，它们就会与各种心理功能相互关联起来。在最近于皇家学会举办的克罗恩讲座中，[5] 我们可以了解到这些机械的概念已经发展到什么程度。拉蒙－卡哈尔在此将智力的作用、[6] 程度与发展，建立在细胞机制及其联系的复杂性之上。即使是喜怒无常，其生理基础也有据可查。关于大脑皮层精细结构的研究可以得出以下结论：弱智、精神错乱与各种精神病只是锥体细胞病变的症状，而不是对心灵这个无法界定的实体的单独影响。此外，有一群人类学家试图将道德败坏与身体畸形，特别是脑部畸形联系起来，并且极力使人相信存在

1　威廉·麦克尤恩（William Macewen，1848 年 6 月 22 日—1924 年 3 月 22 日）是一位苏格兰外科医生。他是现代脑外科的先驱，被认为是"神经外科之父"。1880 年，麦克尤恩描述了通过气管插管进行麻醉的技术。此外，他还以使用照片来记录病例和教学而闻名。

2　维克多·亚历山大·哈登·霍斯利（Victor Alexander Haden Horsley，1857 年 4 月 14 日—1916 年 7 月 16 日）是一位英国外科医生与科学家。在 1884 年到 1886 年，霍斯利是第一个使用术中皮层电刺激来定位人类癫痫病灶的人。1887 年，他是第一位通过椎板切除术切除脊柱肿瘤的医生。1908 年，他与罗伯特·克拉克（Robert Clarke）共同开发了霍斯利－克拉克定向仪（Horsley-Clarke apparatus），用于进行神经外科的立体定向手术。

3　微视解剖学（minute anatomy）指的是通过显微镜观察研究人体形态结构的组织学和胚胎学。

4　指的是大脑皮质的细胞。

5　威廉·克罗恩（William Croone，1633 年 9 月 15 日—1684 年 10 月 12 日）是一位英国内科医生，英国皇家学会创始会员之一。他在去世后留下一笔遗赠用于创立讲座。1749 年，伦敦皇家内科医学院的克罗恩系列讲座正式开始。

6　圣地亚哥·拉蒙－卡哈尔（Santiago Ramón y Cajal，1852 年 5 月 1 日—1934 年 10 月 17 日）是一位西班牙病理学家、组织学家与神经学家。他对大脑微观结构进行了研究，使他成为现代神经科学的先驱。1906 年，他与卡米洛·高尔基获得了诺贝尔生理学或医学奖。

犯罪性精神病，认为这些精神病患者就是"理所当然的恶棍，命中注定的傻瓜，以及上天安排的无赖、盗贼与骗子"。[1]这场有关我们大脑功能知识的非凡革命，直接源自巴克利之"鹅"对于神经系统解剖学的精准研究。以法莲捡拾的葡萄确实胜过亚比以谢的收获。[2]

然而，作为生命现象基础的结构研究严格来说属于解剖学范畴，但它只构成了生物学这门重要基础学科的一小部分，生物学涵盖的内容涉及生命的多种表现形式，且致力于揭示支配其生长、发育和活动的规律。作为希彭与菲齐克的导师，约翰·亨特是现代社会第一位伟大的生物学家，这不仅是因为他具有非凡的观察力与渊博的智慧，更主要的是他首次把生命当作一个整体来看待，并且研究了它在有序与无序、健康和疾病中的全部表现。用巴克尔的话说就是，[3]他率先"决定将自然界视为一个庞大而统一的整体，尽管它在不同时期表现出的现象确实各异，但是每次变化都保持着统一与不间断原则，完整无缺，不受干扰，并且万变不离其宗，即便在普通人眼中不规则的事物比比皆是"。[4]我们医学界可能会为这样的想法感到自豪，即我们的队伍中从来不乏追随伟人足迹的学者；不仅有欧文、赫胥黎与莱迪这样的巨匠，[5]而且以更谦逊的方式来讲，许多最勤奋的生物学家都做过医生。从约翰·亨特到查尔斯·达尔文，动物学与植物学在各个方面都取得了长足进展，不仅积累了与结构相关的事实，还提高了对功能

1　出自威廉·莎士比亚作品《李尔王》。

2　出自《士师记》（*Judges*）第 8 章，第 2 节。

3　亨利·托马斯·巴克尔（Henry Thomas Buckle, 1821 年 11 月 24 日—1862 年 5 月 29 日）是一位英国历史学家，著有未完成的《英国文明史》（*History of Civilization in England*），被后人称为"科学史之父"。

4　出自巴克尔作品《英国文明史》。

5　理查德·欧文（Richard Owen, 1804 年 7 月 20 日—1892 年 12 月 18 日）是一位 19 世纪英国生物学家、比较解剖学家与古生物学家，皇家学会成员，他曾对许多脊椎动物进行命名与分类。1842 年，他创造了"恐龙"（拉丁语：Dinosauria, 意为"恐怖的蜥蜴"）一词。

的认知，因此，生命物质现象的概念被逐步扩大。然后，随着《物种起源》的出版，人们开始幡然醒悟，进化论不仅改变了整个生物学体系，而且颠覆了人类思想的各个领域。

即使这个理论本身也遵循自然法则的规律。对于我们这些十年前学过生物学的人来说，此类新概念也许还有点令人困惑。然而，最近的文献显示，这门学科展现出惊人的生机与力量。其中，围绕细胞组成本质进行的斗争最为激烈，而作为解释生命现象基础的结构知识也再次受到热捧。由于在这个方向上的变化日新月异，一批复杂的现代术语迅速涌现，浑然一体的原生质片段可以分为胞质体、细胞液、核体、染色体，以及它们的原微粒与生源体。[1] 这些对生命单位的精确研究导致了血统论得到实质性修改。魏斯曼的观点，[2] 特别是关于单细胞生物与高级生物生殖细胞的永生性，以及关于获得性状传递与否的观点，都是直接基于对细胞结构与细胞分裂的研究。

生物学在应用于社会问题时，极大地拓宽了人们的思维。从古至今，在生命逐渐进化的过程中，始终存在一个永恒的目标；这种进步来自不断的竞争，以及持续的选择与淘汰；总而言之，进化是控制所有生物的一项伟大法则，"是万物所趋的唯一神性事件，"[3] 而这种观念正是生物学回馈 19 世纪的厚礼。在《社会进化论》一书中，基德明确指出了这个问题：[4] "没有什么比目前生物学家们所进行的技术争论更

1　原微粒（somacule）是一种假设的原生质粒子。

　　生源体（biophore）是一种作为细胞生命活动基础的假设粒子。

2　弗里德里希·利奥波德·奥古斯特·魏斯曼（Friedrich Leopold August Weismann，1834 年 1 月 17 日—1914 年 11 月 5 日）是一位德国进化生物学家。他曾任弗赖堡动物学研究所主任，他的主要贡献是提出种质学说，有时也被称为魏斯曼主义。根据该理论，多细胞动物的遗传仅通过生殖细胞发生。

3　出自阿尔弗雷德·丁尼生作品《悼念集》第 85 首《悼念亚瑟·亨利·哈勒姆》（*In Memoriam A.H.H*）第 143 至第 144 行。

4　本杰明·基德（Benjamin Kidd，1858 年 9 月 9 日—1916 年 10 月 2 日）是一位英国社会学家。1894 年，他出版了《社会进化论》（*Social Evolution*）一书。

能凸显，我们未来研究社会现象必须以生物科学为基础的程度。这种争论事关父母后天所获得的品质是否会传递给后代，如果是根据后一种意义做出决定，那么将对整个社会与政治哲学领域产生最具革命性的影响。如果旧观点是正确的，即习惯与教育的影响可以通过遗传传递，那么既往哲学的乌托邦式梦想无疑有可能实现。如果我们倾向于继承前辈的教育、思想与道德文化成果，那么我们可以对未来社会进行大胆的预测，它不仅能够永葆青春，并且还会持续进步，即使生存竞争已经不复存在，人口也完全按照生存手段调节，以及个人与社会有机体之间的对立消灭。但是如果魏斯曼学派的观点基本正确，如果只能积累优质先天变异且排除劣质同类，那么这种生命就不会有进步发生。如果没有这种持续不断的选择压力，那么每种高级生命的趋势必将倒退。届时，整个人类将陷入连绵不绝的竞争与对抗的泥潭。总之，生存竞争还必须继续下去，尽管它在条件上可能是人性化的，但最终是永恒不变与无法避免的。因此，人类生活的所有现象，包括个体、政治、社会与宗教等，都必须被视为这个宇宙进程的各个方面，只有在其关系中才能被科学研究与理解。"[1]

生物学涉及生命中的每个问题，它可以宣称自己拥有其他科学所无法比拟的完整性与全面性。对于那些日常工作与生物学表现息息相关的人来说，深入理解生物学各种关系的重要性无法估量。生物学研究能够训练人们掌握精确观察与正确推理的方法，赋予人们更清晰的观点，以及在日常工作中比其他学科甚至人文学科更实用的思维方式。年复一年，我们希望年轻人能在这座研究所里获得关于生命规律的基本知识。

特别是对于医生来说，科学学科是一份不可估量的礼物，它渗透

1　出自本杰明·基德作品《社会进化论》。

到其整个生命之中，使他们的思考习惯变得精确，并赋予他们审慎的怀疑能力，而只有在实践的不确定性中，这种能力才会使他明智地避免错误。[1] 之所以那些从未全面接受科学熏陶的医生注定会走向毁灭，是因为他们从未真正领会科学与其医术之间的深刻联系，并且对于两者的局限性一无所知或漠不关心。

为了祝贺宾夕法尼亚大学拥有这座研究所，请允许我站在更高的立意上来谈谈看法。对于这个国家的大学来说，它们非常需要既是思想家又是实干家的人，这些人不仅心怀理想，而且深饮过星空之酒，[2] 其精力不会在单调的课堂上被浪费。在这些实验室里，人们将有机会从事此类更高层次的大学工作。我们周围的环境正在迅速发生变化：在几个历史较长的州里，效用不再被视为健康的检验标准，而智慧生活的价值得到了全面提升。在这方面，德国堪称我们的榜样。它之所以伟大，是因为它拥有一大批以不懈的勤奋、克己的热情与崇高的理想追求纯科学的人。没有任何次要动机干扰他们的思想，也没有任何叫嚣抵达实验室的深处："你们的工作有什么实用价值？"他们挣脱了社会或神学偏见的束缚，得以珍惜"从未被误导过的真理，而这个完美的真理自带解药，可以抵御一知半解带来的危害与危险"（亥姆霍兹）。[3]

科学的推动力赋予人们精准思考的习惯，扩大了心灵的视野，用埃庇卡摩斯的话来说就是增强了"理智的力量"。[4] 然而就没有别的什

1　出自《提摩太后书》（3:15）。

2　这是一种用深饮来表示获得灵感或知识的隐喻。

3　赫尔曼·路德维希·费迪南·冯·亥姆霍兹（Hermann Ludwig Ferdinand von Helmholtz，1821年 8 月 31 日—1894 年 9 月 8 日）是一位德国物理学家与医生。他在物理学、生理学、心理学等多个学科领域做出过巨大贡献。

4　埃庇卡摩斯（Epicharmus，公元前 540 年—公元前 450 年）是一位希腊喜剧作家与哲学家。现代人对埃庇卡摩斯的认识主要源于《苏达辞书》和阿特纳奥斯、第欧根尼·拉尔修的作品。柏拉图曾在《泰阿泰德篇》中将埃庇卡摩斯视为喜剧作家中的代表人物。

么了吗？科学，作为众神最后的馈赠，难道没有给整个人类带来希望的信息吗？除了在生活的风暴中给个体带来冷静，在困惑的时候带来判断力，它还能做些什么呢？"仁慈的大地应该在宇宙法则中沉睡"的美好承诺在哪里？[1]从柏拉图到孔德，[2]人们一直在寻求法律、秩序与人世间的上帝之城，那么，这些徒劳的希望都是梦想家的虚妄想象吗？

科学已经做出很多努力，并且未来还将得以持续，以缓解我们数百万同胞的不幸境遇，尤其是在减轻疾病带来的某些恐惧方面。但是我们太容易忘记，在她掌控的领域之外，还有那些不可抗拒的力量在独自左右人们的心灵。科学与理性永不分离，但她与感觉、情感、激情有什么关系呢？它们不属于科学的范畴；它们也不受科学的约束。科学可以研究、分析与定义，但是科学永远无法控制它们，而且无法证明其存在合理。作为当年创办这所大学的先贤，这位伟大的哲学家曾经捕捉到了闪电，[3]但谁又束缚住了人类任性的灵魂呢？人类这种匪夷所思的复合体，时而沉浸在美好愿景的狂喜中，时而翻滚在罪孽深重的泥沼里，没有任何世俗或神圣的影响力能在他身上产生任何永久性改变。请听这位研究人类心灵、描绘人类情感的专家之言："从古至今，世界的理性始终受制于蛮力的摆布。法治不过是一种短暂的现实，并且只要人性没有发生转变，就永远别奢求更多。个人智慧，以

1　出自丁尼生作品《洛克斯利大厅》。

2　伊西多尔·马里·奥古斯特·弗朗索瓦·泽维尔·孔德（Isidore Marie Auguste Francois Xavier Comte，1798 年 1 月 19 日—1857 年 9 月 5 日）是一位法国哲学家与作家，他创立了实证主义学说。孔德的作品试图纠正法国大革命造成的社会混乱，他认为法国大革命预示着向一种新的社会形式过渡。他试图建立一种以科学为基础的新型社会学说，他称之为"实证主义"。此外，他可能还创造了"利他主义"这个词。

3　本杰明·富兰克林（Benjamin Franklin，1706 年 1 月 17 日—1790 年 4 月 17 日）是美国的开国元勋之一。他是杰出的政治家、外交家、科学家与发明家。1751 年，富兰克林协助创办费城学院并担任首任校长，而这也是宾夕法尼亚大学的前身。

及国家与民族的集体智慧，都在人类的斗争中消亡了，诚然，它们势必想着能够东山再起，但也肯定会再次被置于刀锋。无论你将目光投向何处，在五千年前还是五百年前，只要是曾经构成这个世界的地方；到处都可以看到思想、信仰与理智被激情席卷。激情统治着世界，也是唯一的主宰。激情并非来自头脑，也不是源于双手，而是发自内心。爱、恨、野心、愤怒、贪婪，要么让智慧成为它们冲动的奴隶，要么用蛮力来击溃其无力的反驳，然后用钢铁之手将它们撕成碎片。"（马里昂·克劳福德）[1]

急于求成的人或许可以看到理性为人类动物园设置的警示牌："已被束缚，尚未驯服。"然而，谁能否认科学的影响力在个体中发挥作用的同时，也在潜移默化地塑造着整个社会的结构。理性至少是自由的，或者几乎是自由的。教条的枷锁已经被去除，而信仰本身，也从贵庶通婚中解放出来，[2]并在解脱中发现了巨大收获。

这位"爱笑的哲学家"的众多富有创意的幻想之一，[3]就是再次幸福地预示了一个极具现代性的想法，即围绕着我们的偏见、偶像与习俗等外在因素，无论好坏都会对我们产生深远影响，我们的幸福，甚至我们的每一种性格特征，在很大程度上都取决于这些外在因素。在这一点上，科学思想的趋势与原子理论一样，仿佛回到了阿布德拉的圣贤。[4]如果环境因素确实如此重要，那么其本质势必成为教育的重中之重。这座宏伟的建筑，非常令人钦佩地符合科学发展的方向，而

1　弗朗西斯·马里昂·克劳福德（Francis Marion Crawford，1854 年 8 月 2 日—1909 年 4 月 9 日）是一位美国作家，他以那些经典的怪异和荒诞故事而闻名。

2　贵庶通婚（morganatic alliance）又称贵贱通婚，是指社会地位不平等的人之间的婚姻。常见于欧洲君主制国家中不同社会阶层的婚姻，尤其指男方较女方地位高者，但有时亦指与丈夫死后改嫁、带着因亡夫而来的头衔之贵族女子与较低地位男子的婚姻。"贱"的一方未必能得到与配偶同等的爵位，贵贱婚姻所生的子女可能同等地丧失王位、爵位等继承权。

3　指德谟克利特。

4　指德谟克利特。

现代思想从此获得了最丰硕的灵感，使这所大学朝气蓬勃的环境日臻完善。最后，这在很大程度上得益于您坚持不懈的奋斗，教务长先生，[1] 这里汇聚了构成一所值得这个伟大联邦赞誉的高等学府的所有外在因素。毕竟，教育只是一种潜移默化的过程，它源于外在因素对我们的影响；包括各个时代伟大思想的文字记录，自然与艺术中美丽和谐的环境，以及经历跌宕起伏生活的同胞，正是这些因素教育了我们，塑造了我们正在成长中的心灵。在这座校园的范围内，这些影响将会引导一代又一代的青年人，陪伴着他们从大学入学到特定的学院毕业，其中，艺术、科学与慈善的影响复杂而多样。艺术的最高境界只能源于对理想的持久热爱，"它或明或暗地燃烧，仿佛各自都是众人渴求之火的写照"。[2] 科学的冷酷逻辑使人们的思想独立，不受自欺欺人与一知半解的困扰。慈善可以体现我们医学界的价值，因此必须与其同生、同行与同在。

1　教务长（provost）是美国和加拿大许多高等教育机构的高级学术管理人员，相当于英国、爱尔兰和澳大利亚一些机构的副校长。
2　出自珀西·比希·雪莱的作品《阿多尼》。

二十五年后

我们爱过的人最可爱也最优秀，

作为时光之轮精心雕琢的瑰宝，

他们先于我们品尝过生命甘醇，

然而便一个接一个地悄然安息。[1]

《鲁拜集》，欧玛尔·海亚姆

一

　　唯有从两个视角出发，我们才可以得出一个泰然自若的人生观。其一是当晨曦绚烂的色彩尚未褪去青春的露水时，[2] 我们站在山脚下，渴望踏上旅途。其二是当我们站在山顶凝视夕阳投下渐长的阴影时，虽然未必尽如人意，但视角会更开阔。在攀登的过程中，之所以我们无法拥有同样开阔的视野，是因为陡峭崎岖的山路很少有能够一览无

1　出自欧玛尔·海亚姆作品《鲁拜集》第 22 首。

2　出自罗伯特·勃朗宁 1841 年的作品《皮帕经过》（*Pippa Passes*）。

余的休憩之地。你们应该还记得，在攀登炼狱山的过程中，[1]但丁经过了艰苦跋涉，来到环绕山体的高台，然后坐下来转向东方，对他的引导者说："所有人都乐于回首往事。"[2]因此在这个场合，我站在四分之一世纪的人生高台上，满心欢喜地追忆过去，并且向你们描绘未来。

25 年前，这所学院怀着某种果敢刚毅，选择了一位初出茅庐的年轻人来讲授医学基本原理的课程。[3]对于那些按部就班而获得学校教职的人来说，他们以特有的慷慨认识到时代正在发生变化，于是让位给在所教科目上受过研究生培训的人。由于前辈们的支持，加上我的热情、充沛的精力以及对工作的喜爱，因此我也取得了一定程度的收获。我曾经试图在回忆中重温那些快乐的早年时光，但我无论如何都无法想起许多魂萦梦牵的过去。岁月的尘埃不仅使细节变得模糊，甚至部分混淆了画面的整体轮廓。不过这种神圣的遗忘天赋因人而异。在一些人身上，例如我们杰出的同胞约翰·比蒂·克罗泽，[4]就完全不会受到上述因素的困扰，他在字里行间留下了对其心路历程的愉快回忆和详述。[5]我们不仅时代相同，并且年龄相仿，我的记忆就像阴影徘徊在尤利西斯于冥府所画魔法圈的周围，但是没有找到特伊西亚斯来揭开既往被遗忘遮盖的面纱。[6]

尽管这些回忆幽暗朦胧，

---

1 炼狱山出自但丁作品《神曲·炼狱篇》第一歌。

2 出自但丁作品《神曲·炼狱篇》。

3 医学基本原理，指的是生理学以及病理学等学科。

4 约翰·比蒂·克罗泽（John Beattie Crozier, 1849 年 4 月 23 日—1921 年 1 月 8 日）是一位英国哲学家，以及知道如何将哲学广度与科学内容相结合的思想家。他曾经在多伦多大学学习，四年后因为抑郁症放弃。1880 年，他出版了《未来的宗教》（*The Religion of the Future*），1885 年出版了《文明与进步》（*Civilization and Progress*）。

5 1898 年，克罗泽出版了《我的内心世界》（*My Inner Life*），其中详细记述了他的个人经历。

6 特伊西亚斯（Tiresias）是一位生活在底比斯的盲人先知。其事迹反映在荷马史诗《奥德赛》中，他凭借多种获得信息的能力，并对世界进行解释而闻名。

并且无论它们来自何方，

仍是我们全部生命源泉。

以及我们所有视觉之光。[1]

　　由于事关欢迎我加入学院的前辈，因此这些回忆也就显得非常珍贵。然而，令人痛惜的是，如今他们已经所剩无几。对于他们的影响、榜样与善意的勉励，我都将永远感激不尽。在蓄势待发的年代，忠诚可以说是那个时代学院工作的显著特征。前辈们的生活教会了我们这些年轻人职业操守，从而使学院的整体氛围令人感到既新颖又振奋。在乔治·坎贝尔博士与帕尔默·霍华德博士这两位院长的带领下，[2]这种以身作则本身就是一种教育，特别体现在教学与职场生活的各种便利上。看到他们为校园安置的座椅被赋予纪念意义，这是让人感到多么欣慰的一件事啊！

　　然而有一段往事我却自始至终无法忘记，我今天感受的反差只会使其轮廓更加清晰。当我第一次出现在全班同学面前时，心里充满了颤抖的不安与巨大的尴尬。我从来没有过授课的经历，唯一一次在社团宣读论文，已然搞得自己如坐针毡。我的同事们考虑得十分周全，没有因其在场增加我的负担。一进入教室，同学们的友好问候便安抚了我紧张的心情，而且，正如经常发生的那样，最艰难的时刻往往在于等待的过程。这个学期给我留下的一个深刻印象是，我要准备大约一百场讲座的艰巨任务。虽然我只讲了十或十二次课就感到心力交瘁，但是我还必须坚持把该学期剩余的内容完成。我的前任德雷克

1　出自威廉·华兹华斯作品《不朽颂》。

2　乔治·威廉·坎贝尔（George William Campbell，1810年10月19日—1882年5月30日）是一位英国外科医生。1833年，他移民到加拿大蒙特利尔。1835年—1875年，曾经担任麦吉尔大学外科学教授。1860年—1882年，担任麦吉尔大学医学院院长。

博士心地非常善良，[1]可妄自尊大让我忽视了他的谆谆教导。我在疲惫中坚持到一月，好在很快就能得到解脱。有一天，邮差送来了一位德国著名教授的生理学新作，出乎意料地让我在下半学期的压力迎刃而解。人们注意到授课内容有了明显改善，不仅同学们受益匪浅，就连我的德语翻译能力也迅速提升。

早在这个学期结束之前，我已经意识到我所担任的职位的重要性，并且积极寻求改进教学的途径。在伦敦大学学院，我有幸参加了首批实用生理学系统课程，其中有很大一部分是组织学课程与演示。[2]在第一学期，由于只有一台显微镜，我只能展示血液循环与纤毛运动等内容，但幸运的是，我被任命为蒙特利尔总医院天花科的医生，[3]其薪水能让我订购一打哈特纳克显微镜和少量简单设备。这并不是我从老旧的天花病房得到的唯一收获，之所以我充满感激之心，是因为我在那里还完成了自己的第一篇临床论文。[4]在下一个学期里，我利用周六的时间进行了一系列演示，并且还开设了实用组织学的小班课。令人感到振奋的是，同学们对于这些选修内容与额外课时赞赏有加。几年以来，我不得不在极其简陋的条件下开展工作，例如冬天擅入化学实验室，夏天则在楼下的旧衣帽间进行组织学研究。1880 年，当学院将其中一间教室改成生理学实验室，并且筹集资金为其购买与

---

1 约瑟夫·莫利·德雷克（Joseph Morley Drake，1828 年—1886 年）是一位英国医生与教育家。1845 年，他移居到加拿大，在那里担任药剂师。后来在麦吉尔大学医学院学习，于 1861 年以优异成绩毕业，并在蒙特利尔总医院担任外科医生。1868 年，他成为麦吉尔大学的临床医学教授。1886 年去世后，继任者以其名义设立了约瑟夫·莫利·德雷克生理学讲座。

2 1872 年—1873 年，奥斯勒在伦敦大学学院师从约翰·伯登 - 桑德森（John Burdon-Sanderson，1828 年 12 月 21 日—1905 年 11 月 23 日）学习生理学。

3 蒙特利尔总医院是一家位于加拿大魁北克省蒙特利尔市的综合医院。在 1818 年—1820 年期间，由于讲英语人口的需求日益增长，当地一些慈善机构请求帮助建造一所新医院。1821 年，蒙特利尔总医院奠基。1832 年，该医院成为麦吉尔大学的教学医院。

4 1872 年，奥斯勒发表了数篇病例报道，题目分别是《乳腺癌》（Carcinoma mammae）、《肛裂》（Fissure of anus）、《路德维希咽峡炎》（Angina Ludovici）、《化脓性肾炎》（Suppurative nephritis）、《胸膜肺炎伴震颤型瞻望》（Pleuro-pneumonia with delirium tremens）。

配置设备时，我感到非常自豪。与此同时，我终于有时间来思考自己的研究方向了。在医学研究所的职位上，我既要教授生理学，又要教授病理学。而为后者安排二十次授课是一种由来已久的传统，当蒙特利尔总医院的同事们把尸检室交给我时，我很快发现自己的主要兴趣在于病理部分的工作。事实上，我在实践生理学方面并不擅长。对于我来说，仪器设备永远无法正常运转，我甚至没有一个助手可以帮忙准备最简单的实验。唉！有些钱（我引以为荣地说，通常是我自掏腰包，但有时是朋友相助，因为我那时非常拮据！）花在我永远都没有安装成功的设备上，然而新生们却坚信我为了进行复杂的研究而彻夜不眠。尽管如此，人们还是能够观察到血液循环、纤毛摆动以及纤维蛋白消化。我认为，就相继聆听我授课的十个班级来说，没有人了解淋巴腺、脾脏或胎盘循环的结构。时至今日，我对于此类结构还有一种根深蒂固的厌恶，且乐见新研究来证明所有旧观点的愚蠢。在这些领域中，我费了很大力气才掩饰住自己的无知。从此以后，我学会了做一名更好的学生，并准备对我的同学们说"我不知道"。在学院任职四年后，蒙特利尔总医院的董事推选我担任主治医师。对于一个年轻人来说，这简直是求之不得的福报！当天我就与挚友乔治·罗斯一起去了伦敦，而我们共同在临床医学中度过的快乐时光，也让我逐渐走出了自己对基础医学的青睐。[1] 从那时起，我越来越重视病理学与实用医学，并在我的课程中增加了病理解剖学、病理组织学，以及临床医学的暑期班。我已经成为一个最放任不羁的折中主义者，在十年过后很难说出自己做过什么贡献：我觉得自己就像《阿尔西比亚德斯后篇》中的那位，而诗人曾经这样对他评价：

---

[1] 原文用的是初恋。初恋可能指的是原来对医学基本原理的青睐，而奥斯勒后来对临床医学更感兴趣。

他涉猎甚广；

但无一精通。

由于我的知识体系在这种情况下日渐式微，因此在面对全新且聚焦的临床医学领域时，我根本无法挡住这片生机盎然牧场的诱惑。

经过十年的辛勤工作，我在离开这座城市之时，已经成为精神富足之人，因为我对得失宠辱不惊，除了能够抵御锈蚀或虫侵，[1]这种财富还是友谊与合作的基础，通过与这个行业的智者接触，它不仅使你们具备丰富的阅历，还可以让你们全面地了解人情世故。我的内心，或者说大部分情感，一直与那些赐予我财富的人相随。很多时候，我感到心系这座城市，思念留在那里的好友、我的同学、我的老师、我的同事，以及那些与我朝夕相处的人，在与他们分别之际，我感到心里有种说不出的滋味。

二

25 年前，这所学院仅有七位创始教授与一位示范教师。[2] 今天，我在学院的名册上发现了 52 位教师。没有什么比这场变革的特性表现得更为鲜明，它在很大程度上悄然无声地以实践教学取代了理论教学，用实验室里师生并肩工作的亲身接触，取代了阶梯教室中遥远而冷漠的授课。学院，作为一种组织机构，无论是教师还是学生都深受这种变革的影响。

当我加入学院的时候，它的财务状况非常简单，简单到几年之后

就交给我来打理。目前的开销由注册费、毕业费与政府拨款解决，每位教授均需要通过收费来支付其学系的开支。今天，实验室的经费远超学校在 1874 年的全部收入。由于实践教学所需的场地大大增加，因此捐赠成为一种重要的途径。通过自发的捐赠以及对呼吁的慷慨回应，市民们以极大的热忱帮助这所学院发展，而我对此无须赘述。没有这些支持，麦吉尔学院就无法跟上现代科学日益加快的脚步。关于一流院校的组织特点，请允许我在此多说一两句。如今的专业化指的是，我们拥有一批在各个学科中训练有素的专家，将全部精力聚焦于单一领域。想要达到这样的熟练程度，必须投入大量时间与金钱。不仅如此，这些人通常来自我们中的优等生，他们的思考能力要高于平均水平。对于他们中的大多数人来说，将生命奉献给科学是一种牺牲。当然，他们自己并不这样认为，因为成功的本质会让他们从工作中发现幸福。我希望这种情况能够得到整个行业以及全国各地的董事、理事与教职员工的充分理解。由于我们在其播种之地收割，并且获得他们的劳动成果，[1]因此我们亏欠这些人太多，那我们给了他们什么回报呢？往往是微薄的薪水与艰苦的教学条件，而这会消磨掉他们所有的积极性。在美国与加拿大，那些以在大学教书为生的教授入不敷出。只有少数医学院有财力建立设备齐全的实验室，而能提供与付出相称薪水的机构更是寥寥无几。我完全清楚，在囊中羞涩的情况下，学院往往无法按照自己的意愿行事，然而我提及这个问题并非空穴来风，因为有些收入很高的院校最近出现一种倾向，他们以华尔街原则削减薪水并填补过多空缺。我在此不只是为了收入上的捉襟见肘呼吁。我们加拿大实验室负责人的教学任务过于繁重。组建一支优秀的助理团队不仅非常困难，而且要为他们支付薪水更是举步维艰。在

1　引自《弥迦书》(*Micah*) (6:15)。

很多情况下，教授的薪水应该与首席助理的待遇相同。当实验室的全部精力都用在教学上时，同样重要的研究职能势必会受到影响，因此需要专项捐赠来满足科研人员持续的迫切要求。令人欣慰的是，最近对该学院的某些遗赠就属于这种类型，但我可以肯定地说，目前还没有任何学系募集到充足的资金。由于预科教育的条件尚不完善，医学院只能承担某些不合理的开支。没有受过良好化学预科培训的人不应该被允许注册成为医学生。继续在学院里教授普通化学是一种反常现象，它会给医用化学这门学科带来极大的损害，因为只有后者才属于我们学院授课的范畴。此外，在植物学授课上也存在类似的情况。

但是这所医学院的实验室并非归它直接管理。在没有科学实验室之时，麦吉尔学院就培养出了优秀的医生，而当时其仅有的实践部门，只有蒙特利尔总医院与大学妇产医院。丰富的临床资料与良好的教学方法，使该学院在五十年前便享有盛誉。学院不仅在科学研究方面取得了长足进展，并且在至关重要的实践领域跟上了步伐。感谢加拿大慈善家对皇家维多利亚医院的慷慨捐赠，[1,2]他们的善行使麦吉尔学院的临床设施倍增，而良性竞争的激励也让蒙特利尔总医院突飞猛进。在过去二十五年发生的许多变化中，之所以我会按照它们的重要性把这些事件排在首位，是因为其确保了麦吉尔学院作为一所实践医学院校的持续成功。

1　指的是两位热心公益的苏格兰移民，唐纳德·史密斯（Donald Smith，1820 年 8 月 6 日—1914 年 1 月 21 日），第一代斯特拉科纳勋爵（1st Lord Strathcona）；乔治·斯蒂芬（George Stephen，1829 年 6 月 5 日—1921 年 11 月 29 日），第一代斯蒂芬勋爵（1st Lord Mount Stephen）。1887 年，他们宣布联合捐赠 100 万加元在蒙特利尔建造一所免费医院。1898 年期间，史密斯和斯蒂芬又捐赠了 100 万加元的大北方铁路证券，以建立一个捐赠基金来维持医院的运营。
2　1893 年，皇家维多利亚医院（Royal Victoria Hospital）始建于加拿大魁北克省蒙特利尔市。创始人希望皇家维多利亚医院"不分种族或信仰，为各种病患服务"。1893 年开业时，它被誉为"美洲大陆上最好、设备最完善的医院"。

与作为组织机构的学院一样，教师也深深感受到了医学教育环境的变化，并且我们中的很多人都不知道该何去何从。在一个转型阶段，想要找到方向谈何容易。幸运的是，在某些学科中，教什么是唯一的困难。科学医学在各个领域都取得了飞跃式发展，但这也会使它在细节上千头万绪。对于最有能力的教师而言，从海量的信息中筛选出关键内容，再将其整合成浅显易懂的形式，以满足一、二年级学生稚嫩的理解力，确实是一项艰巨的任务。对某一学科的投入，以及追求卓越的热情与执着，通常会使人陷入过度教学的境地。可是要在这些问题上做出正确的判断并不容易，毕竟教书可能就像伊扎克·沃尔顿所说的垂钓那样，[1]"人们生来就是如此，我是说有这种倾向"。对于许多人来说，让授课内容适应初学者的水平十分困难。在莎士比亚时代结束后不久，埃文河畔斯特拉特福的牧师约翰·沃德为医生做了一个分类，[2]而这种具有贬义的说法后来变得广为人知："第一类，只会空谈而不会做事的人；第二类，只会做事而不会表达的人；第三类，既会做事又会表达的人；第四类，既不会做事也不会表达的人，而这些人挣钱最多。"[3]同样地，教授也可以分为四类。第一类是能思考但既不会表达也没有技巧的教授。虽然对于普通学生来说毫无用处，但他可能是一个院系的灵魂人物，以及其所在大学的至高荣耀。第二类是留声机式教授，他们能说会道，但不会思考也不会工作。在旧体制下，他年复一年地重复着同样的讲座。第三类是既有技巧但不会表达也不会思考的教授。第四类是罕见的能够同时做到思考、表达

1　伊扎克·沃尔顿（Izaak Walton，1593年9月21日—1683年12月15日）是一位英国作家。最为人所知的身份是《钓鱼大全》（*The Compleat Angler*）的作者。

2　约翰·沃德（John Ward，1629年—1681年）在1662年—1681年是埃文河畔斯特拉特福的牧师。他因在日记中记录了有关威廉·莎士比亚等人的逸事而闻名。

3　出自《约翰·沃德牧师日记》（*Diary of the Rev. John Ward*）。

与工作的教授。这些类型的教授在学院中具有相当的代表性，而天赋的多样性只是反映了教师的博大精神，因此院长对于此类情况至少应该感到高兴。

但是如今困扰教师的问题，与其说是教什么不如说是如何教，特别是在多大程度上以及在哪些科目中，实践教学将取代理论教学的位置。所有人都会同意，医学生的大部分工作应该在实验室与医院进行。争论的焦点在于那些老式讲座，而这一直遭到严厉的谴责，很多人希望它被完全废除。我认为，根本无法制定一套循规蹈矩的规则，应该允许教师有广泛的自由裁量权。对于许多已经采用大班制教学的学院来说，废除说教式讲座需要彻底重建课程与师资。虽然实践教学正在逐渐取代理论教学，但是我认为，学院里总会有说教式讲座的空间。它在未来的十年里注定要被大量削减，并且我们可能会像往常一样走向极端，但是总有人能够以比书本更清晰、更具吸引力的方式讲解某个主题。威廉·盖尔德纳爵士曾经说过，[1]之所以教师的音容比书本更有魅力，是因为我们对他有更坚定的信心。多年以前，默奇森（英国无疑没有比他更成功的医学教师）将医学讲座限制在罕见病例的分析、群组病例的突出特征，[2]以及无法在病床边讨论的预后问题上。在过去的四年里，我一直在医学科目上进行一项教学实验，也就是周考只针对某一个固定的主题，其内容来自病房、门诊与临床实验室的实践工作，以及每周在阶梯教室对当季急性疾病进行的讨论。我

<hr />

1 威廉·坦南特·盖尔德纳（William Tennant Gairdner，1824 年 11 月 8 日—1907 年 6 月 28 日）是一位苏格兰医学教授。1888 年，他曾经担任英国医学会主席。1893 年，他被选为爱丁堡皇家医学院院长。1862 年，他出版了其主要作品《临床医学》（*Clinical Medicine*）。

2 查尔斯·默奇森（Charles Murchison，1830 年 7 月 26 日—1879 年 4 月 23 日）是一位英国医生，发热与肝脏疾病方面的著名权威。1871 年，当圣托马斯医院正在扩建时，默奇森来此担任内科医师与讲师。1877 年，他被选为伦敦病理学会主席。1862 年，默奇森发表了最重要的作品《大不列颠持续热病论》（*A Treatise on the Continued Fevers of Great Britain*）。

对小班制教学的结果感到满意，但该计划很难在大班制学生中实施。

与我们三十年前的生活相比，如今学生们的日子非常幸福。我对此感到羡慕而非同情。不仅课程更有吸引力，而且内容更多样化，同时准备与呈现方式也更出色。当你不再把普通化学与植物学的知识，与医学院应该教授的理论混为一谈时，目前这种填鸭式倾向就会得到部分遏制。毋庸置疑，学生们想要掌握更多的知识，而我们教师也希望不遗余力，但也许两者均是枉费心机。现存的弊端源自教师、学生与考官对于柏拉图提出的伟大基本原则的忽视，即教育是一个终身学习的过程，大学课程只是学生的启蒙而已。我们所处的体系要求学生在有限的时间内承担太多。仅用四年努力就想涵盖庞大的医学领域简直是天方夜谭。我们只能通过灌输原则，让学生踏上正确的道路，给他传授方法，教他如何学习并且尽早辨别主次。学生与教师的完美幸福将随着取消考试到来，这种手段是优秀学生成长道路上的绊脚石。其实此类做法并不像乍看起来那么不切实际。只要在考试前10天询问任何一位解剖示教老师，他应该可以给你提供一份能够通过考试的名单。以这位称职的解剖示教老师为例，如果把他的真知灼见拓展到所有其他学科，那么学位课程即可放心地颁发合格证书，与我们现行的考试制度相比，这意味着能够全面地反映学生的综合素质。我认为，省或州委员会举办的执业资格考试无可厚非，但是这些内容应该只针对应试者的实践能力，而不是像现在，让一个人承担全部医学领域知识的重负。

三

但我在本次演讲中的核心要义尚未提及，因为如果我只是关注那些课程设置问题，而忽视现在开始严肃生活工作的年轻人，那么我肯定会违背这个时代的真正精神。就我个人而言，我从未对阿伯内西最初表达、后来又被反复提及的观点有过共鸣。[1] 我相信，如果阿伯内西见到你们这样一大群医学生，他应该会感叹道："天哪，先生们！你们将来会变成什么样子呢？"你们今天所选择的职业，将确保每个人都过上幸福、圆满与有益的生活。我不知道还有哪个职业能够如此有把握地做出这种承诺。你们中许多人选择这个职业是受到家中医生榜样与友谊的影响，或是受到了你们所认可的一些乡村医生的启发，他们所展现出的崇高人类品质以及在社会上的独特地位，都激发了你们值得称赞的雄心壮志。如果将这样的榜样作为你们的楷模，那么你们将会做得非常优秀。我敦促你们在起始阶段不要好高骛远，而是要尽早加入崇高的全科医生队伍。正是他们构成了这个行业的脊梁。全科医生心胸宽广、头脑冷静，虽然不会总是把科学道理挂在嘴边，但其智慧源于临床而非出自实验室。与这所学院目前所拥有的各种昂贵设施相比，她更应该为遍及北美大陆的毕业生感到自豪；他们在很大程度上诠释了其强大实力的奥秘。

几天前，我饶有兴趣地读了约翰·洛克写给彼得伯勒伯爵的一封信，[2] 他曾就其儿子的教育问题向彼得伯勒伯爵咨询。洛克坚持认为，教育的核心在于培养"求知欲。""这样才能让学生充满活力。"要尽早培养这种求知欲，这种清晰、强烈的工作喜悦，不仅倦怠会伴随着它消失，而且所有烦恼也将烟消云散。但是也不要过于沉迷其中，以至

1　约翰·阿伯内西（John Abernethy，1764 年 4 月 3 日—1831 年 4 月 20 日）是一位英国外科医生与解剖学家。他的主要贡献之一是提出了"食疗"的概念，即通过合理的饮食来治疗疾病。阿伯内西还是圣巴塞洛缪医学院的创始人。

2　彼得伯勒伯爵（Earl of Peterborough）是英格兰贵族的一个头衔。在此指的是亨利·莫尔达特（Henry Mordaunt，1621 年 11 月 15 日—1697 年 6 月 19 日），一位英国贵族与朝臣。

于排斥一切外在兴趣。成功既取决于个人的努力，也离不开外部条件的帮助。与你们的同学打成一片，融入他们的娱乐与生活。你可能会认为后者是个轻率的建议，但如今即使是医学生的消遣也变得非常体面，我坚信，既往在科特街时代纵酒狂欢的"入校晚宴"，[1,2]如今已经演变成一场温馨和谐的聚餐，甚至就连校长与教务长都会参与其中。你们将成为既有礼貌又博学的专业人士，而你们对狭小工作圈之外的生活了解越多，你们就会越来越有能力准备好这场拼搏。我经常希望教育界的同道能够更加关心学生的社会生活，因为他们中的许多人在求学期间很少有机会感受家庭生活。

至于你们的工作方法，我有一个小小的建议，我诚恳地相信它对我人生中任何成功的努力都至关重要，那就是不要为明天忧虑。[3]既不要活在过去，也不要奢望未来，而是将全部精力投入日常工作，并且满足你们最大的理想抱负。这是克伦威尔给贝勒维尔的一个非常睿智的回答，[4,5]"只要辨明方向，就能行以致远"，可以说这句话中蕴含着很多道理。担心未来，忧虑考试，怀疑自己是否称职的学生，肯定不如那些只聚焦手头工作，而不在乎自己得失的人做得好！

当行医成为你们的职业或使命时，请务必确保你们也拥有一份爱好，作为某种智力上的消遣，它可以让你们与艺术、科学或文学界保持联系。建议你们立即开始培养一些纯专业以外的兴趣。你们的困难在于选择，而这会根据你们的兴趣与专长有所不同。无论它究竟是什

1　1851 年，医学院搬回科特街 15 号。

2　欢迎新生的庆祝活动。

3　出自《马太福音》(6:34)。

4　奥利弗·克伦威尔 (Oliver Cromwell, 1599 年 4 月 25 日—1658 年 9 月 3 日) 是一位英国政治家与军事家，他废除了英格兰的君主制，并征服苏格兰与爱尔兰，在 1653 年至 1658 年期间出任英格兰共和国护国公。

5　皮埃尔·德·贝勒维尔 (Pierre de Bellièvre, 1611 年—1683 年 1 月 26 日) 曾经担任法国驻英国大使。

么，你们必须要有业余爱好。对于努力工作的医学生来说，保持对文学的兴趣也许最容易。争取每年都能按照内容找到相应的外部作者。当你们对解剖学感到厌倦时，可以用老奥利弗·温德尔·霍姆斯的作品来提振精神；当生理学使你们遇阻时，可以向伟大的理想主义者雪莱或济慈寻求安慰；当化学折磨你们的灵魂时，可以在伟大的安抚者莎士比亚那里获得平静；当药理学的庞杂令人难耐时，可以通过与蒙田的作品交流十分钟来减轻负担。我希望你们能密切关注一位前辈的著作。令人高兴的是，在我们的同道中，不乏兼具医学与文学素养的显著例证，但是在精通文学作品的医生群体中，托马斯·布朗爵士是最杰出的榜样。作为最伟大的英国经典著作之一，《医者的信仰》不仅应该人手一册，它还值得融入每位医学生的心中。今天，我在此向你们告解，唯有这本书对我的人生产生了如此深远的影响。我的启蒙老师，三一学院院长兼创始人约翰逊牧师向我介绍了这本书，[1] 我还记得自己初次看到它那古朴迷人书页时的喜悦。这本书对我产生了强烈的影响，从而使我把医学视为一种职业。作为我买的第二本书，也是我最珍惜的作品，它已经陪我走过了三十一载春秋，可以说是我人生道路上的伴侣。塞内卡的话虽是老生常谈但却充满哲理，[2] "如果你们喜欢读书，就会摆脱生活的空虚，你们既不会为白日忧愁、为夜晚叹息，也不会对自己不满或者对他人无益"。

最后，每位医学生都应铭记于心，你们的目的不是成为化学家、

1　威廉·阿瑟·约翰逊（William Arthur Johnson，1816 年—1880 年）是一位加拿大博物学家、显微镜学家、植物学家与神职人员。1865 年，他在安大略省韦斯顿建立了一所学校，后来成为三一学院学校，威廉·奥斯勒曾经在这里求学。

2　塞内卡（Lucius Annaeus Seneca the Younger，约公元前 4 年—公元 65 年）是一位古罗马斯多葛派哲学家、政治家、戏剧家。塞内卡曾任尼禄皇帝的导师及顾问，但被指控为阴谋者，公元 65 年被尼禄赐死。塞内卡的著作有《对话录》（Dialogues）、《论怜悯》（De clementia）等。他的名言包括：真理并不会使你富有，但真理会让你自由。

生理学家或解剖学家，而是学会如何辨别与治疗疾病，如何成为一名技艺精湛的医生。20 年前的暑期班，我在蒙特利尔总医院讲授了第一堂临床医学课，在为同学们印制的笔记本上，我在扉页处写下了这样一句话，它可以说是实践医学的精髓所在，尽管它并不涵盖医学教育的全部领域："能够为人所用的知识才是唯一真正的知识，它具有转化成实际力量的生命力与成长性。而其余的知识就如同头脑中的浮尘，或者是岩石上干涸的雨滴。"[1]

1　引文出自弗劳德的散文集《关于重大课题的简短研究》（*Short Studies on Great Subjects*）。詹姆斯·安东尼·弗劳德（James Anthony Froude，1818 年 4 月 23 日—1894 年 10 月 20 日）是一位英国历史学家、小说家与传记作家。弗劳德的历史著作往往具有激烈的论战性，并为他赢得了许多直言不讳的反对者。

医学中的沙文主义

我在自己身上感觉不到其他人拥有的常见好恶：我既没有受到民族矛盾的影响，也不会对法国人、意大利人、西班牙人或荷兰人带有成见：但当我发现他们与自己同胞的行为相一致时，我就会以同样的程度尊敬、爱戴与拥护他们。尽管我出生在第八气候带，[1]但是我似乎能适应所有环境：我绝不是依赖温室生长的草木；所有地方，所有空气，对我来说如同家园；无论在任何地方，在任何子午线下，都跟我在英国一样。

《医者的信仰》，托马斯·布朗爵士

　　并非所有轻率行为都是冒犯，

　　尤其是年老昏聩的人这么说。

《李尔王》第二幕第四场，莎士比亚

　　右手仍握有温柔的和平，

1　第八气候带指的是一种状态，或者是一个可以通过想象力达到的世界。其概念可以追溯到 12 世纪的波斯神秘主义者与哲学家苏瑞瓦尔迪（Sohrevardi）。

让妒忌的话语鸦雀无声。

　　超然之术是一种弥足珍贵的礼物，一个人可以通过它摆脱自己的终身环境，并且以全景视角来观察其生活起居条件：它能够把人从柏拉图的洞穴中解放出来，[1]让他看到现实的真相以及出现的阴影。如果一位医生能够达到这种艺术境界，那么他会在其职业状态中找到方向，既要发挥最丰富的描述力与想象力，也要运用最深刻的哲学洞察力。仅凭洞穴寓言与自己同伴们的智慧，这种任务已经超出了我的理想与能力，但是为了让你们对于该主题有深刻的体会，我必须首先提及我们行业的某些显著特征。

一、行会的四大特征

　　第一大特征是血统高贵。就像世界上其他所有美好与持久的东西一样，现代医学也是希腊智慧的结晶，它起源于这个伟大民族创造的实证或理性科学，并且正如贡珀茨教授所说（出自他的《希腊思想家》第一卷的精彩章节《论启蒙时代》），针对生命现象的武断与迷信观点，那些早期就运用了批判性精神的医生功不可没。科学要获得"稳定与持久的习性，而不是深陷在幻觉的迷宫中，就必须平心静

1　洞穴寓言或柏拉图的洞穴，是希腊哲学家柏拉图在他的作品《理想国》中提出的寓言，指的是哲学教育是思想解放之必由之路，哲学的目的是实现从物质世界到理念世界的升华。它是柏拉图的兄弟格劳孔和苏格拉底之间的对话。在寓言中，柏拉图描述了一群人，他们一生都被锁在洞穴的墙壁上，面对着一面空白的墙壁。人们观看从他们身后的火前经过的物体投射在墙上的影子。这些影子是囚犯的真实情况，但并不是真实世界的准确反映。阴影代表了我们通常可以通过感官感知到的现实片段，而阳光下的物体代表了我们只能通过理性感知到的物体真实形态。

气地进行系统研究"。"希波克拉底学派的不朽荣耀在于，[1]它在其学科领域引入了这种创新，从而对整个人类的智力生活产生了最有益的影响。'摆脱虚幻！面对现实！'这是该学派在与自然哲学滥用和缺陷做斗争时发出的战斗口号。"[2]希波克拉底学派的批判意识与怀疑态度为现代医学发展奠定了坚实的基础，因此我们要归功于它：第一，它将医学从神权与阶级的桎梏中解放出来；第二，它将医学视为一种基于精确观察的技艺，以及一门隶属人类与自然科学的学科；第三，作为最"值得纪念的人类文献"（贡珀茨），希波克拉底誓言表达出崇高的道德理想；第四，它认为医学是品学兼优之人才能从事的行业。没有任何其他行业能像我们这样在方法与理念上一脉相承。我们确实有理由为此类师承感到自豪。各种学派与体系始终在不断兴盛与消亡，有些学派曾经影响了我们几代人的思想，有些体系在其创始人出现之前就已凋谢。一个时代的哲理变成了下个时代的谬论，而昨天的愚昧则可能化为明天的智慧，在漫长的岁月中，我们正在慢慢学习自己急于忘却的内容，在25个世纪的全部蜕变和机遇里，该行业从未缺少那些秉持希腊理想的学者。他们是盖伦与阿莱泰乌斯的传人，是亚历山大与拜占庭学派的弟子，是阿拉伯人中的佼佼者，是文艺复兴时期的前辈，以及我们现在的同行。

第二大特征是非凡团结。在同样的意义上，任何其他行业都不普遍适用这种说法。事实上，这句天主教会名言用于医学时更为合适。体现这种团结的不是疾病的流行，或者到处都有治疗疾病的特殊群体，而是整个文明世界对我们的理想、方法与工作的认同。我们的理想是，从自然界探寻令历代哲学家困惑的秘密，根据它们的踪迹发现

---

1 原文用的是 The Schoot of Cos（科斯学派）。科斯是希腊的一个岛屿，位于爱琴海东南部，据传希波克拉底出生于此。科斯学派指的是希波克拉底学派。

2 出自西奥多·贡珀茨作品《希腊思想家》。

导致病因的源头，并且同时将大量的知识储备联系起来，以便它们能被迅速用于预防与治疗疾病。我们的方法是，仔细观察正常或异常生命现象的每个阶段，使所有技术中难度最大的观察手段得到完善，呼吁发展实验科学，积极培养推理能力，以便能够辨别真伪。我们的工作是，预防疾病、减轻痛苦以及治疗患者。这个行业其实就是某种类型的协会或兄弟会，任何成员都可以在世界上的任何地方接受召唤，找到语言、方法、目标和方式与他相同的兄弟。

第三大特征是与时俱进。医学在科学的基础上继承并发扬了其成果，因此，在令人难忘的19世纪大觉醒中，[1] 该行业得到了比其历史上任何时期都更强大的加速推动力。除了机械科学，没有任何其他人类知识学科经历过如此深刻的变革，以至于我们这些晚生后辈对其重大特征却知之甚少。它不仅在破解疾病原因、完善预防方法与全面减轻痛苦上卓有成效，而且在摆脱陈规旧俗、以自由探索之科学精神取代僵化教条方面，我们也看到了取得更大成就与拥抱更辉煌未来的希望。

最后一个特征是，医学与其他行业的不同之处在于它纯属行善。只有它才会以朱庇特和上帝般的方式从事慈善，[2] 并且慷慨地施与真正的普罗米修斯般的礼物。[3] 我的那些听众已经看到，自那个伟大的泰坦从天上盗取火种以来，人类已经得到了三种最仁慈的天赋。遍寻人类丰功伟绩的宝典，你们找不到任何能与引进麻醉、公共卫生（及其涵盖的全部内容）以及无菌术比肩的贡献，在短短的半个世纪里，它

1　第二次大觉醒是指，18世纪末到19世纪初，在美洲大陆又兴起类似第一次大觉醒般的宗教复兴。第三次大觉醒是从19世纪50年代到20世纪早期。根据奥斯勒爵士描述，这里应该是指第二次大觉醒。

2　朱庇特是古罗马神话中的众神之王。

3　普罗米修斯在希腊神话中的意思可能是"先见之明"，其最著名的壮举是违抗神的旨意，从神那里偷走火奉献给人类。

们就在克服无法逾越的人类苦难上做出了贡献。我们在这个行业中几乎形成了垄断或托拉斯。[1] 即便是其他保守的博学行业，也无法与我们进行主动竞争。每隔几年就会看到一些新的成就，以至于我们已经不再感到诧异。以拉韦朗为首的六人团队，[2] 使地球上的荒土变得宜居，使旷野像玫瑰花一样绽放。对于西班牙美洲大陆的黄热病来说，[3] 经过沃尔特·里德与其同事们的努力，[4] 它可能会像我们这里的斑疹伤寒一样罕见。科学医学的可能性似乎永远没有尽头，当慈善家们把它当作人类的希望时，哲学家们将在某些遥远的异象里看到一门可能来自西拉赫之子预言的科学，[5] "愿天下平安"。[6]

这个行业的前景从未如此光明。无论在任何地方，医生都比 25 年前得到了更好的训练和装备。人们对疾病的理解更加透彻，研究更加仔细，治疗更加娴熟。人类苦难的平均指数日益减少，以至于天使们都感到欢欣鼓舞。我们父辈与祖辈所熟悉的疾病已销声匿迹，而其他疾病的死亡率正在下降到消失点。公共卫生措施不仅缓解了痛苦，还且照亮了数百万人的生活。无论对于医学界的外行还是内行来说，遐想可能无法从数量与强度上减轻胆怯之人的烦恼，他们可能意识不到自己终生都在幻想虚无的事情，但与过去五十年医学领域取得的巨

1　托拉斯（trust）是垄断组织的高级形式之一。

2　夏尔·路易·阿方斯·拉韦朗（Charles Louis Alphonse Laveran，1845 年 6 月 18 日—1922 年 5 月 18 日）是一位法国内科医生，1907 年诺贝尔生理学或医学奖获得者，他因发现寄生虫原生动物是疟疾和锥虫病等传染病的病原体而获奖。

3　西班牙美洲大陆是在殖民期间，西班牙帝国在美洲大陆上部分地区的统称，这些地区在加勒比海或墨西哥湾沿岸。这个词用来区分这些地区与西班牙控制的加勒比海的许多岛屿，这些岛屿被称为西班牙西印度群岛。

4　沃尔特·里德（Walter Reed，1851 年 9 月 13 日—1902 年 11 月 22 日）是一位美国陆军医生。1901 年，他领导的团队证实了古巴医生卡洛斯·芬利（Carlos Finlay）的理论，即黄热病是通过一种特定的蚊子而不是直接接触传播的。这一见解推动了流行病学和生物医学等新领域的发展。

5　异象（vision）是《圣经》常见的词语，指从神而来，特别的启示、启发和引导。《圣经》记载的许多异象是看见超自然的景象，或是有关未来的预言。

6　出自《便西拉智训》（38:8）。

大进步相比，这些遐想所带来的焦虑与困扰显得微不足道。

然而，这个行业已经变得如此纷乱庞杂，以至于生理分离（相关部分紧密联结在一起）开始向病理改变，当一部分组织出现坏死与退化，而另一些组织超过正常限度时，就会变成毁损与危害健康的赘生物。威胁群体之间和谐的险恶源自内部而非外部。不过，正如我之前已经在文中提及，没有任何其他行业能像我们这样，在其内部实现完全的有机统一，虽然由于时间所限我无法面面俱到，但有一个方面我想提请你们注意，并希望我可以借此机会说上几句。

也许没有什么罪过能像自鸣得意的优越感那样轻易困扰我们。它不能总被称为傲慢这种大罪，[1] 而它在更多时候只是一种心态，要么导致偏执与成见，要么导致对个人信仰与立场的真实性过分自负，以至于没有余地容忍与我们不同的方法和思想。人类无法避免这种恶习的沾染；我们都身在其中，有些人比较轻微，有些人深入骨髓。它具有冷漠无情的本性，虽然不及嫉妒、憎恶与怨恨的强度，但在某种意义上与它们相去不远。对于国家与个人来说，沙文主义可能是一种完全无害，甚至是一种非常有趣的特征，夏雷、奥拉斯·韦尔内等人以沙文为原型，[2] 完美地描绘了一位盲目崇拜的狂热新兵，可以说沙文主义已经成为一种代名词，反映了一种固执己见、心胸狭隘的精神。如今这个词的含义早已扩大，它可以作为某种类型的民族主义、狭隘的地

1　现在七宗罪（七大罪）一般指傲慢、嫉妒、愤怒、怠惰、贪婪、暴食、色欲。傲慢属于第一大罪。

2　尼古拉斯·杜桑·夏雷（Nicolas Toussaint Charlet，1792 年 12 月 20 日—1845 年 10 月 30 日）是一位法国画家与版画家，尤其擅长军事题材。

埃米勒·让-奥拉斯·韦尔内（Émile Jean-Horace Vernet，1789 年 6 月 30 日—1863 年 1 月 17 日）是一位法国画家，擅长战争、历史以及东方主义题材绘画。

尼古拉·沙文（Nicolas Chauvin，约出生于 1780 年）是一位传奇人物，可能是杜撰或虚构的法国士兵与爱国者，沙文主义就是来源于他的名字。根据关于他的故事，沙文于 1780 年左右出生在罗什福尔。他 18 岁参军，服役期间表现出色。据说他在服役期间 17 次负伤，导致严重伤残。为了表彰他的忠诚和奉献，拿破仑亲自授予他一把荣誉佩剑和 200 法郎的抚恤金。

方主义或本位主义的同义词。虽然它没有像极端爱国主义那样表现出公然叫嚣，[1]但沙文主义是性格中更微妙与更危险的一种精神状态。前者更容易出现在受过教育的阶层，而后者则普遍存在于愚昧的人群中。"那些无数块被拆散的怪物碎片，似乎是人类与上帝的理性造物，但混同在一起即成为一只巨兽，一只比九头蛇更为恐怖的怪物。"[2]无论在何处、以何种形式出现，沙文主义都是进步与群体中和谐安定的大敌。我没有时间，即使我有空，也无法全面描述这种性格缺陷。对于沙文主义的一些方面，我只能从民族主义、地方主义与本位主义来谈谈。

二、医学中的民族主义

民族主义始终是人类的一大祸害。没有其他形式的无知之魔比它更为可怕，没有其他形式的执念能让我们更易屈服。数万无辜同胞被迫经火来到民族主义的摩洛克面前，[3]有谁的欢呼声会比这位残忍的屠夫更响亮呢？[4]这是一种血脉中的恶习，[5]确切地说，是一种本质上的堕落，它在种族中肆意妄为，尽管有宗教戒律与民主实践，但今天还是一如既往地盛行。它没有任何改变的希望，教派集体噤声，媒体煽风点火，文学曲意逢迎，民众欢天喜地。民族主义并非一无是处。难

1　极端爱国主义是一种主张使用威胁或武力来维护其国家利益的民族主义。

2　出自托马斯·布朗作品《医者的信仰》第二部分第一节。

3　摩洛克（Moloch）或摩洛，主要出现在《利未记》中，其行为与献祭儿童有关。在当代欧美语言，摩洛克引申为需要极大牺牲的人物或者事业。

4　和散那（hosanna）是犹太教与基督教的礼仪用语。在犹太教中，它指的是祈求神的帮助的呼喊。在基督教中，它是一种赞美的呐喊。

5　出自丁尼生作品《悼念集》第 85 首《悼念亚瑟·亨利·哈勒姆》（*In Memoriam A.H.H*）第 3 部分第 4 节第 3 行。

道还有灵魂如此死寂的人，[1]不会因同胞们为建设国家所做出的努力与遭受的苦难而热血沸腾吗？这里有空间，有足够的空间，让人们以国家和出身为荣。我所反对的是一种龌龊的狭隘精神，它在怀疑中孕育并在无知中成长，使人们在精神状态上常年处于对立，甚至对一切外来事物都怀有敌意，在任何地方都使民族从属于国家，忘记了人类手足情谊的崇高权利。

虽然医学在任何地方都带有民族特色，但我所提到的这个行业涉及范围很广。基于我们的共同血脉与共同利益，即使不能完全防止这种罪恶发生，也总应把我们从极恶中拯救出来。然而，我无法像自己所希望的那样说，我们彻底摆脱了这种形式的沙文主义。作为英国、法国、德国或美国的医生，我们能否说，我们的文化始终放眼世界，而不是只局限于民族狭隘性，我们对于法国人与美国人的心态，总是像对英国人和德国人一样坦率与友善，我们在任何时候与任何地方都没有偏见，在任何时候都没有自我满足的优越感呢？近年来，通过国际医学大会与专业组织的国际会议，不同国家的医学界结合得更为紧密。但是这还不够，敌对的态度还远没有消失。无知是根源所在。无论在任何国家，当一个人轻蔑地谈起他的职业地位与工作时，或者当一位教师告诉你，他无法从自己外国同行的工作中找到灵感时，我们可以用一句阿拉伯谚语来评价，他是个傻瓜，请离他远点！[2]只有通过旅行或透彻了解各国文学作品，才能获得全面的知识并驱散无知的迷雾。在人们头脑年轻且可塑时，亲自与各国同行直接交流是预防这种疾病的最佳疫苗。那些曾经师从菲尔绍，或聆听过特劳贝、亥姆霍

---

1 沃尔特·斯科特（Walter Scott，1771 年 8 月 15 日—1832 年 9 月 21 日）是一位苏格兰小说家、诗人、剧作家与历史学家。他的许多作品是欧洲文学的经典作品。这里出其 1805 年作品《最后一位吟游诗人之歌》（*The Lay of the Last Minstrel*）。

2 阿拉伯谚语：自己无知，且不知自己无知的人是愚蠢。远离他。

兹或科恩海姆讲座的人，[1]绝不会以敌意的眼光看待德国医学或研究方法。有谁见过路易或夏科的英美学生反感法国医学吗？[2,3]即便不是为了维护这个行业自身的体面，至少也是为了表达对其伟大导师的崇敬。应该鼓励我们的年轻人出国深造，特别是那些渴望从事教学工作的人。虽然在国内可以找到世界一流的实验室与医院，但他们在国外可能会发现更多超越自我的东西，更广泛的同情心、更崇高的理想以及某些可能属于世界文化的内容，而这将作为抵御民族主义恶习的最佳保护贯穿其终生。

除了增进个人之间的了解，知晓不同国家的专业文献也将明显有助于对抗偏狭与沙文主义。尽管人们感兴趣的医学巨著通常会有三四种语言的版本，但并非多到眼花缭乱的程度。想想法国医学在 19 世纪上半叶对该行业的推动，想想我们在 19 世纪下半叶对德国科学的亏欠，想想英国人在公共卫生与无菌术实践中的教训！这是我们的至高荣耀之一，也是这个行业的特点之一，无论这项工作在世界何处进行，只要有价值就会被迅速应用。对于北美大陆的医学界来说，没有什么比这更能促进行业之间的融合了：一方面是，我们欣然接纳那些来自旧世界的优秀人才并肩工作；另一方面是，我们这些从欧洲归来的年轻人发挥了影响，他们具备的同情心与这个行业一样宽广。我们之中普遍存在一种独具的折中主义精神，[4]我们心甘情愿地把世间美好

---

1 路德维希·特劳贝（Ludwig Traube，1818 年 1 月 12 日—1876 年 4 月 11 日）是一位德国医生与德国实验病理学的联合创始人。

2 皮埃尔 - 夏尔 - 亚历山大·路易（Pierre-Charles-Alexandre Louis，1787 年 4 月 14 日—1872 年 8 月 22 日）是一位法国内科医生、临床医生与病理学家，他以研究结核病、伤寒和肺炎而闻名。路易对医学最大的贡献是发展了"数值方法"，是流行病学和现代临床试验的先驱，为循证医学铺平了道路。

3 让 - 马丹·夏科（Jean-Martin Charcot，1825 年 11 月 29 日—1893 年 8 月 16 日）是一位法国神经学家与解剖病理学教授。他研究催眠和歇斯底里症，被称为"现代神经学的创始人"。

4 折中主义（eclecticism）是一种概念方法，它不拘泥于单一的范式或一组假设，而是利用多种理论、风格或思想来获得对一个主题的互补见解，或在特定情况下应用不同的理论。

传播到任何地方去，而这预示着未来一片光明。适度崇拜英雄对于个人会有很大帮助，医学大师的生平不仅可以激发我们的壮志，并且还能唤起我们的同情。如果比沙与雷奈克的事迹都无法激起年轻人的热血，[1] 从而使他为法国与法国人民感到骄傲，那么他一定是个枯燥乏味且昏聩无能的小人。[2] 当我们津津有味地阅读亨特与詹纳的传记时，谁会想起已经融入个人与作品中的民族性呢？医学界在文艺复兴的太平盛世中没有民族主义，崇高的普世精神使维萨里、欧斯塔基奥、斯坦森等先贤在每个欧洲国家都宾至如归。[3] 虽然这种情况在今天不可能发生，但是通过我们的期刊文献，任何国家的伟大学者都可以拥有全世界的听众，而这对医学国际化做出了举足轻重的贡献。

三、医学中的地方主义

尽管我们可以庆幸，因为在交往增加带来的先进文化与知识面前，医学中民族主义最糟糕的一面正在消失，但是在英语国家，环境正在向一种令人厌恶的亚种发展，而这可以被称为地方主义或本位主义。从某种意义上来说，北美大陆的医学界高度同质化。一位年轻人可以在路易斯安那州为医学课程做准备，然后再进入麦吉尔学院，或

1　马里 - 弗朗索瓦 - 格扎维埃·比沙（Marie-François-Xavier Bichat，1771 年 11 月 14 日—1802 年 7 月 22 日）是一位法国解剖学家与病理学家，被誉为"现代组织学之父"。尽管没有显微镜，比沙还是区分出了 21 种组成人体器官的基本组织。

2　出自威廉·莎士比亚作品《哈姆雷特》第二幕第二场。

3　巴托洛梅奥·欧斯塔基奥（Bartolomeo Eustachio，约 1500 或 1510 年—1574 年 8 月 27 日）是一位意大利解剖学家，人体解剖学的创始人之一。

尼尔斯·斯坦森（Niels Stensen，1638 年—1686 年）是一位丹麦著名科学家，因发现腮腺导管而闻名。他奠定了古生物学、地质学和结晶学的基础。他亲自探索真理，拒绝了他那个时代的许多假设，并努力通过密切观察和严格实验来获得坚实的知识基础。

者他可以从俄勒冈州进入哈利法克斯的达尔豪斯学院，[1] 无论在哪种情况下，只要他习惯了周边环境，就不会感到陌生或孤立。在大学生活中，全国各地的教师与教授会频繁互换。为了提高自身的学术水平，学者可以选择任何地方去深造，例如哈佛、麦吉尔、耶鲁或约翰斯·霍普金斯，没有任何限制。美加两国的医学社团全部向广大医界同仁开放。今年的美国医师协会主席（詹姆斯·斯图尔特博士）就是这座城市的居民，[2] 我记得去年还有两位专业协会的主席也出自这里。各大期刊得到了来自不同地区人们的支持。教科书与诊疗手册普遍存在相通之处；事实上，不只在北美大陆，在全世界，讲英语的行业都具有显著的同质性。当然，在星罗棋布的社团中，地方主义，即一种认为局部大于整体的感觉或信念确实存在，但是其影响正在降低。全国性社团的一个重要职能就是，在这些遍及广阔土地的单位之间培养一种和谐与情同手足的精神。但是，我们深受一种逐渐迷惑自身的地方主义的折磨，而它最初源于试图改善我们无法忍受的环境。我曾赞扬过北美大陆医学界的团结一致，它在许多方面都出类拔萃，但是在另一个方面，它又是有史以来最杂乱无章的典型。正如弥尔顿所说，狭隘的民主接近于暴政，最伟大的自由宣扬者可能成为最残忍的自由掠夺者（或奴役者）。工会、信托机构与不负责任媒体的专制，可能会像极端独裁一样给人民造成重负。可以说，这是对命运的莫大讽刺！在短短几年之内，省与州委员会的民主强加给我们的桎梏，比困扰我们几代英国同行的羁绊更痛苦。

我所说的令人愉快的自由交往虽然涉猎广泛且丰富多彩，但仅限

1　达尔豪斯学院是一所位于加拿大新斯科舍省的公立大学。1818 年创校，1863 年改为达尔豪斯大学。该大学常年位于加拿大十大研究型大学之列，其法学院、医学院久负盛名。

2　詹姆斯·斯图尔特（James Stewart，1847 年—1906 年）是一位麦吉尔大学医学教授与皇家维多利亚医院医师。

于知识与社会生活领域，而在实际情况中不仅缺乏友善与礼貌的便利，还立起僵化地方主义的条框，仿佛要用长城把每个州隔开。在加拿大自治领，有 8 个可以进入该行业的门户，在美国大约有 50 个。在英国，我相信有 19 个，并且只要拥有这些机构颁发的执照，医生就可以在英国境内的任何地方注册。狭隘的民主对于北美大陆医学界的恶劣影响，要比长期困扰英国同行的保守主义严重得多。有关省与州委员会的起源和发展，我不打算在此赘述。就组织机构来说，当该行业选举出自己的委员会，负责与执照有关的全部事项时，理想其实已经实现。以某种形式承认这一民主原则，是提高医学教育标准的重要手段。在美国大多数州中，确保医学教育的最低学制为四年，并且需要通过国家执业资格考试。所有这一切均看似理所应当。然而，现在是该行业意识到问题的时候了，例如加拿大有 8 个委员会，美国有几十个委员会。与加拿大相比，之所以人们更容易原谅后者的不义之举，是因为委员会在加拿大存在的时间更长，并且那里的医学课程也有更高的一致性。多年以后，一位毕业于多伦多、在安大略省注册的年轻人，如果拒绝屈从精神与物质的百般刁难，就不能在他的故乡魁北克省执业，或者一位毕业于蒙特利尔、在本省注册的医生，在没有支付额外费用与罚款的情况下，就无法在其故乡马尼托巴省奉献终身。我认为这种事简直骇人听闻，它就是地方主义在肆意妄为。这种险境存在于加拿大的不同省份与美国的许多州，它反映了我之前所提到的民主与暴政的关系，以及其主要宣扬者可能是多么残忍的自由奴役者。

必须通过自治领法案与国家考试委员会，才有可能找到解决这种恶性循环的方法，而这表明我们已深陷狭隘的地方主义深渊。尤其是在这个教学体系与学制年限统一的国家，答案似乎非常简单。以一种博大的胸襟来轻松面对地方法规，并将其敌意限制在无知与误解的范围内，综合评判委员会与属地行业的整体利益，如果这样的灵魂在水面上沉思，[1]汹涌的惊涛骇浪就会很快平息。问题的关键在于各省全科医生的态度。假如采用友善与谦卑的方式进行沟通，那些看似无法逾越的困难就会消失。倘若按照一种沙文主义的心态来面对，那么我完全相信你们各地的优越条件将因为互利互惠或联邦立法而受到损害。只有等待更加年轻与睿智一代的觉醒，才能彻底废除目前这种陈旧迂腐的制度。

我早在学生时代就已经注意到了地方主义的问题，这来自远见卓识的帕尔默·霍华德博士对它的兴趣，如果我忽略这个话题，那么多少会心中有愧。此外，我还想说的是，罗迪克博士凭借热忱与执着的努力，[2]促进了加拿大这个支离破碎行业的联合，如果不向他表示敬意，我就会感到不安。我对于国际、跨殖民地和省际注册问题的看法是这样的：只要一个人能证实自己参加过正规培训，同时已经在他自己的国家注册执业，并在出发时携带了执业资格完备证明，那么他在任何国家都应该得到礼遇，且在支付正常的费用之后完成注册。英国医生在瑞士、法国和意大利遭受的不公对待，以及北美大陆上存在的自相残杀的混乱状态表明，可悲的沙文主义可以在多大程度上腐蚀一个高尚行业应有的杰出品质与仁慈方式。

虽然州委员会并不涉及这个话题，但请允许我谈及与其相关的另一点，我认为这是对他们职能的一种误解。该职业要求申请加入者应

1　是对《创世记》（1:1）的呼应。

2　托马斯·乔治·罗迪克（Thomas George Roddick，1846 年 7 月 31 日—1923 年 2 月 20 日）是一位加拿大外科医生、医疗管理者、政治家，加拿大医学委员会的创始人。他因帮助通过《罗迪克法案》或《加拿大医疗法案》而闻名，该法案通过加拿大医学委员会，为各省的医疗实践建立了国家标准。

具有良好的品行，且适合从事科学工作并具备行医的技艺。对于符合条件的人来说，只要有实践考试的场地与设备，后者将非常容易得到确定。然而许多委员会的理念并没有跟上时代的步伐，考题设置通常反映出他们对现代方法缺乏认同。此类问题也许根本无法避免，因为在任命考官的时候，并不是总能挑选出专家。事实上，无论委员会的组织机构与设备多么完善，它们都不可能对各个学科的细分领域进行核查，也无须让学生参加额外的解剖学、生理学与化学考试。就北美大陆的医学教育来说，省与州委员会已经做出了巨大的贡献，他们将通过立即取消所有的理论考试，并且把执照考试限制为严格的实践考试（包括内科、外科、助产与全部亚专科），来使其工作得到加强与拓展。

四、医学中的本位主义

我对谈论沙文主义的狭隘与个体方面犹豫不决，因为我们所有人都在无意中反映了其多样性。无论在城镇还是在乡村，在大学还是在机构，围绕与束缚我们的生活会让最开明的人变得世俗，就像我们的语言特征也会受到居住地的熏陶一样。尤利西斯说过的那句格言"我是自己全部经历的一部分"，[1] 表达了社会环境对我们的影响；然而这并不是全部事实，因为代表联络点数量的社区居民规模，没有人们在精神层面的沟通重要。谁不知道最光鲜与高贵的生活困难重重，并且被束缚在最平凡与肮脏的枷锁中？这些生活表明，尽管面对石墙与铁窗，但纯真宁静的心灵仍享有自由。[2] 另一方面，只要回顾一下这个行

1　出自丁尼生作品《尤利西斯》。
2　理查德·洛夫莱斯（Richard Lovelace，1618 年 12 月 9 日—1657 年）是一位 17 世纪的英国诗人。出自其作品《狱中致爱尔西娅》（*To Althea, from Prison*）。

业的发展史就能看到，在大城市与大型医疗中心的教师和医生中，有些人不仅是最吝啬与最狭隘的典型，他们还散发着最恶毒的沙文主义气息。事实就是这样，心灵有它自己的地方，[1] 可以使人独立于环境。

并非所有形式的沙文主义均具有冒犯性。在一个人的性格中，有许多优秀品质可能与其天性有关。例如，还有什么比我们对老师、对母校、对受训医院的自豪感更恰当的呢？这种感觉只体现出一种适度的忠诚，对此无动于衷的人就像一只"可怜虫"。但它很容易退化成一种卑鄙的狭隘，对和自己学派与方法不同的人嗤之以鼻。这种自豪感也可能与其主张的公正性成反比。其实学校与医院之间拥有足够的余地开展良性竞争，只有盲目的沙文主义者才会在提及他人时产生敌意与偏见。各位校友和朋友应该还记得，不分青红皂白地赞美制度或者个人，很容易唤醒雅典人愚昧无知的心境，由于厌倦了听到阿里斯提德总被称为正义之士，雅典人非常高兴地拿起陶片投票支持放逐他，[2] 甚至要求他自己都不认识的阿里斯提德本人做标记。[3]

学院派沙文主义的一种常见类型是在人事任命中经常表现出狭隘精神。对于庞大的医学界来说，教授队伍是其中流动性最大的群体，应根据匹配度以最积极的态度纳贤，同时排除可能影响选择的人情世故。保守封闭对大学的伤害不亚于近亲繁殖的影响。人们之间进行交流极具启发性，而这一点在年轻人中尤为突出。许多大学已经完全放开了教授职位，希望此类做法也能够延伸至医学院。或许，没有什么

1　出自约翰·弥尔顿作品《失乐园》。

2　即陶片放逐法，又译作贝壳流放法等，是古代雅典城邦的一项政治制度，由雅典政治家克里斯提尼于公元前510年创立（约公元前487年首次实施）。雅典人民可以通过投票强制将某个人放逐，目的在于驱逐可能威胁雅典民主制度的政治人物。

3　在一个陶片放逐投票的日子，一位不识字的雅典市民走到阿里斯提德面前，请他帮忙在陶片上写下"阿里斯提德"的名字。他问那位市民："你认识阿里斯提德吗，为什么你要投票要放逐他，他有什么做错的地方？"那位市民回答："我不认识他，也不认为他做错了什么。我厌倦了人们到处都说他是'正义之士'。"阿里斯提德听到后什么也没说，默默地在陶片上写了自己的名字。

比一支流动的教授队伍，更能使德国医学走在今天的前列了。他们只对整个行业忠诚，而不受地方甚至是国家的限制与约束。我们尊重科学教席的行为准则，并越来越频繁地照其行事，但试图将其扩展至其他教席可能会引发严重的本位主义。

学院派沙文主义另一种面目可憎的表现，也许是目前科学界存在的激烈竞争的结果。人们对于其他地方的工作没有慷慨的赞赏，取而代之的是根深蒂固的敌意与狭隘，但是这种判断并不符合真正的科学精神。更糟糕的是，在故步自封的实验室里充满了猜忌与怀疑，每个人都嫉妒和害怕别人知道或发现其工作。谢天谢地！这种卑鄙与恶劣的小人并不多见，但他确实存在，我恳请任何茫然身陷这种氛围实验室的年轻人，在这种歪风邪气侵入你的灵魂之前赶紧离开。

在医疗机构与全科医生中，沙文主义具有更为显著的意义。读到或听到家庭医生逐渐消失的消息确实令人感到惋惜。在我们的历史上，从未有过这样一个时期，他的形象是如此瞩目，他的事业是如此成功，他的前途是如此光明，他的社会影响是如此强大。公众甚至开始对他产生怀旧之情！当全科医生仍然在默默工作时，专科医生则在忙于谈话和记录，并且收取费用！我所说的工作，指的是大量的日常实践，它将医生带进千家万户，这不仅使他成为健康顾问，并且还成为受人尊敬的朋友。他是衡量我们行为的标准。他是一个什么样的表率，我们就是什么样的医生。公众对全科医生的评价就是他们对该行业的判断。今天，就像在荷马时代一样，仁心仁术的医生是社会最宝贵的财富之一，他们所做的贡献要比其他行业更有价值。使他卓有成效是我们作为教师的崇高理想，使他远离邪恶是我们协会的永恒职责。我在这里只能提到，他容易在某些方面表现出狭隘的沙文主义，并且这对他自己与我们来说都是一种伤害。

全科医生对待自己的方式往往会更为苛刻。我指的不是粗心大意的生活习惯，不是缺乏规范的日常工作，也不是忽视行业的职责要点。尽管这些都是很容易困扰他的问题。但我想说的是，首先，他没有意识到终身渐进式个人培训的必要性；其次，在实践的压力下，他可能牺牲掉自己全部财富中最宝贵的东西，即他的精神独立。医学是一门极难掌握的艺术。学院所能做的就是在科学事实的基础上，给学生传授一些原则以及好的工作方法。这些只是让他朝着正确的方向前进，它们并不能使他成为一名优秀的医生（那是他自己的事情）。掌握这门艺术需要进行持续的努力，就像鸟儿飞行依赖翅膀的不断运动，但维持这种持续的努力是如此艰难，以至于许多人在绝望中放弃了挣扎。不过，只有坚持不懈地对疾病进行全面深入的研究，一个人才能逐渐学会将自己的基础知识与他和同行既往的经验事实联系起来，从而获得临床智慧。如今，对于一位训练有素的人来说，紧跟当前学科的最新发展并非难事。只要他真正理解技术对科学的依赖，那么他不必在细节上为难自己，因为在某种程度上，一位优秀的医生确实可以经验丰富而理论不足，技术精湛而缺乏钻研。熟练使用精密仪器对于他的工作大有裨益。我深信，应该为临床实验室与诊室提供同样多的空间。一个巨大的困难是，在等待岁月缚上无法挣脱的枷锁时，[1]任何一位年轻同行都会变得不胜其烦，并且失去了可以给予其信心的过硬本领。我希望那些年长的医生能够铭记在心，鼓励且善用自己身边的年轻人有多么重要。在就诊人数众多的情况下，总会有一些病例需要得力的诊断助手，而全科医生则可以随时提供这种帮助。他有责任挺身而出，但如果他未能尽职，对于他自己和整个行业来说，他的行为都极其狭隘与偏颇。如果年长之人的头脑依旧保持清醒的

---

1 出自威廉·华兹华斯作品《不朽颂》。

话，[1]那么他可以从年轻人那里学到很多东西，尽管每个社区都有很多临床智慧广为流传，但如今之所以遭到浪费或随前辈一起逝去，是因为他与年轻人从来没有友好相处过。

在我们持续与大众的无知、庸医行为以及与社会阶层中各种不良行径做斗争时，我们主要的进攻性武器是诊断而不是用药。缺乏系统的个体疾病识别方法训练会导致药物误用，以及长时间进行无效治疗，从而直接导致患者对我们的医术缺乏信心，并且很可能将我们等同为庸医与骗子。

很少有人比全科医生更甘于奉献，不过他可能会完全沉浸在工作中，以至于根本没有任何闲暇时间。他几乎没有时间吃饭或睡觉，并且，正如德拉蒙德医生在其一首诗中所说，[2]"他是我认识的唯一没有假期的人"。这种单调的生活存在一种危险，他失去的不仅是健康、时间与休息，还有进行独立思考的能力。他比大多数人更能感受到孤独的悲凉，正如马修·阿诺德在诗中表达的这种内心落寞，"我们无数凡人过着孤独的生活"。[3]即使在人口稠密的地区，行医也是一条蜿蜒前行的孤独之路，除非一个人及早找到班扬所说的那些心灵牧者，即知识、经验、警惕与真诚，[4]否则他很可能误入歧途并永远无法抵达快乐山。生活环境将他塑造成一个傲慢、自负与利己的人，并且他最糟糕的缺点往往与其最优秀的品质有关。这种情况的危险在于，一旦他失去了独立思考的能力，他就会变成一个纯粹的机器人，使自己

1　原文的字两意思是"如果他的大脑灰质中有柔软的动脉"，奥斯勒在此用这个词指代大脑或智力，柔软的动脉可能指的是头脑清醒。

2　威廉·亨利·德拉蒙德（William Henry Drummond，1854 年 4 月 13 日—1907 年 4 月 6 日）是一位出生于爱尔兰的加拿大诗人与医生，他以魁北克法语与英语创作了许多作品，被称为"魁北克诗人"。他的作品反映了加拿大法语和英语文化之间的联系和冲突。

3　出自马修·阿诺德作品《再致玛格丽特》（To Marguerite: Continued）。

4　出自约翰·班扬作品《天路历程》。

像药房的伙计一样，做着一桩精打细算的生意，无论是微恙还是重疾，后者都可以为每种疾病提供详细的治疗方案。对他来说，生命之盐是一种审慎而非粗俗或无礼的怀疑，[1] 精明的老西西里人埃庇卡摩斯的格言，就表达出了这种审慎而诚实的怀疑心态："保持清醒与怀疑；这就是理智的力量。"[2] 就像历史学家格林所言，[3] 怀疑心态的一大优势在于，"当发现自己的对手正确无误时，人们决不会感到非常惊讶或愤怒"。这能使他避免自欺欺人并摆脱众人陷入的医疗沉睡，它犹如伊拉斯谟所鞭挞的神学沉睡那样深邃，[4] 一个人可以在沉睡中写信、放纵、酗酒甚至牟利。这种沉睡有时是如此之酣畅，就算天崩地裂都无法唤醒他。

它可以使医生远离控制其专业独立性的宿敌，而这些对于我们的追随者有害无益的文献，不仅数量持续增多，吸引力越来越大，而且更加厚颜无耻。我们非常感谢现代药物学研究的发展，未来还将继续依赖制药方法的进步，但是对于这个行业来说，没有比大型边境作坊更危险的敌人了。这种药企不再是受人尊敬的伙伴，它可能化身一种巨大的寄生虫，将逐步吞噬整个医学界的生命力。我们都很清楚那些充斥在邮件中的垃圾文献，其中的每一页都反映了这一公理的真相：无知越多，教条越深。其中大部分垃圾文献是一些广告，这些人利用正规医生的天真轻信，想把一些灵丹妙药强加给该行业，就像庸医对无辜公众的掠夺。即使是最值得尊敬的学院，其著作也无法摆脱这种

1　"盐"这个词有几种比喻性用法，包括"给一个人的性格、生活等带来活力、新鲜感的东西"。

2　出自丁尼生作品《悼念集》第 85 首《悼念亚瑟·亨利·哈勒姆》。

3　约翰·理查德·格林（John Richard Green，1837 年 12 月 12 日—1883 年 3 月 7 日）是一位英国历史学家。其代表作是 1874 年出版的《英国人民简史》（*A Short History of the English People*），该书出版后轰动了整个知识世界。他完全抛开历史上的帝王将相，将人民群众作为历史主人来写。

4　在伊拉斯谟的作品《愚人颂》中，愚神介绍生父是富饶之神，母亲是青春女神，自己身边有自负、谄媚、遗忘、懒散、享乐、狂热、放荡、欢宴、沉睡这些同伴，协助她统治世界。

傲慢无知的教条之罪。对于全科医生的精神活力来说，更危险的一个敌人是药企的"销售"。虽然他们中的许多人都是善良智者，但是也有一些另类，像卡西奥一样健谈，[1]像奥托利库斯一样粗鲁，[2]像卡利班一样愚蠢，[3]他们会滔滔不绝地告诉你尾脂腺提取物在促进松果体代谢方面的优点，[4]甚至对我们医学界最伟大的前辈质疑的话题，也要随时准备发表最义正词严的意见。在我们必须打交道的对象中，没有人能够比他们更充分展现这种最大的无知，即一个人自以为是地认为知道他不了解的事情。不过，工业化学家对医生的蛊惑与伪科学多重用药的复活，由于涉及内容太多而来不及在本次演讲结束前阐述。

然而，我们许多人还是做出了巨大的牺牲，他们轻易就忘记了"人不能单靠食物生存"。[5]一个人不应像我们中的大多数人在行医时必须做的那样，希望通过起早贪黑与独立打拼摆脱乏味生活的干扰。只要人们持续地将精力集中在某一学科，那么无论多么有趣，都会把自己的思想束缚在狭小的领域里。医生既需要知识，也需要文化。按照我们的理解，文献中那些最早期的医学家都是有教养的希腊绅士；我不在乎这位年轻人是在舍布鲁克街的豪宅，[6]还是在卡纳瓦加的贫民窟，[7]抑或是在人烟稀少的乡村地区工作，但他不能只有知识而无文化。在任何行业中，文化都不像在医学中那么重要，没有人比全科

1　卡西奥（Cassio）是莎士比亚作品《奥赛罗》中的角色。

2　奥托利库斯（Autolycus）是威廉·莎士比亚作品《冬天的故事》中的角色。

3　卡利班（Caliban）是威廉·莎士比亚作品《暴风雨》中的角色。

4　尾脂腺（coccygeal gland）是一种位于尾骨尖部前面或正下方的退化结构，其分泌物主要是一种能被苏木精染色的颗粒，一般鸟类用喙啄取将其涂抹在羽毛及角质鳞片上，起到保护的作用。

5　引自《申命记》（8:3）。

6　舍布鲁克街（Sherbrooke Street）是一条东西向的主干道，全长 31.3 公里，是蒙特利尔岛的第二长的街道。这条街被分为两部分，舍布鲁克东街位于圣洛朗大道以东，舍布鲁克西街位于西部。舍布鲁克西街是许多历史悠久的豪宅所在地。

7　卡纳瓦加（Caughnawauga）是法国人在加拿大蒙特利尔附近为皈依基督教的莫霍克人建立的一个定居点。

医生更需要它。他在工作中会与各种各样的人打交道，其中许多人既受到他们所欣赏的综合能力影响，也受到他们无法衡量的学识吸引。像约翰逊博士的朋友罗伯特·莱维特先生那样，[1]"虚怀若谷与平易近人"的"行医者"时代已经过去。[2]一个人接受的通识教育越广泛、越自由，他就越有可能成为一名出类拔萃的医生，特别是在上层阶级中，像埃里希马科斯那种有教养绅士的安慰与同情，可能对于他们来说比药丸和药水更有意义。但是，就罗伯特·莱维特先生，或"老菲塞特医生"这样的人而言，[3]他们的美德只是局限在狭小的环境中，[4]这些人在大城市的贫困地区、工业重镇与广大的边远农业地区从事艰苦的全科诊疗，我听到你们在说，文化与他们何干？当然有关系！它就相当于能够预防感染的氯化汞，可以使人在最恶劣的环境中保持纯真。虽然文化对于其工作没有什么直接价值，但是贫民对绅士有相当敏锐的鉴赏力，它或许有助于防止过度疲劳的医生蜕化，因为其本性就像染工的手一样，很容易被它支配的东西征服。如果一个人不出卖自己的灵魂，如果他不为一碗浓汤放弃名分，将继承权转让给那些以武力骚扰我们的边界、[5]用他们的勒索压迫我们的以实玛利人，[6]如果他还能够保持自由的话，那么其从业环境与圣保禄的高尚基督徒或亚里士多德的真正绅士（托马斯·布朗爵士）没有不同。[7]

　　一个人是以绅士的方法还是狭隘的心态对待其同行，部分是性情

1　罗伯特·莱维特（Robert Levet，1705年—1782年）是一位英国约克郡人，接受过一些医学培训。塞缪尔·约翰逊与莱维特有着36年的友谊。

2　出自塞缪尔·约翰逊诗作《罗伯特·莱维特医生之死》（*On the Death of Dr. Robert Levet*）。

3　出自德拉蒙德作品《居民》（*The Habitant*）、《老菲塞特医生》（*Ole Docteur Fiset*）。

4　出自塞缪尔·约翰逊诗作《罗伯特·莱维特医生之死》（*On the Death of Dr. Robert Levet*）。

5　在《创世记》（25:29-34）雅各与以扫的故事中，以扫在饥肠辘辘的情况下，将他继承权（长子的名分）卖给他的孪生兄弟雅各，以换取一碗浓汤。意指付出巨大代价得到的眼前小利。

6　在《创世记》（25）中，指的是来自以实玛利（Ishmaelites）的部落、联盟集合，暗指被社会抛弃的人。

7　出自托马斯·布朗爵士作品《致朋友的一封信》（*In A Letter to a Friend*）。

的问题，部分是培训的问题。如果我们只是泛泛之交，那么困难会微不足道，但必须承认的是，在我们的同胞中行医往往是一件暴躁易怒的事情。正如经常发生的那样，当一个人已经竭尽全力，或因缺乏专业知识出错时，尤其是在我们内心倾注了最大的同情，却被患者及其朋友误解，被诬陷出于邪恶的动机时，这不仅令人无法忍受并且莫不义愤填膺。女性是我们最好的朋友，也是我们最大的敌人，更是情绪波动的典型。当一个人严厉指责我们的错误与缺点时，另一个人却在对她的宠物医生赞不绝口，以至于所有其他人都受到了间接的谴责。"女性是医者的号角"这句老话讲得很对。作为一个整体，很难说我们是否也同样得到溢美之词的捧杀。然而我们面对这种窘境却无能为力。与之相反的是，在我们听到流言蜚语时，最好是充耳不闻，尽管这不太可能做到，但总可以保持沉默，在我们的武器库中，没有什么比它更能对抗恶语、谎言和诽谤了。当这些无稽之谈被相信，并且涉及同行的美名时，痛苦才真正显露出来。随后医生就开始生活在水深火热中，而这种情况他自己完全可以掌控！其实五分钟的坦诚沟通即可让我们成为伙伴，但是他让怨恨的魔鬼占据了灵魂。无论机构规模大小，有什么比看到同行们和睦相处更令人高兴的呢？我们许多人年轻时记忆中的痛苦、怨恨与敌意，在很大程度上已经被一种更美好的感情取代，虽然金规则并不总是我们的道德规范，[1]但是我们彼此肯定已经变得更加宽容。

我们期望自己团队中的资深人士成为榜样，尤其是在较小的城镇与乡村地区，如果他还记得，他有责任接待与欢迎在其附近定居的年轻人，他应该愿意充当其顾问且拒绝将其视为对手，而他可能会结交

1　金规则或者黄金律（the golden rule）是一种在理论上无懈可击的道德规范，在基督教与儒家文化中均有体现。

　　　　　　　　生活之道：现代医学之父的人生智慧

一位好友或者得到一位兄弟。在谈到职业和谐时，很难避免陈词滥调，不能为了年轻人忽视那些因循守旧的老前辈，他们的同情与鼓励对年轻人来说是如此珍贵，其生活之道对我们热爱的职业是如此重要，我想敦促他们按照圣奥古斯丁的方式行医。[1] 据传在《黄金传说》中有这样的描述，[2] "他在自己桌上写下了这些诗句：

Quisquis amat dictis absentum rodere vitam,

Hanc mensam indigam noverit esse sibi.

其意思是，凡是喜欢在背后品头评足的人，可以说这张桌子对他概不欢迎。"

　　基于我们的历史、传统、成就与希望，医学领域几乎没有沙文主义存在的空间。开放的心态，科学的自由精神，随时准备接受任何来源的美好事物，理性采纳而非抵制新创意的态度，国际与国内不同地区之间的包容和友善，以及手足情深应该是人类在向前发展的过程中，进化出的最古老、最有益与最普遍的行业特征，可能会抵消我轻描淡写提及的那些倾向。

　　我从一开始就谈到了超然之术，因为这种罕见而珍贵的品质只限于希望从哲学角度来看待整个行业的人。从另一种方式与另一种意义看，这门艺术的价值可能更加珍贵。我们每个人都有可能实现更高层

1　圣奥古斯丁（St. Augustine，354 年 11 月 13 日—430 年 8 月 28 日）是一位基督教早期神学家，其思想影响了西方基督教教会与西方哲学的发展。他的重要作品包括：《上帝之城》《基督教要旨》与《忏悔录》。

2　《黄金传说》（Golden Legend）的内容是当时受人敬拜的各位圣人的生平与圣迹。其作者雅各·德·佛拉金（Jacobus de Voragine，1230 年—1298 年 7 月 13 或 16 日）是一位意大利编年史家，也是第八任热那亚总教区总主教。

次的智力超然，这是一种与日常工作世界的植物性生活的分离，[1]虽然我们总是沉湎于凡尘俗世，但它可以使人真正了解自己及其与同伴的关系。只要做到这一点，就无法自欺欺人，他甚至可以看到别人眼中的自己，但不总是像他希望被看到的那样，他自己和别人的行为会以真实的面貌展现出来。在这样的氛围中，对自己的怜悯与对他人的同情和爱交织在一起，以至于没有必要对其同行进行批评或严厉指责。但正如托马斯·布朗爵士这位最慷慨与最杰出的全科医生娓娓道来的那样："温柔的触碰促进思想的提升。"[2]它也许足以提醒这些由实干家组成的听众，行动胜于空谈。

---

1 亚里士多德在《伦理学》把人的本性分为三个层次：植物性、动物性与理性。幸福不只是要最大限度地实现植物性与动物性，最重要的是使人的理性得到最大程度的发挥。

2 出自托马斯·布朗爵士作品《基督教道德》（*Christian Morals*）第 3 部分第 14 节。《基督教道德》是托马斯·布朗爵士撰写的一部散文，该书出版于他去世后的 1716 年，内容包括对基督教价值观与行为的思考。

医院即学院

医院是培养真正的阿斯克勒庇俄斯弟子的唯一合适学院。

约翰·阿伯内西

我认为，学生最重要的知识来自临床而非课堂。在那里看到的任何东西都不会被遗忘；疾病的规律可以通过经常重复来学习；这种变幻莫测会永远镌刻在记忆里。在学生意识到自己习得了什么之前，他已经跟随老师获悉了所见疾病的特征、原因与问题，以及在其老师所知范围内治疗疾病的正确方式。

自荐演讲，《医学随笔》，奥利弗·温德尔·霍姆斯

一

19世纪的最后25年见证了许多非凡的巨变，但没有任何一个领域的深远意义，能与医学科学与艺术教学的改革，或者更确切地说是革命相提并论。我们在此无须讨论教授们的良知是否最终觉醒，是否

感到内心的自责，或者更有可能的是，此类变化只是我们今天所处更大规模运动的一环。这些改革体现在三个方面：要求学生接受更好的通识教育，延长专业学习的时间，以及用实验室代替课堂。也就是说，用实践教学代替理论教学。作为教师，摆在我们面前的问题简单来说就是：给学生提供这样一种素质教育，使他们能够成为明智的实践者，而这也是他们大多数人的命运。我们获得的全部捐赠、突飞猛进的实验室、错综复杂的课程体系以及富丽堂皇的建筑都是为了实现这个目标。在四年的课程中，预科或基础课程与实践课程之间的划分恰到好处；前者在学院或大学中教授，后者在医院里完成。这种划分没有任何本质上的区别，外科学与胚胎学课程教授的知识可能不相上下。在过去的 25 年里，医学院的发展方向特别侧重于科学实践教学。各地的课堂教学都被长期实践课程补充或取代，实验室如今也从专门用于解剖学研究的单一用途，扩展至生理学、生理化学、病理学、药理学与卫生学领域。按照这种方法进行的实践，除了呈现方式更具吸引力且所获知识更有价值，学生还学会了使用精密仪器，接受了难能可贵的心理训练，甚至可以领悟到某种程度的科学精神。其重要意义在于，他不再只是拥有课堂上获得的理论知识，更是对事物本身有了第一手的实际认知。他不仅解剖了交感神经系统，还组装了观察血压的记波器，他亲自研究了洋地黄、氯仿与乙醚的作用，并且独立制作了培养基以及标本涂片。这位在三年级被送到我们面前的年轻人如今已经成为一位相当训练有素的学者，可以在那些充满不确定性与变数的私立或公立大型实验室开始其毕生的事业。

我们如何使三、四年级学生的课程像一、二年级学生的一样实用呢？我理所当然地认为，我们应该采取以下方式。答案就是，把他从课堂与阶梯教室带到门诊与病房。虽然系统讲座、门诊示教甚至病房授课都有其价值，但是需要改革的不是它们，而是高年级学生与医院的整体关系。在最初的两年里，他完全适应了实验室的环境，可以说他在每个实验室都有自己的位置，并在导师的监督与指导下默默工作。为了能在三、四年级脱颖而出，我们就必须进行某些改革。首先是改变内外科教学方式的理念。我坚信，我们应该立刻让三年级学生踏上其人生道路。如果询问任何一位有 20 年工作经验的医生是如何做到精通医术的，那么他会回答说，要经常保持与疾病接触。他还会补充道，他在学校里获得的知识与临床完全不同。25 年前的毕业生在工作时几乎没有实践经验，这些内容只会随着他们临床实践的增加日积月累。在所谓的自然教学法中，他将书本与讲义当作工具，当成自己实现目标的手段。事实上，学生在开始阶段就扮演着实践者的角色，就像是失调机体的观察者一样，而且他对这些机体的结构与有序功能非常熟悉。我们只需要教会他如何观察，给他提供大量的事实去观察，经验就会从事实本身中产生。对于内外科专业的三年级学生来说，教学必须有患者参与是一项原则，并且最佳的授课均是由患者所赐。正如一句古老的格言所说，[1] 医学的全部艺术在于观察，但培训视觉、听觉与触觉需要时间，而我们所能做的全部，就是建立良好的开端，让他们走上正确之路。我们对学生期望太高，我们总想教给他太多。只要赋予他有益的方法与正确的观点，那么其他一切都会随着经验水到渠成。

第二项改革，也是最重要的一环，在于医院本身。为了医学生、医学界与广大公众的利益，我们必须要求医院提供比目前大多数该国医学院学生所享受的更多便利。三、四年级的工作应该完全从医学院转移到医院，正如阿伯内西所言，尤其是在医学生的最后几年，医院才是最适合他的学院。然而这里出现了一个非常棘手的问题。虽然有

1　出自《希波克拉底文集》（*Hippocratic Corpus*），通过观察细节来构建整体。

些机构的学生享有所期望的全部特殊待遇，但也有一些机构只允许学生从侧门进入医院的手术室，还有很多学生被以有损患者最大利益为由禁止入内。没有开展教学的医院水平很难跻身一流。医院的医生没有那种浓厚的兴趣，不会对这些病例进行彻底的研究，也没有来自忙碌生活的迫切压力，除非他与助手和学生教学相长，否则就无法摆脱临床上的懒散。我认为，可以肯定地说，在病房里有学生的医院里，患者受到的照护会更细致，疾病得到的研究会更全面，并且发生的错误会更少。至于医院在促进内外科知识传播方面的广泛作用，不是我在此考虑的重点问题。

我羡慕我们的医学生享有护士的优势，因为他们每天都要与患者保持接触，并且至少在这个国家，护士已经取代了前者在医院董事会的地位。[1]

经常有人会提出反对意见说，患者不喜欢有医学生在病房里，其实这种托词纯属无稽之谈。根据我的经验，情况恰恰相反。我在这一点上可以说具有一定权威性，因为我在医院做了 25 年的医生，并且我的时间主要是在病房中授课。如果按照日常谨慎的态度行事，同时心怀对患者的友善感情，我通常不会遇到任何困难。在当前的医学状况下，维持一流医院的运营很难离开学生的帮助。我们对于住院医师的要求过高，他们的数量并未随着工作量的飙升而增加，许多例行工作完全可以由高年级学生完成。

---

1 奥斯勒指的可能是伊莎贝尔·亚当斯·汉普顿·罗布（Isabel Adams Hampton Robb，1859 年—1910 年），她是美国护士理论家、作家、护士学校管理者与早期领导者。1889 年，汉普顿被任命为约翰斯·霍普金斯护理学院培训学校校长。汉普顿强大的领导能力和良好的教育背景立即得到了威廉·奥斯勒的认可。玛丽·阿德莱德·纳廷（Mary Adelaide Nutting，1858 年 11 月 1 日—1948 年 10 月 3 日）是一位加拿大护士、教育家与医院护理领域的先驱，她是汉普顿在培训学校的继任者。1895 年，纳廷会见了约翰斯·霍普金斯大学董事会，说服领导层进行了大刀阔斧的改革。

二

那么在实际操作中，该如何付诸实施呢？让我们先以三年级学生为例。一个百名学生的班级可分为 10 组，而每个组又可被称为临床单元，并且分别由一位指导教师来负责。让我们跟随这样一个小组开始每天的课程。周一、周三与周五上午 9 点，进行物理诊断基础培训。上午 10 点到 12 点，在门诊部参加实践教学。这部分可能包括为患者做例行检查，接受有关如何采集病史的指导，以及熟悉门诊疾病的常见表现。中午 12 点，一位资深教师会召集四五位组员，就特殊病例展开更深入的分析。整个上午，或者，如果医院习惯于下午实习，那么下午的大部分时间，至少两三个小时，也都应该在门诊部度过。每个临床单元应该整个学期都在熟练指导下参加门诊实践而非仅有六周。这些学生很快就能够采集病史，他们已经学会了如何检查患者，而门诊病历也逐渐变得有价值。当然，所有这些都意味着丰富的临床资料，适当的门诊教学空间，充足的仪器设备，以及能胜任且愿意承担这项工作的年轻人。

每隔一天，即周二、周四与周六，临床单元（我们正在跟随的）会在外科门诊观摩小手术，学习如何包扎、实施麻醉，帮助外科诊所完成各种有趣的工作。此外，三个或者四个单元可以合并成为一个大组，然后由一位病理解剖示教老师带他们验尸，所有单元都可以参加病理学教授的解剖示教，每个人在一周中总会有一天参加这项实践。我理所当然地认为，目前学生在第二年就已完成了病理组织学培训，而这种情况在理念更先进的医学院中非常普遍。

第三年的其他时间可以用于教授产科学、药物学、治疗学、卫生学与临床镜检学。在一所管理良好的学院里，三年级学生在学期结束时应该能做到见多识广。他知道波特氏病与波特氏骨折之间的区别，[1] 他很容易就能触及肿大的脾脏，他了解夏科 - 莱登晶体与夏科氏关节之间的不同。[2]

到了第四年，我仍将维持 10 人临床单元的建制，而他们的工作将从门诊转到病房。应该给每个人分配四到五张床位去管理，并且他们在内外科的时间应该尽量相同。他在第三年就已具备足够的经验，从而使他能够采集新病例的病史，当然，这需要上级住院医师或主治医师的监督或指导。在住院医师的监督下，他负责与自己患者有关的全部工作，例如尿液分析等，并按照医生的指示记录每日病程。老师每周会带领一到两个临床单元，查房三到四次，每次几个小时，进行病例讨论，然后学生提问，以便让组员熟悉病例进展。通过这种方法，学生就可以加深对疾病的认识，掌握诊断与治疗疾病的实用知识。而同样的计划在外科与妇产科中实施也会带来同等的优势。

这是一种传统的方法，也是唯一一种可以正确教授内外科的方法，因为这与医生开始实践时自学的方法相同。在这个国家，需要进行彻底改革的是引入见习医师与外科助理制度，他们应该像护士或住院医师一样成为病房的一部分。

这里并不缺少患者，相反，病患来源十分充足。想象一下这座城

---

1 波特氏病（Pott's disease）是一种发生在脊椎的结核病。此病以英国医生帕西瓦尔·波特（Percivall Pott，1714 年 1 月 6 日—1788 年 12 月 22 日）之名命名。最常被感染的是下段胸椎和上段腰椎。它的正式名称为结核性脊椎炎（tuberculous spondylitis）。波特氏骨折（Pott's fracture）适用于由外展外旋引起的各种双踝骨骨折损伤。帕西瓦尔·波特在 1765 年经历了这种损伤，并在 1769 年发表的一篇论文中描述了他的临床发现。

2 夏科 - 莱登晶体（Charcot-Leyden crystals）是由嗜酸性粒细胞蛋白半凝集素 -10 组成的微观晶体，在患有过敏性疾病或寄生虫感染的人群中发现。让 - 马丹·夏科（Jean-Martin Charcot，1825 年 11 月 29 日—1893 年 8 月 16 日）是一位法国神经学家与解剖病理学教授。恩斯特·维克多·冯·莱登（Ernst Viktor von Leyden，1832 年 4 月 20 日—1910 年 10 月 5 日）是一位德国内科医生。1868 年，夏科首先描述了神经性关节病，也被称为夏科氏关节（Charcot's joint），指的是负重关节的进行性退行性变，以骨破坏、骨吸收为特征，最终因感觉丧失而畸形的过程。

市里的众多患者，其中绝大多数从未被医学生所见，更不用说接触过了！想想数以百计的伤寒患者，我们的学生从来没有观察或研究过他们的每日病程！想想看，当数以百计的肺炎患者在未来三个月涌入医院，而四年级学生每天、每小时能看到的患者却屈指可数！他们之所以进入医学院，不仅是为了学习肝脏生理或髋关节解剖，更重要的是为了能给患者解决实际问题。

但是你们可能会问，这种计划在实践中行得通吗？从长期经验来看，我可以回答说，相当出色！它已经被约翰斯·霍普金斯医学院采用，根据创始人的遗嘱条款，[1] 医院是其中一个重要的组成部分。我们的患者来源没有什么特别之处，我们的病房也不比其他一流医院更好，然而我们的与众不同之处在于，为教学与疾病研究提供了更多资源。让我简要告诉你们这项工作该如何进行。以下是三年级医学生的课程：

第一，由医学副教授塞耶与富彻博士系统地讲解物理诊断，[2,3] 而授课地点就位于门诊部相邻的那些房间。在下半年，当学生完成了有关病史采集的培训后，他们即可对门诊患者进行记录与检查。

第二，每周有三天在门诊时间结束后，全班会在隔壁房间与教师

1　约翰斯·霍普金斯（Johns Hopkins，1795 年 5 月 19 日—1873 年 12 月 24 日）是一位美国商人、投资者和慈善家。霍普金斯对穷人和新获得自由的奴隶非常关心，这促使他建立了免费的医疗设施、孤儿院、收容所和学校，以帮助所有人缓解贫困状况。1870 年，他立了一份遗嘱，留出了 700 万美元，用于成立一家免费医院、附属医院与护理学院，以及一家有色儿童孤儿院和一所大学。按照他的遗嘱条款，1876 年，约翰斯·霍普金斯大学成立；1878 年，约翰斯·霍普金斯出版社成立；1889 年，约翰斯·霍普金斯医院与约翰斯·霍普金斯护理学院成立；1893 年，约翰斯·霍普金斯大学医学院成立。

2　威廉·西德尼·塞耶（William Sydney Thayer，1864 年 6 月 23 日—1932 年 12 月 10 日）是美国约翰斯·霍普金斯医院与医学院的内科医生和医学教授。他于 1885 年获得学士学位，1889 年获得医学博士学位。在麻省总医院实习后，他于 1890 年来到约翰斯·霍普金斯医院，在威廉·奥斯勒手下担任助理住院医师。此后，塞耶慢慢地将他工作的重点从实验室转向了临床。

3　托马斯·巴恩斯·富彻（Thomas Barnes Futcher，1871 年—1938 年）是美国约翰斯·霍普金斯大学的医学教授，曾在威廉·奥斯勒手下接受培训。

见面，接受如何检查与分析患者的指导。值得注意的是，在一年的时间里，按照这种方式可以展示许多有趣的病例。每位学生均需报告与"追踪"病例，同时还要就其进展情况接受询问。借此机会，我们可以教授学生如何在文献中查找问题，并且通过设置主题来报告他们所见到的案例。这样即可很方便地管理一个 50 人的班级。

第三，临床显微镜课。临床实验室是医院硬件的一部分。这里由一名高级助教负责，而他也是医院的住院医师。实验室由两层楼组成，每层大约可以容纳五十名学生，每个人都有自己独立的工作台、储物柜与存放自己标本的地方，可以在空闲时间开展工作。这门系统性课程贯穿于整个学期，每周两次，每次两个到两个半小时，内容包括对血液和分泌物、胃内容物、尿液等的检查方法的常规指导。临床显微镜课可以说是一门极具价值的课程，能够使学生延续他在一、二年级的显微镜工作，从而通过熟悉一种贵重仪器的使用方法，使其成为一种临床工具而不只是一种玩具。医学院的临床实验室应与医院保持联系，它是医院的一个重要组成部分。如今，病房的显微镜检查、细菌培养与化学检验需要熟练的技师，住院医师与学生需要临床化学与细菌学专家的帮助和监督，因此这些专家应该成为医疗机构正式人员的一部分。

第四，全科医学门诊。每周有一天，在阶梯教室，我们将为三年级与四年级的学生举办一次培训，同时会把病房里比较有趣的病例呈现给他们。我们尽可能侧重于季节性疾病，在秋季特别关注疟疾与伤寒，在冬季晚些时候则关注肺炎。对于肺炎与伤寒并发症病例，我们将指定委员会逐个报告。这种培训并未安排系统的讲座，但物理诊断课会有固定的复习。而在我所说的每周三次的门诊观察课上，通常会对所考虑的疾病做出一般性陈述。

四年级病房工作。全班被分为三组（一组在内科，一组在外科，一组在妇产科），担任见习医师与外科助理。在内科，每位学生负责五到六张床位。他要记录新患者的病情，完成尿液与血液检查，协助住院医师为患者提供日常照护。从 9 点到 11 点，见习医师会参与查房，并且得到系统的指导。除了看到有趣的病例并对新病例进行分析，学生们还会就疾病症状、性质与疗程提出问题。我想强调的是，这种教学方法不是把一群学生带到病房里，然后通过演示一两个病例来应付的病房课；这是病房工作，就像主治医师、实习医师或者护士一样，学生们在医院工作中要承担自己的职责。此外，这并不是一件临时安排的任务。他这三个月的内科见习是其主修课程，见习医师上午 9 点到 12 点在病房工作，下午有一个小时的时间，由高级助理或住院医师解答一些特殊问题。

复习课。由于在此阶段没有安排定期讲座，为了确保所有医学科目均能系统呈现在学生面前，医院每周都会举办一次事先设定好科目的复习课。

见习医师在每周于阶梯教室举办的培训中担任主角，他们要报告患者的情况并宣读病历以提交班级审议。这门课将医学的某些重要方面不断地呈现给学生。每周要讨论伤寒病例的情况，为大家展示更多有趣的病例，且系统地列出并讨论并发症。肺炎小组将分析这种常见病的所有临床特征，然后在黑板上列出一份病例清单，学生们在一个学期内要报告五六十例病例，其中的绝大多数都为他们大家在门诊所见，而见习医师则有机会每天在病房研究他们。

学生与青年教师普遍认为这个体系运作良好。尽管可能存在一些我们尚未发现的缺陷，但是我确信它们并不在于这个体系本身。毫无疑问，许多学生在某些科目上理论知识差强人意，就我个人而言，我一直反对这种以应试为目的、急功近利且有害无益的教育体系，但即使是最迟钝的医学生也要学会如何检查患者，以及逐渐熟悉重要急性疾病的变化特征。学生需要接诊足够数量的病例，从而获得一定程度的技术技能，并且他要始终铭记在心的是，他在医院并不是为了学习已知的一切，而是为了学习如何研究疾病与治疗疾病，或者更确切地说，如何治疗患者。

三

第三项改革是对医学院的重组。这一点在前两年已经通过大幅增加实验室工作实现，为了适应上述变化，不仅要强化教学力量的建设，而且确实应该以全新概念来教授生理学、药理学与病理学等学科。此外，三年级与四年级教学也需要进行相应的改革。如今，与实力雄厚的大型实验室相比，拥有充足的临床设施同样重要，而缺乏此类设施会导致临床教育落后于科学教育。提到医学系，我想说的是，对于一所最大规模能容纳例如 800 名学生的学院而言，必须拥有三四家设备齐全的医疗诊所，同时各自配备 50~70 张病床，且门诊部将听从医学系主任的调遣。在接下来的 25 年里，规模较大的美国大学都将拥有自己的医院，人们在此将像研究地质学或者梵文一样，对被称为疾病的自然问题展开彻底研究。但即使在目前的条件下，可以做的事情依然不少。这里有数以百计认真的学生，数以千计的患者，以及众多训练有素的年轻人愿意并渴望进行实践教学。很多时候，正如你们非常清楚的那样，"饥饿的羊群仰望天空却得不到食物"，[1] 他们被

1　出自约翰·弥尔顿作品《利西达斯》（*Lysidas*）。这首田园挽歌写于 1637 年，旨在纪念弥尔顿在剑桥的朋友爱德华·金（Edward King）。

赐予课堂教学，而不是所需的病房实践。[1] 学生与患者脱节是腐朽理论教学体系的遗留问题，幸好我们在第一年和第二年已经摆脱了它的影响。

对于三、四年级学生来说，医院即学院；对于三年级学生来说，就是门诊部与诊所；对于四年级学生来说，就是病房。他们应该成为医院的组成部分，作为不可或缺的组成部分，没有他们的参与，工作就不可能尽善尽美。他们应该在医院里学习这门艺术的要素，以及在其实践中对他们自己有用的课程。如果医院的门诊与病房有学生参与，那么它在社会中的作用就会成倍增加。他们的存在或早或晚会激发医院内部的临床工作热情，消除了独自与住院医师进行"查房"时不可避免的冷漠。他们会为行业与公众做出更好的表率，这些经过了实践教育的年轻人，会把优秀的方法带到全国各地，并且将极大地拓展机构的影响，从事该行业的人受过独立思考与观察的教育，他们将成为科学医学新流派的自主从业者。尽管他们已经认识到医学的局限性，但他们对自己医术的信仰有增无减。我提倡的不是什么新方法，而是布尔哈夫，[2] 爱丁堡学派的老卢瑟福以及本市、波士顿与费城前辈们的旧模式，[3] 他们曾是约翰·亨特、卢瑟福与桑德斯的学生。[4] 这种实践教育会使医院成为一所学院，学生们在此作为见习医师与外科助

1　原文中饼与石头的典故出自《马太福音》(7:9)。

2　赫尔曼·布尔哈夫 (Herman Boerhaave, 1668 年 12 月 31 日—1738 年 9 月 23 日) 是一位荷兰知名植物学家、人文主义者医生。他被视为临床教学以及现代学院型医院的奠基人。布尔哈夫与他的学生阿尔布雷希特·冯·哈勒一起将定量方法引入医学，并以证明症状与病变的关系而闻名。他是第一位将体温计应用于临床的医生。

3　约翰·卢瑟福 (John Rutherford, 1695 年 8 月 1 日—1779 年 3 月 6 日) 是一位苏格兰医生与爱丁堡大学医学院教授。他是科学家丹尼尔·卢瑟福的父亲，作家沃尔特·斯科特的祖父。卢瑟福是他那个时代杰出的医生之一。他最为人所知的可能是具有开创性的临床教学实践，这种方法最初由莱顿大学的赫尔曼·布尔哈夫提出，不久之后爱丁堡大学也采用了这种方法。

4　理查德·哈克 - 桑德斯 (Richard Huck-Saunders, 1720—1785 年 7 月 24 日) 是一位英国医生，他在一生的大部分时间里都被称为理查德·哈克。1777 年，哈克与海军上将查尔斯·桑德斯爵士的女继承人简·桑德斯结婚。除了他自己的名字，他还用了桑德斯这个名字。

理，将在谆谆教导下逐步自学疾病的症状。这是真正的教育方法，因为它符合人的天性，是医生独立执业后增长临床智慧的唯一途径，而所有其他方法都是质量低劣的旁门左道。

教学与思考

那么，在大自然这个如此广袤与神奇的领域里（其表现仍然超出了人们的预期），让我们应该羞愧于只相信别人的传统，从而引起未知的麻烦与无理的质疑。我们必须以大自然本身为导师，我们必须按照它规划的道路前进。因此，当我们用自己的眼睛去仔细观察，并从平淡无奇升华至更高境界时，我们就会最终了解它隐藏的秘密。

《论动物的生殖》，威廉·哈维

一

　　我们的十九世纪文明遭到了许多批评，政治的赋权最终只会导致无政府状态，精神上的广泛动荡只会引起信仰丧失，而对我们所自诩启蒙思想的最佳注解就是欧洲兵戎相见与各国相互争斗的场景。然而，我们在某一个方向上的实际进展毋庸置疑，没有人能否认个体生活的舒适度大幅提升。就整个人类，或者至少其中的一部分而言，过去可能曾经享有更长时间的安逸，更长时间的免于纷争和焦虑的间隔；但从来没有像现在这样，当个体的价值如此之高，当人，并且只有人，成为如此重要的衡量标准时，当人作为鲜活的生命体显得如此神圣时，当尊重其权利的义务显得如此迫切时。但与身体健康的显著改善相比，即使是这些变化也根本不值一提。随着国民数量增加，其快乐并未同步增长，以赛亚那悲愤的呼喊仍然在我们耳边回荡。诚然，人类的悲伤与烦恼可能没有明显下降，身体上的痛苦与折磨虽然未被消除，却已经得到了前所未有的缓解，并且每个人的厌世负担也大为减少。[1]

在我们的人生旅途中，悲伤与痛苦是迟早会遇到的伙伴，我们也许对它们变得更加敏感，也许不愿接受灵魂医生的陈旧疗法。[2] 然而，对于我们医生来说，可以治疗的躯体疾病正在以惊人的速度减少，并在某种程度上让人在满怀期待中不禁惊叹。

在约翰·亨利·纽曼作品《赞同的原理》中，[3] 有这样一段关于苦难的著名论述，他问道："谁能衡量这一代人从生到死所承受与即将承受的痛苦总和？然后再加上过去与未来几个世纪我们人类所承受与将要承受的全部痛苦。"但是换个角度来看，想想在过去五十年已经发生的痛苦报应吧！麻醉药与无菌手术几乎降伏了这个恶魔，自从它们被引入以来，预防的痛苦总量远超文明社会中所遭受的痛苦总和。甚至分娩的阵痛也已经从女性的灵魂中得到解脱。

1　原文用的是德文 Weltschmerz。这个单词的字面意思"厌世"是一个文学概念，描述了人们认为现实永远无法满足心灵的期望，从而导致对生活的厌倦或悲伤的情绪。

2　灵魂医生（Physicians of the soul）通常指的是神职人员，后来也被扩展到精神病医生的范畴。

3　《赞同的原理》（Grammar of Assent）是约翰·亨利·纽曼关于信仰哲学的开创性著作。纽曼向朋友透露，这本书完成于 1870 年，花了 20 年时间完成。纽曼的目的是要表明，证据和同意的科学标准过于狭隘，在具体生活中不适用。他认为，逻辑及其结论不能转化为现实生活中的决策。

最伟大的艺术在于潜移默化。[1] 我可以说，我们医学界在这方面很出色。你们这些正在听我讲话的同道，每天都忙于履行自己的职责，对我刚才提到的事实漠不关心。你们并不知道，你们中的许多人也不在意，曾经迎接你们祖先到来的盘腿朱诺女神，[2] 如今已经化身一位坐在那里的仁慈直腿女神。[3] 你们想当然地认为，如果肩关节发生脱位，那么现在会有氯仿与美味的忘忧药，[4] 而不是50年前痛苦的滑轮与装具。你们怀着自私的得意接受这些，似乎你们自己应为此得到感谢，毁灭之箭不再那么密集地飞来，且瘟疫如今很少在黑暗中蔓延。[5] 你们更没有意识到，你们现在可以合理地期待希西家的祈祷得以实现，[6] 因为现代科学已经为你们每个人延长了几年寿命。

我是说你们并不知道这些事情。一旦你们有所耳闻，或许你们中较为聪明的人会在心中思考，但这些都属于你们认为理所当然的内容，就像阳光、鲜花以及灿烂的天空一样。

当我们宣称自己的使命最崇高与最伟大时，我们医生向世界发出的挑战并非空穴来风。我们不仅仅要去治愈疾病，还要以健康法则教育人们，并预防灾害与瘟疫的传播。不可否认的是，在实际效果方面，我们医学界近年来取得的成就比其他学术领域更令人鼓舞。不过，我们无法全部实现最高理想，实际情况远非如此，我们仅是凡夫俗子。但重要的是，我们有理想，并且更为重要的是，这些理想可以

---

1 医学界的专业人士在治疗和护理患者的过程中，会尽可能地让治疗过程变得平稳，尽可能不影响患者的正常生活。他们的治疗方法可能非常复杂和高超，但他们通常不会让患者看到这些过程，而是将这些技术和方法隐藏在背后，以让患者感到更加舒适和放心。这是医学界所表现出的最高水平的艺术。

2 朱诺（Juno）是罗马神话中的天后，掌管女性的爱情、婚姻以及生育，地位相当于希腊神话主神宙斯的妻子赫拉。

3 可能指的是女神伊西斯（Isis）。

4 据说忘忧药（Nepenthe）起源于埃及，在古希腊文学与希腊神话中经常被提到。

5 出自《诗篇》（91:5-6）。

6 出自《列王纪下》（20:2），《以赛亚书》（38:2-5）。

实现。当然，我们中也有为金钱服务的格哈兹人，[1]他们只听到牛的叫声与金币的叮当声，但这些都是例外。广大医务人员为了你们的利益辛勤工作，而无私奉献的精神激励着我们追求卓越。

我们今天参与的活动是正在全球推进的慈善事业的一部分，它将使我能够详述大学作为促进人类健康因素的某些方面。

二

一所伟大的大学具有教学与思考的双重职能。最初，教育方面占据了它全部的精力，然而在装备各个学系与支付薪酬方面，它发现自己甚至很难履行第一项职责。麦吉尔大学医学院的发展历程说明，在努力使其成为一流教学机构的过程中，它面临什么斗争和困难以及忧虑和烦恼。我非常清楚这些问题，因为我曾经在此奋斗了 10 年，并在今天看到许多梦想已经实现。事实上，即便是在我最奔逸的想象中，我也从未想过会看到刚参观的那些宏伟的建筑群。我们在那些日子里都很谦逊，我记得霍华德博士意气风发地给我看了校长的信件，他在信中向学院转达了他的第一笔慷慨捐赠，这笔款项看起来是如此巨大，我高兴得几乎要唱出《西缅之颂》。[2]蒙特利尔总医院与皇家维多利亚医院（这两家机构均是本市医学院最重要的组成部分）的巨大进步意味着，教学投入增加必然会培养出更加优秀的毕业生与医生！这就是整个问题的核心所在，为此我们请求提供必要的援助，以建立大型实验室与医院，使学生学习医学的科学与艺术。化学、解剖学与生理学提供了这样一种视角，使学生将人与其疾病置于生命体系中的

1　出自《列王纪下》（5:20—27）。
2　《西缅之颂》（*Nunc dimittis*）也被称为《西缅之歌》或《西缅圣歌》，出自《路加福音》（2:29—32）。其名字来自这段话的拉丁语开场白，意思是"现在你离开"。

适当位置，并且同时还提供了建立可信经验所必需的基础。每个学科本身都是一门纷繁复杂的科学，需要花费大量的时间与精力来习得，因此，在学习这些课程的几年里，学生只能掌握其依据的基本原理与某些事实。仅有在涉及对疾病现象的理解后，这些学科才构成医学课程的一部分。对于我们来说，它们仅是实现该目的必不可少的手段。如果一个人没有全面的人体解剖学与生理学知识，那么他无法成为一名合格的外科医生；如果内科医生缺乏生理学与化学知识，那么他只能像无头苍蝇一样摸索前进，永远无法获得任何准确的疾病概念，只是在从事一种江湖郎中的工作。[1] 有时候治疗的是疾病，有时候伤及的是患者，甚至连他自己都说不清。

这个学系的主要职能是向人们传授疾病的知识，包括它的定义、临床表现、预防手段与治疗方法；为了学习这些内容，坐在长凳上的这四百名年轻人从全国各地赶来。然而教师在这件事上所承担的责任并不轻。这项工作可以说困难重重，有些问题是学科本身固有，有些问题则源于学生自己，还有不少问题是我们服务的对象缺乏医学常识。

由于疾病的转归过程如此复杂，因此很难找到能控制它们的规律。尽管我们看到了自己的观念发生了彻底的革命，但新医学流派所取得的成就只是对未来的预示。本世纪（19 世纪）的三项重大进步是，了解流行病的控制模式、麻醉药的引进以及无菌手术的应用。因为这三项进步对于个人舒适度贡献巨大，所以除它们以外的一切都显得微不足道。对于传染性疾病来说，病因研究直接引导人们发现控制它们的方法，例如，在排水完善与供水卫生的条件下，像伤寒这样的

---

1 原文用的是 popgun pharmacy。指的是医疗专业人士在选择和使用药物时缺乏充分的专业知识、经验和判断力，从而导致治疗效果不佳或产生负面影响。

瘟疫几乎销声匿迹。此外，针对这些疾病的特异性疗法前景也非常乐观。公众无须因为少数甚至多次失败而感到沮丧。那些孜孜以求的专家已经找到了正确的方向，在 20 世纪到来后不久，很可能会出现预防多种传染病的有效疫苗，并且这种想法绝非虚幻的妄想。

但是一位精明能干的老友最近对我说："是的，许多疾病见不到了，有些甚至消失了，可新发疾病总是层出不穷，并且我注意到，随着这一切的发生，医生的数量不仅没有减少，反而有了很大提升。"

我们不能指望彻底消灭传染病，并且在未来的许多年里，即使在可预防的疾病中，仍将存在大量身体疾病需要我们治疗；但是有两个原因可以解释尽管某些疾病的数量大幅减少，可这个行业的人数却相对增加的现象。专科的发展为许多临时人员提供了就业机会，他们现在承担了以前全科医生的大部分工作，而且人们也开始更频繁地求医问药，因此从业人员的数量要比过去更多。

不可否认的是，我们在预防疾病方面比在治疗疾病方面学得更快，但是随着我们对于自己的无知有了明确的认识，我们如今再也不会生活在愚昧的天堂里，也不再幻想在任何情况下，我们都能用药丸与药水来控制生死问题。医学界经过几代人才明白，发热本身有其自然规律，且很少受到药物的影响。老杜佛在 18 世纪中期曾抱怨说，[1]一位普通发热患者买药花了 60 英镑，现在最好把钱花在训练有素的护士身上，这样不仅面临的风险更小，并且患者的舒适度更高。在这门学科固有的困难中，与药物治疗疾病有关的问题最为严重。即便是在最优秀的权威中也存在诸多未知与分歧（在非本质问题上确实如此），以至于我总是想起《本·埃兹拉拉比》中那段名言的力量：

1　托马斯·杜佛（Thomas Dover，1660 年—1742 年）是一位英国医生。他发明了杜佛氏散（Dover's powder），也叫吐根阿片散或复方吐根散，是一种用来医治感冒与发烧症状的传统药物。

如今，谁来仲裁？

十个人爱我所恨，

厌我所从，轻我所受；

十个人，在耳目之间

与我相似：我们都在猜测。

他们认为这样，我却考虑那样：我的灵魂该信谁？[1]

造成这种不确定性的主要原因之一是任何疾病表现的差异性都在不断变化。正如没有两张一模一样的面孔，也不存在两个完全相同的病例。但令人遗憾的是，不只是疾病本身的属性如此变化多端，患者本身的特性也可改变其作用。

随着对药物依赖的减少，人们又回归到饮食、运动、洗浴与按摩等传统方法，这些正是比提尼亚的阿斯克莱皮亚德斯在公元1世纪成功治疗罗马人的方法。[2]虽然现在用药频率较低，但给药技巧更加娴熟。我们更了解其适应证与禁忌证，我们可以有把握地说（与50年前的情况完全相反），如果因用药不当而受害的人有一个，那么因此而受益的人就有一百个。

围绕该主题的许多困难都与从事这门专业的人员有关。最常见且最可悲的错误就是误解了自己的职业，医生经常会犯这种错误，但我们有些人还不自知。有些人从来没有接受过预科教育，无法理解医学科学的基本原理。还有些人的教育条件不佳，从未获得培养思维的重要因素。另外有些人早早陷入自满的误区，他们既没有从错误或成功

1　出自罗伯特·勃朗宁作品《本·埃兹拉拉比》。

2　阿斯克莱皮亚德斯（Asclepiades，公元前129或公元前124—公元前40年）是一位出生于比提尼亚的希腊医生。他反对"体液学说"，相信膳食治疗，而非药物治疗。他一度成为罗马十分有影响力的医生。

中获益，也错过了所有经验的要义，最终可能变得比刚开始更加愚蠢。世上只存在两种医生：一种是善于思考的医生，另一种是口若悬河的医生。为了全面彻底地熟悉自己所处的行业，勤奋好学之人会坚守在医院与诊所，努力深入浅出地了解疾病及其过程，然而他们往往要面临巨大的挑战，甚至可能等待多年才能取得成功；但这些人构成了我们队伍的脊梁，比能言善辩的卡西奥们更有价值，而后者常常通过夸夸其谈获得或失去实践的机会。

考虑到我们医生在工作中遇到的社会难题，我对于在混合的听众面前发言感到有些犹豫。他们在医学领域的常识很少，并且通常与教育程度成反比。我认为，从总体上来讲，神职人员比其他任何人都受过更好的教育，但他们以支持各种庸医骗术而著称，这些内容充斥于各种日报与宗教性文章，并且我发现，他们越是偏离特兰托大公会议的决议，[1] 就越容易沉浸在奇迹与盖伦的迷信中。但我们也要知道，人类对于药物有一种天生的渴望。几代人的大剂量用药使身体对其产生了依赖。正如我曾经所说，嗜药是人类区别于其他动物的一个特征。事实上，这已经成为我们必须面对的顶级难题之一。即便是通过节食或简单的家庭疗法就能解决的微恙，人们也仍然认为医生的诊疗没有开具处方就不完整。现在，药剂师甚至已经掩盖了最恶心的疗法，并诱导人们在任何场合下均使用药物，我担心我们可能回到了多重用药的状态，对于哈内曼及其追随者来说，摆脱这种束缚是他们对人类的唯一贡献。随着公众变越来越开明，随着我们医生越来越理性，与阿斯克莱皮亚德斯的传统方法相比，药物治疗在医学实践中的作用将非常有限。

1　特兰托大公会议（Council of Trent）是指天主教会于 1545 年—1563 年在北意大利的特兰托与波隆那召开的大公会议。这是天主教会最重要的大公会议，促使该会议召开的原因是马丁·路德的宗教改革。

毕竟，这些来自学科本身、我们自己以及你们身上的困难，正在逐渐减轻，而且我们感到欣慰的是，大量不必要的痛苦也在迅速减少。

通过教授人们疾病的本质，以及与治愈疾病，大学正在履行其最崇高的职能之一。像霍姆斯、萨瑟兰、坎贝尔、霍华德、罗斯、麦克唐纳等人的谆谆教导与杰出榜样，[1]给这片土地上的千家万户带去了安慰。在过去几年里，医学院与医院均发生了巨大变化，医学教学设施增加带来的益处将不只局限于本市居民，而且将在毕业生所去往的任何地方得到广泛传播与体现。每一份促进高等医学教育，并使全国各地的医学院校培养更好医生的馈赠，都意味着在诊断方面少犯错误，在处理紧急情况时候更加娴熟，以及为无数患者及其朋友缓解痛苦与焦虑。

医生需要头脑清晰与心地善良，他的工作既艰巨又复杂，需要发挥最高的心智能力，同时持续深化情感交流。他的影响力从未像现在这样强大，他的善行从未像现在这样重要，正如顶级大学的最高职责之一就是让人们能够胜任这一使命。因此，作为医学生，你们的最高使命将是继续与疾病和死亡进行无休止的斗争，虽然你们比自己的前辈条件更好、能力更强，但同时要继承他们的精神且秉承他们的希望，"因为我们高举的旗帜就是每个生灵的希望"。[2]

1　安德鲁·费尔南多·霍姆斯（Andrew Fernando Holmes，1797 年 3 月 17 日—1860 年 10 月 9 日）是一位加拿大医生与学者，加拿大第一所医学院——蒙特利尔医学院的创始人之一。

　　威廉·萨瑟兰（William Sutherland，1816 年—1875 年）是一位出生于加拿大的化学家与教育家。他在蒙特利尔医学院担任化学教授，同时也是该学院的联合创始人。其工作为生物化学领域的发展奠定了基础，他被认为是加拿大化学史上的重要人物之一。

2　威廉·莫里斯（William Morris，1834 年 3 月 24 日—1896 年 10 月 3 日）是一位英国纺织设计师、诗人、艺术家、幻想作家、建筑保护主义者、印刷工、翻译家和社会主义活动家。引文出自其作品《社会主义者的颂歌》（Chants for Socialists）中的《工人游行》（The March of the Workers）。

三

大学的另一个职能是思考。作为大学院系的例行工作，学院需要教授最新的知识，传授如何达到现状的步骤，并且对教学技巧进行指导。但是，这一切可能被没有深入学科领域的人敷衍了事，他们不知道认真思考这些学科是否必要或重要。我所说的大学思考职能是指专业团队扩展人类知识边界的责任。这样的工作可以使一所大学成就卓越，只有它能对人们的思维产生广泛影响。

我们今天正站在这所学院历史上的一个关键节点。经过多年艰苦奋斗购置的教学设备基本到位，通过与维多利亚综合医院和皇家医院的合作，学生们可以在各个领域都获得全面的培训。我们现在已经到了讨论高等院校工作的境地，并且未来的发展也必须朝着这个方向努力。尽管工作卓有成效并且人们也慷慨解囊，仍有一项最重要的职能需要培育与维系，虽然这可能会令人感到沮丧，但当学校到达一定的发展阶段时，这个方面的问题就必须加以考虑。此类变革在稳步发展的机构中并不明显，那些最相关的人可能察觉不到这种速度，除非像现在这样的场合，能够作为其发展的里程碑。旧科特街学院的教师与方法比新任员工更好，[1]我们以及我们在大学街新址的方法比科特街更好。如今，你们这些现任教师的教学与工作比我们 10 年前更好。到处都是旧秩序在发生变革，能够与之适应的人非常幸福。[2]就像济慈的作品《海伯利安》中战败的众神一样，[3]有太多的人无法接受真理的

1　麦吉尔医学院原来位于科特街 15 号。

2　出自丁尼生作品《亚瑟王之死》(*Morte d'Arthur*)。

3　《海伯利安》(*Hyperion*)是约翰·济慈的长篇叙事诗。描述了提坦神和奥林帕斯神之间的战争。该作品被认为是英国浪漫主义文学的杰作之一。

慰藉，对俄刻阿诺斯的智慧之言（在 18 年前的一次入门演讲中，[1] 我以截然不同的感受引用了这句话）感到不满。

> 因此，一个全新的完美境界接踵而至。
> ……它由我们所孕育
> 并且注定要超越我们。[2]

　　现在，随着进入高等院校工作机会的出现，一个全新的完美境界将会接踵而至。请让我简单说明一下其范围与目标。教授当前知识的老师未必是研究者，许多人没有经过必要的培训，而其他人则没有所需的时间。最适合学生的讲师可能对自己学科的发展一无所知，与之相反，又有多少杰出的研究者成为糟糕的教师呢？已经达到这个阶段并希望兼顾思考与教学的学校，必须选择那些不仅对其领域最新进展了解透彻，而且还有想法、有抱负以及有精力去付诸实践的人，他可以在自己的领域内为世界知识宝库做出贡献。只有这样的人才能赋予一所大学出类拔萃的意义。我们应该从世界各地遍寻这样的人才，一个将自己包裹在斯特拉波的斗篷里，[3] 并且只在自家门口选择教授的机构，可能会找到优秀的教师，但是其中很少能得到优秀的思想家。

　　阻碍进步的主要障碍之一是常规课程与实验室职责的压力，这往往会消耗有能力从事更高层次研究之人的精力。为了解决这个问题，首先，必须给教授们提供足够的帮助，使他们不会因教学而疲惫不

1　俄刻阿诺斯（Oceanus）是希腊神话中的海洋之神，他是乌拉诺斯（Uranus）和盖亚（Gaia）的后代。
2　出自约翰·济慈作品《海伯利安》。
3　斯特拉波（Strabo，公元前 64 年—公元前 23 年）是一位希腊地理学家、哲学家和历史学家。他生活在罗马共和国向罗马帝国过渡时期的小亚细亚，著有《地理学》17 卷。斯特拉波在书中将地球的形状描述为士兵的斗篷。奥斯勒爵士在此指的是医学无国界。

堪；其次，要鼓励毕业生与其他人在他们的指导下进行研究。通过助学金与奖学金制度，大学就可以培养出一批精明能干的年轻人，他们在知识前沿进行探索、调查、解释与修订。其工作是一所大学正在思考的显而易见的标志。在一群训练有素的青年才俊簇拥下，教授本人不仅可以受到激励精益求精，而且他必须在学术上保持领先，了解自己领域每一个部分的进展。

在大学与医院当局的通力合作下，蒙特利尔可能成为美洲的爱丁堡，[1]学院将成为一所伟大的医学中心，人们会蜂拥而至学习先进的理念，它的实验室将吸引最优秀的学生，其教学思想会传播至所有的国家，并被普遍认为是最高与最好的典范。

麦吉尔大学医学院的前景比任何地方都更令人鼓舞。过去10年的进步为未来提供了何等重要的保障！在这片大陆上，没有哪座城市如此慷慨地捐助高等教育。如今还需要培养的是那种难以定义的内涵，我们因缺乏更好的术语而将其称为大学精神，一种财力雄厚的机构可能缺乏的内涵，一种囊中羞涩的院校可能富足的属性，一种与人有关而与金钱无关的特质，一种无法在市场上购买或定制的产品，但它会伴随忠于职守与崇高理想油然而生。如果没有这种大学精神，那么无论医学院多么有名，它也只是一尊虚无的圣物。[2]

1　在19世纪，许多北美医学生前往爱丁堡大学深造。麦吉尔大学由苏格兰人创建，严格遵循爱丁堡大学的教育方法。

2　原文是其大门上都会写着"内胡什坦"（Nehushtan）。内胡什坦是一个缠绕在杆子上的铜制蛇形圣物。耶和华指示摩西将它竖立起来，这样看到它的以色列人就会被治愈，并免受"火蛇"的咬伤。出自《列王纪下》（18:4）。后来，希西家将耶路撒冷圣殿中的铜蛇捣毁。指的是被认为具有神力，但最终还是失去了意义。

医生与护士

有些人与有些特定社会群体超越了普通大众：这种情况在军人、水手和牧羊人中不足为奇，在艺术家中屈指可数，在神职人员中凤毛麟角，在医生中几乎司空见惯。他（就像）是我们文明的花朵，当他的人生尘埃落定，只能在历史上留下惊叹时，他被认为几乎没有受到时代局限的束缚，并且最引人注目的是彰显了人类的美德。他慷慨宽容，仅有谦谦君子才能具备，而非势利小人可以拥有；他小心谨慎，经受住各种秘密的考验；他足智多谋，历尽了无数窘境的磨炼；更重要的是，他有赫拉克勒斯般的乐观与勇气。因此他给病房带来了生机与活力，虽然不是总会如他所愿，但是通常足以妙手回春。

　　　　　　　　　　《矮树丛》序言，罗伯特·路易斯·史蒂文森[1]

　　沉默并不是愚人的智慧，其实，如果时机正确的话，沉默亦可是智者的荣耀。他们没有沉默的缺点，但是拥有沉默的美德；

1　罗伯特·路易斯·史蒂文森（Robert Lewis Stevenson，1850 年 11 月 13 日—1894 年 12 月 3 日）是一位苏格兰小说家、散文家与诗人。他最著名的作品有《金银岛》《化身博士》等。1887 年，史蒂文森创作了诗集《矮树丛》（Underwoods）。

他们没有更多的话语，只有深思熟虑的心声。这样的沉默或许就是雄辩，其价值超越了语言的力量。

《基督教道德》，托马斯·布朗爵士

　　有些人，例如医生与护士，其存在本身就时刻提醒着我们生命的脆弱。考虑到这类人众所周知的执拗性格，我时常惊讶于这个世界对他们的态度是如此温柔。牧师的出现预示着虚无缥缈的希望，而非刚才那些人名联想到的残酷现实。律师永远不会以这种方式让我们感到不安，我们可以想象在未来的社会中，当众人皆是朋友与牧师时，当温顺之人拥有大地时，[1]神性与法律将没有一席之地。但是我们无法想象会有那么一天，我们十分担心的"老年群体"将会经历生死离别，[2]而它在我们心中总是和"医生与护士"联系在一起。

　　恐惧！没错，但是对于我们来说，这只是一种朦胧且难以捉摸的安慰。我们就像小学生一样，在遗忘之殿塔楼投下的阴影中玩耍；我们朝这个方向走去，不管我们在岁月谷底会遇到什么。[3]痛苦与疾病永远伴随着我们，但是生活始终令人非常愉快。这个世界的座右铭是，珍惜健康，"无畏前行"。我们天真地认为自己身处幸福谷，就像国王关心乔达摩那样善待自己，[4,5]并把暗示我们命运的一切都藏起来。也许我们是明智的。谁知道呢？幸运的是，尽管我们看到了生活的悲

1　对《马太福音》(5:5) 的呼应。

2　出自托马斯·格雷的作品《伊顿公学远景颂》或《伊顿远眺》(*Ode on a Distant Prospect of Eton College*)。

3　同上。

4　国王指的是首图驮那·乔达摩 (Suddhodana Gautama)，意思是纯净的米饭，所以他被称为净饭王。他也是释迦牟尼之父。

5　乔达摩·悉达多 (Siddhartha Gautama) 指的是佛教创始人释迦牟尼。

剧，但并未亲身体会到它的沉重。它是如此之近，以至于我们失去了全部判断力。当然最好是这样。因为，正如乔治·艾略特所说，"如果我们对一切平凡生活都有敏锐的感知，这就像倾听绿草的生息或松鼠的心跳，而隐藏在寂静另一边的喧嚣会让我们淹没"。[1]

然而，对于许多人来说，这是一种刻意的回避，也是一种愚者的天堂，它不会被某种思想摧毁，只会被生活的严酷折服。当"人类命运的使者"把我们，[2]或者更糟糕的是，将我们的至亲拖上舞台时。那时，我们就会深刻地意识到人类痛苦的戏剧性，以及医生与护士这些不可或缺的舞台道具。

毕业班的同学们，如果这个以男性为主的医学界，确实吸引了更多的关注与尊重，那么你们至少应该有一种满足感。你们的职业历史悠久，而且随着时间的推移，你们的使命任重道远。在某部失传的《所罗门书》中，有一幅夏娃的感人画面：当时初为祖母的夏娃俯身靠近小以诺，[3]并向马哈拉展示如何抚慰缓解其痛苦。[4]女性是"岁月之间的纽带"，[5]她们在艰苦的环境中经受了锻炼，历代扮演着小以诺的马哈拉以及兰斯洛特受伤时伊莱恩的角色。[6,7]从美索不达米亚平原和卡美洛竞技场到约翰斯·霍普金斯医院似乎相去甚远，[8,9]但让这一场景成为可能的精神完全相同，即在基督教精神的善意磨砺下历久弥

---

1 出自英国作家乔治·艾略特的长篇小说《米德尔马契》第二卷第二十章。

2 出自托马斯·格雷作品《伊顿公学远景颂》或《伊顿远眺》。

3 以诺是《圣经》中的人物，亚当和夏娃的孙子，该隐的儿子。根据《创世记》，该隐因杀害弟弟亚伯而被上帝放逐，之后妻子怀孕并生下以诺。

4 源自《圣经》中的女性名字，具有温柔的意思。

5 出自丁尼生作品《悼念集》第 85 首《悼念亚瑟·亨利·哈勒姆》。

6 兰斯洛特是在亚瑟王传说中圆桌骑士团的成员之一。

7 伊莱恩是亚瑟王传说中的人物。她是一位来自阿斯托拉特城堡的女士，死于对兰斯洛特爵士的单恋。出自丁尼生作品《国王的田园诗》（ The Idylls of the King ）。

8 《圣经》中示拿平原的位置，据说这是以诺居住的地方。

9 卡美洛是一座与传说中的亚瑟王有关的城堡和宫廷。后来被描述为亚瑟王王国的梦幻之都和亚瑟王世界的象征。

新。在古代，许多人已经接受了宽恕敌人、在遭受不公时保持耐心，甚至视人类为兄弟的观念。但是，爱的精神只有对"谁是我的邻居"这个永恒问题做出终极回答时才能找到它自己的化身。[1] 当然这个回答也改变了世界的态度。在古代历史上，无论神圣还是世俗，我们很难找到遍布天主教会年鉴中的女性献身英雄主义事迹，或是能与我们这个世纪相媲美的类似描述。尽管这里有温柔的母爱与感人的孝道，但盛行的是底波拉与雅亿的勇敢，[2, 3] 而不是利斯巴与多加的仁慈。[4, 5, 6]

文明在劳动分工逐步细化后从野蛮中脱颖而出，医生与护士则成为无尽人类战争中的重要配角。人类历史是野蛮残酷的记录，充满了激情与野心、怯懦与虚荣，即使在今天，当哲学家让我们相信其思想已经升华时，他却准备还像以前一样关闭仁慈之门，并且释放战争之犬。[7] 正是在其中的一场血雨腥风中，[8] 你们这个在当时界定不清的行业，才在弗洛伦斯·南丁格尔（愿她的名字永被祝福）的带领下确立了现代地位。[9]

---

1 出自《路加福音》（10:29）。

2 据《士师记》记载，底波拉（Deborah）是古代希伯来人的第四位士师，也是《圣经》中提到的唯一一位女性士师。底波拉率领希伯来人成功地反击迦南王耶宾及其军长西西拉的军队。

3 雅亿（Jael）是希伯来圣经《士师记》中的女英雄，她从迦南王耶宾的军队中拯救了以色列人，杀死了军长西西拉。

4 利斯巴（Rizpah）是爱雅的女儿，也是扫罗的嫔妃。以色列王大卫将利斯巴的两个儿子以及米甲的五个儿子交给基遍人。这些基遍人把他们处死，将其尸体挂在基比亚的圣所。利斯巴在基比亚等了五个月的时间，防止孩子们的尸体被野兽吞噬，直到大卫允许他们的尸体被埋葬在家族墓地里。出自《撒母耳记下》（21:10）。

5 多加（Dorcas）是《使徒行传》中提到的一位耶稣早期门徒。她为穷人缝制衣服，以"善行和仁慈行为"闻名。

6 奥斯勒将勇敢的底波拉和雅亿与仁慈的利斯巴和多加进行了对比。

7 出自威廉·莎士比亚作品《尤利乌斯·恺撒》。

8 奥斯勒指的是克里米亚战争。

9 弗洛伦斯·南丁格尔（Florence Nightingale，1820年5月12日—1910年8月13日）是一位英国社会改革家、统计学家，现代护理学的创始人。在克里米亚战争期间，她通过改善卫生条件与生活水平，大大降低了受伤士兵的死亡率。

人作为微观世界的独立单元，被牢牢束缚在返祖的枷锁中，[1]继承了意志薄弱与穷奢极欲，以及血统与心智缺陷等遗产。那么，也难怪很多人会在人生竞赛中遭遇千辛万苦，需要一处能够休养生息或安度余生的庇护所，这个地方就是医院，其行为在这里不会被横加指责，同时到处充满了关爱、和谐与安宁，可这又有什么值得大惊小怪的呢？在这里，我们学会了温柔地审视自己的同胞，不做任何评判，不问任何问题，只是给予所有人"主宫医院"般的待遇，[2]并为自己被允许担任其照护者感到骄傲。在这里，我们每天都会遇到困扰人类心智的问题；它们不是在枯燥乏味的书籍摘要中提出，而是以某些可怜之人的最后一搏展现，他们正在进行一场勇敢的战斗，但令人遗憾地注定功败垂成，来不及领受"圣餐、忏悔、傅油与清算"便了此一生。[3]当我们在其床前窃窃私语，谈论这场战斗胜负已定，只剩下安乐死作为手段时，我不是听到医生经常在说"前人栽下了苦果"的俗语，[4]而是你用司提反祷告中的安慰性话语清晰回答吗？[5]

然而，如果不是自然界这种人类外敌，也就是伟大的摩洛克存在的话，那么我们的作用将受到极大限制。它嗜血成性且不分长幼，从摇篮中抢走孩子，从婴儿旁夺走母亲，从家庭里劫走父亲。由于人类无法摆脱个人情感参与此类工作，因此我们会将其归为魔鬼邪恶信条

1　返祖（atavism）在生物学上指的是，祖先的遗传特征在进化中丢失后重新出现。返祖在社会科学中指的是回归的趋势，例如人们恢复到以前的思维方式和行为方式。

2　主宫医院（Hôtel-Dieu）是一家位于巴黎第四区的医院。公元651年，该医院由圣兰德里创建，是法国最古老的医院。除了医疗服务，主宫医院还为穷人与患者还提供食物和住所。

3　出自威廉·莎士比亚作品《哈姆雷特》第一幕第五场。原文意思是没有接受过圣礼、忏悔、傅油等临终圣事。

4　出自《以西结书》（18:2）。原文是："前人吃了酸葡萄，后人的牙酸倒了？"奥斯勒认为，医生倾向于将自己的困境归咎于患者。

5　司提反（Stephen）也译作"斯蒂芬"或圣斯德望（Saint Stephen），他是早期耶路撒冷教会的执事，也是基督教的首位殉道者。根据《使徒行传》（7:60），司提反跪地大声喊道，主啊，不要将这罪归于他们。

的化身，可是这种说法难道不令人感到荒诞吗？如果我们现在已经摒弃了这种观念，以至于在流行病到处肆虐的危险季节，当我们知道排水系统非常糟糕时，犹豫着是否要提出"我们的罪孽导致了苦难"的观点。[1] 当我们知道牛奶早就应该进行消毒时，就不会用"主所爱者，他必惩罚"这种话嘲弄因失去亲人而悲痛欲绝的心灵。[2] 我要说的是，即使我们多少摆脱了这种教义的束缚，我们也还没有形成真正意义上的自然观。从不可抗拒的角度来看，自然界称得上是残酷无情，但我们不能像对待地方法规那样去谴责自然界的基本法则，而且前者只对作恶者构成威吓。遗憾的是，我们对它们并不完全了解。由于我们的无知，我们每天都在犯错，并付出了血的代价。[3] 幸运的是，现在医学界一项日益重要的职责就是发现流行病以及那些人类外敌的规律，然后向你们这些社会大众，通常也是头脑简单的学生，传授自然的规律，以便你们人类能够遵循这些法则并走向繁荣昌盛。

毕业班的同学们，预测你们的星座运势会很有趣。你们肯定不希望共同探讨，我也不便跟大家逐个交流。然而，从整体上预测你们的某些事情并无大碍。你们在这里的生活将使自己成为优秀女性。但我所说的"优秀女性"是指你们的灵魂之眼已经睁开，你们的同情范围得到拓展，你们的性格已经被自己过去两年中参与的事件塑造。

实事求是地讲，你们每个人都应该拥有忙碌、充实与幸福的生活；但你们对此不要期望太多，世界也无法赐予你们更大的祝福。你们的工作一定非常忙碌，因为无论是私立还是公立机构，对于受过你们这种教育的女性需求很大。你们的日子必然十分充实，因为你们将

1　基督教教义曾经认为，疾病是对罪恶的惩罚。奥斯勒爵士的意思是，卫生条件（排水系统与牛奶消毒问题）与流行病息息相关。

2　出自《希伯来书》（12:6）。

3　出自《利未记》（4）。

照护那些生活无法自理的人，他们在艰苦岁月中需要细心呵护与同情。你们的生活无疑充满幸福，因为这种时光过得忙碌且充实。你们其实已经开始尝试领悟生活的真谛，即幸福就是专注于某些契合心灵的职业。我们在此是为了奉献，而不是从生活中索取。

最后，请记住，我们是战场上有益的配角，戏剧中不起眼的舞台道具，在出入口扮演着次要但必不可少的角色，或者扶起可能在舞台上任何地方绊倒的人。你始终在暗河边缘徘徊，[1]距离我们大家如此之近，看到了这么多的人登船，因此不再对老船夫畏惧，[2]并且你的身份将是上帝的祝福。你曾经跟随过他的脚步，你以往服侍过他的患者，你还关心过他的子民。

> 当掌管那黑暗之饮的天使[3]
> 终于在河畔寻到你的身影，
> 举起他的酒杯，诚邀你的灵魂
> 贴近唇边畅饮，请你不要畏惧。[4]

1　暗河在此指的应该是斯堤克斯河（冥河）。

2　在希腊神话中，卡戎（Charon）是冥王哈得斯的船夫，负责带领亡魂渡过斯堤克斯河来到冥界。

3　黑暗之饮的天使指的是亚兹拉尔（Azrael），他作为上帝的死亡天使扮演着相当仁慈的角色。他不仅充当着心理医生，还负责运送死者的亡魂。在希伯来语中，亚兹拉尔被翻译为"上帝的天使"或"来自上帝的帮助"。

4　出自欧玛尔·海亚姆作品《鲁拜集》（*Rubaiyat*）。

护士与患者

我说过，我会注意我的行为，不让我的言语冒犯。我会像给马套上缰绳，让自己做到守口如瓶。

《诗篇》（39:1-2）

　　你若曾经听说什么，就让它与你一同消逝。你若能够保持勇敢，它就不会伤害到你。

《便西拉智训》（19:10）

看，在岁月的幽谷中
一群狰狞的身影浮现，
这是死神的苦难使者，
比他们的女王还恐怖。
它们撕裂关节，它们点燃血脉。
让每根疲惫的肌腱都紧绷不已。
就连深藏的内脏也是怒火中烧。

《伊顿公学远景颂》，托马斯·格雷

训练有素的护士是日常生活中的一个要素，我们可以从慈善、社会、个人、职业与家庭等多个维度来审视。对于她的美德，我们一直非常感激，言语中充满了夸赞。对于她的缺点，好吧，就让我们视而不见，因为这不是谈论它们的地点与时间。我更想请你们注意与她有关的几个问题，之所以这涉及我们的集体与个人利益，是因为谁也不知道她会在哪天悄然而至。

她对于我们的初建文明社会来说是福还是祸呢？从一位患者的角度来看，我坚定地支持后者的立场，原因有以下几点。任何有自尊心的人都不愿意自己在病中被人窥视，用俗话说就是"不希望自己在穿着睡衣时被人看见"。疾病让他眼神黯淡，脸颊苍白，下巴皮肤粗糙，身形憔悴，他甚至不想让妻子看到自己这副模样，更别说一位全身穿着白色、蓝色或灰色制服的陌生女性了。此外，尤其是如果她发现患者发热的话，她会果断地对患者采取措施。那时，其特殊美德恐怕只能由利慕伊勒王来描绘了。[1] 在她看来，你再次被束缚在襁褓中，[2] 在她手中，你就像以前一样，是一块无助的人形泥土。她对待工作不惜一切代价，而在洗澡、擦拭、喂食与测温的过程中，你已经准备和约伯一起发出每位患者的呼喊："求你停手，放过我吧。"[3] 作为一种根深蒂固的动物本能，他把脸转向墙壁，然后安心地养病。如果他愿意的话，可以平静地逝去，这难道不是他祖祖辈辈拥有的不变特权吗？可惜的是，所有这一切都被训练有素的护士改变。当然还有很多。慈祥的母亲，体贴的妻子，挚爱的姐妹，忠实的朋友，以及按照其意愿执行医嘱，并满足患者需求的老仆人，所有这些，所有这些旧时熟悉的

1　利慕伊勒（Lemuel）是《圣经》中提到的一位国王的名字。出自《箴言》（*Proverbs*）（31:10-31），他在其中描绘了一位理想的女性。

2　原文用的是 swathing bands，这个词有襁褓的意思，在过去指的是绷带。

3　出自《约伯记》（10:20）。

面孔都消失了。[1] 你们现在完全占据主动地位，给每种疾病增加了家庭并发症，而我们的父辈对此根本不知情。你们颠覆了一项不可剥夺的权利，取代了我刚才提到的那些人的位置。你们是入侵者、创新者与篡位者，正是你们的所作所为，将这些母亲、妻子与姐妹从她们最温柔与最慈爱的职责中剥离。说实话，你们只是低估了自己的到来可能造成的痛苦。把宝贵的生命交给一位陌生人照护可能是人世间最大的考验之一。为了你们在技能与方法上的精进，我们牺牲了所有最神圣的东西。在现代社会的复杂结构中，我们的护理与慈善似乎都是代劳更为妥当，然而这两种情况均以需要付出众多至福为代价，就像诗人赞颂的金链环从天堂落入凡间。[2]

除非是患者判断扭曲的情况，我对此深表同情但并不苟同，你们被视为一种额外的祝福，当然也会存在一定的局限性。毫无疑问，你们的参与使医生行医变得更加顺畅。对于发热患者来说，你们的作用远胜于过去每隔两小时服一次药，并且随着公众智慧的增长，你们在很多情况下可以节约整个治疗的费用。在《物种起源》关于本能的那一章中，达尔文生动地描述了黑山蚁，即一种奴隶蚁的惊人照护能力。其中一只"被引入一群没有自理能力的蓄奴蚁，它们实际上因为缺少帮助而濒临死亡，黑山蚁立即开始工作，喂养与拯救幸存者，建造蚁穴并照顾幼虫，然后使一切恢复正常"。[3] 一切恢复正常！无论是在病房里还是在家庭中，当你们信守诺言的时候，我看到秩序与宁静取代了混乱与喧嚣，而我也会多次想起这句话以及这件事。

通常来说，执业护士是快乐与幸福的使者，但她们也可能成为悲剧的化身。一场旷日持久的疾病，一位迷人温柔的埃布史密斯夫人

1　出自查尔斯·兰姆作品《旧时熟悉的面孔》（ *Old Familiar Faces* ）。

2　出自约翰·弥尔顿作品《失乐园》第二卷。

3　出自查尔斯·达尔文作品《物种起源》第 2 章。

担任护士，[1]以及一位意志薄弱的丈夫，当然所有的丈夫都存在此类共性，这些刚好构成了家庭悲剧的元素，如果你们的道德规范发生动摇，那么上述情况会更加普遍。

对于妻子来说，这也许是真正的惊恐来源；对于丈夫而言，你们可能成为持久的梦魇。在我们匆忙前进的过程中，神经脆弱的姐妹们遭受了极大的痛苦，而我们每个人内心深处那股神秘莫测的情感暗流，很容易在歇斯底里或神经衰弱的急流、漩涡与回旋中爆发。通过悉心抚慰与慈爱和坚定的睿智结合，你们获得了其中一位不幸者的充分信任，并且成为她牢牢抓紧的防御之石，否则她的内心又会感到漂泊不定。你们在她的生活中必不可少，不仅成为其家庭的固定成员，有时还会成为夫妻间的阴影。正如一位可怜的受害者所表达的那样："她占据了我妻子的身心，并且，对我而言，她已经成为其疾病的代名词。"[2]有时，女性之间会产生神秘的吸引力，只有阿里斯托芬关于种族起源的理论才能解释。但是它通常源于弱者对强者的自然依赖，而在护士身上，妻子可能会找到丈夫缺乏的"坚韧与克制"。[3]

在这些情况下，要精准把握你们的同情心是一件非常微妙的事情。由于个体气质掌控着整个局势，因此你们中那些情感较为丰富的人，在学习克制情绪上会面临艰苦的考验。然而，这一点对于你们来说至关重要，永远不要让你们的外在行为暴露内心的真情实感。[4]如果你们对自己的情感不加约束，以至于"开启了同情之泪的神圣源泉"，[5]那么你们会无可挽回地失去自我。你们一定要在履行职责时认

---

1 出自阿瑟·温·皮内罗戏剧《臭名昭著的埃布史密斯夫人》，其中女主角的名字叫艾格尼丝·埃布史密斯（Agnes Ebbsmith）。

2 可能是奥斯勒患者的家人用这种语气抱怨。

3 出自马修·阿诺德作品《告别》。

4 出自威廉·莎士比亚作品《奥赛罗》第一幕第一场。

5 出自托马斯·格雷作品《诗歌的进程》（The Progress of Poesy）。

清自己的弱点。女性可以始终左右男性，但她们有时也会被影响，你们中的任何一个人都有可能成为我几周前听说的那位不幸的护士。这位患者是个人见人爱的阿方西娜·普莱西式人物，[1] 对于她来说，花天酒地的生活以严格的休养疗法告终。[2] 在经历了疲惫不堪的三个月后，她被送到山中一个宁静的地方，与两位护士中较稳重的那位同住。布兰克小姐训练有素且经验丰富，她是新英格兰地区最优秀的女性。唉！她的问题更严重！这位护士的一个不良习惯是过度吸烟，这已经导致她出现了严重的健康症状，而某位医生曾经严格禁止她吸烟。三周后，我的消息来源者参观了这处僻静的度假胜地，却惊愕地发现患者与护士正在阳台上享受着最好的埃及香烟！

虽然你们不像牧师与医生那样了解生活中所有不幸的秘密，但是你们会经常进入某些痛苦无处隐藏且敞开心扉的家庭，你们会在无意间成为不为他人知晓的最神圣秘密的拥有者。如今，希波克拉底誓言中保守患者秘密的内容，应该在你们的毕业典礼上正式宣誓生效。

我希望能有两句话作为你们谨记的箴言，以大字标题写在你们随身携带的便笺上。"我会像给马套上缰绳，让自己做到守口如瓶。"以及"你若曾经听说过什么，[3] 就让它与你一同消逝"。[4] 当我们周围满是信口开河之人在唠叨时，缄默，一种谨慎的沉默，是这个喋喋不休时代很少培养的美德。[5] 正如某人所说的那样，言语已经取代了思考。作为一种遗传特征，它也许是一种缺陷，但我所指的是一种具有无限价值的后天能力。托马斯·布朗爵士巧妙地区分了二者，他说："不

---

1 阿方西娜·罗丝·普莱西（Alphonsine Rose Plessis，1824 年—1847 年）是小仲马作品《茶花女》中女主角玛格丽特的原型。

2 出自威廉·莎士比亚作品《哈姆雷特》第一幕第三场。

3 出自《诗篇》（39:1）。

4 出自《便西拉智训》（19:10）。

5 出自约瑟夫·鲁德亚德·吉卜林作品《丛林奇谭》（*The Jungle Book*）。

要认为沉默是愚者的智慧，如果时机合适的话，应该认为沉默是智者的荣耀。他们没有沉默的弱点，但是有缄默的美德，"[1] 卡莱尔称之为沉默的天赋。[2]

医学与可怕之事对许多人都有一种奇特的吸引力，在疗养的轻松日子里，一位口齿伶俐的护士可能会被诱导讲述病房或手术室里的"感人事件"，一旦打开了话匣子，那位任性的同事通常不会止步于简单的叙述。谈论疾病是一种"天方夜谭"式的庸俗消遣，任何谨慎的护士都不会将其才华浪费于此。

最近有一种违反道德的行为愈演愈烈，尽管我曾经听到有人说起你们的名字，但是我并不确定你们是否与此事有关。我指的是公开讨论那些本不应被提及疾病的习惯。毫无疑问，这在某种程度上是我们所处的恶劣宣传环境的结果，也是任由报纸传播的污秽沾染我们日常生活的恶习。这种公开谈论个人疾病的做法是对道德规范的粗暴破坏。不到一个月之前，我听到电车里两位衣着考究的女性正坐在对面闲聊，她们用每个人都能听见的刺耳腔调交流各自的病痛。[3] 我曾在餐桌上听到一位年轻女性讲述自己的体验，而即便是她的母亲也会羞于向全科医生谈及此事。如今，每一件事情都可以被拿出来大肆宣扬，其中就包括我们身体上的微恙与担忧。这与我们祖辈既往的善行相比是一种悲哀，乔治·桑写道：[4] "人们在那个年代知道如何面对生死，并且把他们的病痛隐藏在视线之外。你可能得了痛风，但仍须照

1　出自托马斯·布朗作品《基督教道德》第 3 部分第 18 节。

2　出自托马斯·卡莱尔作品《英雄与英雄崇拜》(Heroes and Hero Worship)。

3　原文用的是富尔维亚。富尔维亚（Fulvia，约公元前 83 年—公元前 40 年）是一位生活在罗马共和国晚期的罗马贵族女性，她先后与普尔咯、库里奥以及马克·安东尼结婚，而他们在罗马政坛上都曾经平步青云。

4　乔治·桑（Georges Sand，1804 年 7 月 1 日—1876 年 6 月 8 日）是一位法国著名的小说家、剧作家与文学评论家，对 19 世纪的文学产生了深远的影响。引文出自乔治·桑作品《我毕生的故事》(Histoire de ma vie)。

常走路，不能流露出苦相。隐藏自己的痛苦是一种良好的修养。"我们医生在这方面可谓罪孽深重，我们在与内行和外行沟通时都太喜欢"职场八卦"。

既然我之前已经做了铺垫，那么我可以提到另一种危险。即使接受了最全面的训练，你们也无法摆脱一知半解与伪科学，这是一种最致命与最常见的心态。在你们的日常工作中，你们会自觉掌握科学的特征并学习科学的语言，但是关于科学的含义往往缺乏明确的概念。有一天，我偶然想起护士学过的一个非常典型的病例，便谦逊地问她那位我没能见到的外科医生有何看法，她立即回答："医生认为有肌内黏液瘤的特征。"[1]当我一脸焦虑地问道："她是否碰巧听到医生认为肿瘤源自外胚层或中胚层呢？"[2]这位夏娃的女儿非常坚定地答道："我相信是中胚层。"即便是在滑铁卢战役中，她也会以同样的冷静递上海绵，而我所指的却是纱布。

随着你们所见所闻的层次日新月异，想要抗拒诱惑应该非常困难，而且通常这种无知令人十分苦恼，但要比肤浅知识支撑的自信有益。

我的一位朋友，一位杰出的外科医生，以普里斯特利夫人的口吻写了一篇关于"执业护士的衰落"的文章，[3]好在到目前为止，他非常明智地没有发表。但他允许我摘录一段供大家参考。"第五种常见的堕落是受到婚姻的束缚。与其说这些现代女祭司很容易陷入庸俗是一

---

1 肌内黏液瘤（intracanalicular myxoma）是一种良性软组织肿瘤，其特点是肿瘤间质有丰富黏液，主要发生于大腿、肩部、臀部及上臂肌群。

2 外胚层是胚胎最外的一层胚层。中胚层是胚胎中位于内外胚层之间的胚层。

3 伊丽莎·钱伯斯·普里斯特利（Eliza Chambers Priestley，约1836年—？）的先生是查尔斯·普里斯特利医生，其曾祖父是氧气的发现者约瑟夫·普里斯特利。普里斯特利夫人在访问美国时在费城遇到了奥斯勒。她曾经写过她丈夫生病期间的经历："那个时代没有训练有素的护士。男护士被派去值夜班，但这并没有使我感到轻松，因为我自己在隔壁房间里想睡觉时，却能清楚地听到他们在睡觉。"出自普里斯特利夫人作品《人生故事》（The Story of a Lifetime）。

种批评，[1] 还不如说这是女性内心普遍存在此类矛盾的例证。我相信，院长协会手头有一份该问题的集体调查报告，我们将很快获得女校长、护士长、毕业生与在校生为了黄金指环放弃传统观念比例的精确数字。"[2]

我几乎羞于引用这段粗鲁的文字，但我之所以愿意这样做，原因在于能够对这种观点提出强烈的抗议。婚姻是执业护士的自然归宿。正如男性早婚将阻碍前程，[3] 而从某种意义上来说，女性未婚会影响人生。理想、事业、抱负，尽管它们被圣特雷莎的热情感动，[4] 但在"盲目弓箭手的钝箭"前都会消失。[5] 你们这样做会受到指责与嘲笑吗？相反，你们应该受到赞扬，但是我要提醒你们，以下内容是我应纳廷女士的要求所添加的，[6] 你们在培训期间要保持洁身自好，并且尽可能避免伤害你们的同事，也就是团队中的内科与外科医生。作为现代代表的执业护士不是罗马女祭司，而是柏拉图作品《理想国》中的女性守护者。她是从社会上最优秀的女性中挑选出来的，她了解健康法则，她的同情心在与良莠不齐之人接触后得到了深化。虽然医院与个体医疗服务的经验不能使她成为马大，[7] 但是在许多方面提升了她作为生命伴侣的价值，她并未从最古老的疾病中获得免疫力，[8] 这个理由

1　女祭司指维斯塔贞女或称护火贞女（Vestals），是古罗马炉灶与家庭女神维斯塔的女祭司。奥斯勒在此指的是未婚女性。

2　出自威廉·莎士比亚作品《威尼斯商人》，黄金指环指的是戒指，象征着金钱与地位。这个比喻暗示了许多女性将未来寄托在婚姻与金钱上，而不是追求真正的自由与独立。

3　出自威廉·莎士比亚作品《皆大欢喜》第二幕第三场。

4　圣特雷莎（St. Theresa，或亚维拉的德兰，圣女德肋撒，1515 年 3 月 28 日—1582 年 10 月 4 日或 15 日）是西班牙加尔默罗会修女，著名的西班牙神秘主义者和宗教改革家。

5　出自威廉·莎士比亚作品《罗密欧与朱丽叶》。

6　玛丽·阿德莱德·纳廷（Mary Adelaide Nutting，1858 年 11 月 1 日—1948 年 10 月 3 日）是一位加拿大护士、教育家与医院护理领域的先驱。她还参与了创建美国护士协会，并成为该组织的首任主席。她的贡献被认为对现代护理教育和实践产生了深远影响。

7　马大（Martha）是《路加福音》与《约翰福音》中描述的人物。她是伯达尼的马利亚与拉撒路的姐姐，居住于耶路撒冷附近的伯达尼城。她见证了耶稣复活其兄弟拉撒路。

8　此类疾病指的是相思之爱。

非但无须责备反而值得庆祝。沙仑玫瑰曾经如此哀怨地歌唱过此类疾病，其悲伤"既不能用美酒治愈，也无法用苹果慰藉"。[1]

我们可以说，执业护士于私是一种奢侈品，于公已成为人类的一大福祉，其地位可以与医生和牧师比肩，同时在使命中也不逊于任何一方。我并不是说她在这里的使命具有什么新意。她已经在不知不觉中成为三位一体的一员。善良的头脑总是乐于寻找减轻痛苦的方法，温柔的心灵因世间充斥的苦难而深感同情，[2]总是愿意向受难者讲述一条和平之路，慈爱的双手总是会帮助那些身处悲伤、贫困与病痛之人。护理作为一门需要培养的艺术，以及一种值得传承的职业，是现代社会的产物。其实，在遥远的过去，当穴居者中的某些母亲用溪水为患儿额头降温，或者第一次听从内心的提示，在敌人面前匆忙逃离的途中，给伤员身边留下一块多肉的骨头和一把食物时，护理作为一项实践就已经初露端倪。作为一门职业，一种使命，护理学在这个国家已经取得了长足进展。由于毕业人数众多，招聘岗位目录有限，许多地方人满为患，大家开始齐声抱怨，即使是精明能干的女性也很难找到工作。随着现有条件适应供求关系，这种情况会逐渐得到纠正。

报考我们学校的大多数申请者都是女性，她们想通过护理找到适合女性谋生的职业；但是在这个国家，该问题还存在另一个值得认真考虑的方面。越来越多的女性不愿或不能履行大自然赋予她们的最高职责。我不知道什么年龄的女性可以被称为"剩女"。也许我可以冒昧地说是 25 岁。目前，在这个关键时期，一位不需要为生计而工作，没有紧迫家庭责任的女性，如果她的精力与情感没有得到适当引导，那么很容易就成为一个危险因素。智者也许能从其脸上看出尘封已久

1　出自《雅歌》(*Song of Songs*)(2:1–5)。
2　出自欧玛尔·海亚姆作品《鲁拜集》。原文中破旧的商队驿站(battered caravanserai)指的是这个世界。

的往事，或者说她会让人想起萨福那温柔的诗句：[1]

就像枝头泛红的甜苹果，

它们位于树梢的最末端，

并非采摘者们熟视无睹，

而是确实根本无法触及。

　　虽然她有卓越的行善潜能，但是如果放任她孑然一身，那么她很容易在无所事事的社会责任中，或在零散的教会工作里浪费宝贵的生命。这样的女性需要一种使命，一种能满足她内心的召唤，她应该能够在护理中找到这种感觉，而无须进入传统学校或在教会工作。

　　一家类似于德国女执事会的正规护理协会，就可以承担大型或小型机构的护理工作，而无须建立一般意义上的护士培训学校。虽然以实用宗教的使徒圣雅各为守护者，但这样的协会可能是完全世俗化的组织。这对于规模较小的医院，特别是那些没有附属于医学院的机构非常有利，并且它将有助于消除现有大量培训学校的乱象，因为学生们在此无法获得与其职业重要性相称的教育。在培训期间，护理协会会员可以辗转于不同机构之间，然后直到她们的教育全部完成为止。这样一个组织将为地区护理工作提供无价的服务。特奥多尔·弗里德纳的崇高工作应该尽早在这个国家重现。[2]凯撒斯韦特女执事学

1　萨福（Sappho，约公元前 630 年—公元前 570 年）是一位古希腊抒情诗人。萨福被认为是古希腊最伟大的抒情诗人之一，并被后人冠以"第十缪斯"与"女诗人"的称号。引文出自亨利·桑顿·沃顿翻译的《萨福：回忆录，文本，选译与直译本》。
2　特奥多尔·弗里德纳（Theodore Fliedner，1800 年 1 月 21 日—1864 年 10 月 4 日）是一位德国路德宗的牧师，也是路德宗女执事培训的创始人。他在医疗与教育领域做出了杰出的贡献。他创办了德国第一所护士学校，并为那些需要关爱与帮助的人提供了救济。他的贡献得到了德国与国际社会的广泛认可，被誉为现代护理事业的奠基人之一。

院已经为世界指明了方向。[1] 我怀疑我们在世俗主义上的进展是否足够成功，以至于可以在教会组织之外建立这样的协会。人性宗教对于女性来说是一种空虚的东西，她们的灵魂需要一些更实质性的内容来滋养。

在这个世界上，没有比照护上帝的穷人更崇高的使命了。在这样做的过程中，女性可能无法企及她灵魂的理想境界，也可能远远达不到其头脑中的目标，但她会竭力满足无法逃避的内心渴望。我们钦佩学生罗慕拉，她帮助失明的父亲并心怀学识之傲；我们怜悯信徒罗慕拉，她枯萎的心中承载着女性最大的失望；我们热爱护士罗慕拉，她在瘟疫中好善乐施拯救那些即将灭亡之人。[2]

我们要以逝去的自我为阶梯实现登峰造极。[3] 而在精神生活中，有许多自私的习惯与情感占据了大部分生活，只有当我们放弃之后才能达到宁静的高度。在某个时候，我想我们每个人都会有一种神圣的冲动，希望摆脱所有这些束缚并追随珍视的理想。然而，这往往只是青春年华的稍纵即逝，它会随着岁月的流逝而逐渐黯淡。尽管这个梦想可能永远都无法实现，但如果它能使我们善待他人的奋发图强，那么这种冲动就不会是完全的徒劳无益。在医疗机构中，只有保持崇高的工作理想，才能抵御乏味生活的腐蚀作用。但是如果没有付诸实践的话，这些理想就会成为一纸空谈。[4] 在我们中的一些人身上，无休止的苦难景象通常会使我们原先敏感的同情心麻木。一个庞大的组织不可能拥有非常热忱的慈善之心；它存在的条件本身就限制了这种行

1　1836 年，弗里德纳创建了凯撒斯韦特女执事学院。1850 年，弗洛伦斯·南丁格尔造访这里。

2　出自乔治·艾略特作品《罗慕拉》（*Romola*）。女主人公罗慕拉从小与世隔绝，她没有宗教信仰，沉浸在古典研究中，在婚姻失败后投身护理工作。

3　出自丁尼生作品《悼念集》第 85 首《悼念亚瑟·亨利·哈勒姆》。

4　对《哥林多前书》（13:1）的呼应。

为的实施。针对这种麻木不仁的影响，我们医生与护士作为这种信任的直接执行者，只能采用一种持之以恒的矫正措施，在对待患者时秉承"人性的金规则"，即孔子所说的"己所不欲，勿施于人"，作为伟大基督徒的完美忠告，我们对其积极形式非常熟悉，并且只有它涵盖了律法与先知。

医学要义

为了光阴岁月，奋斗吧，我的灵魂；

每一刻都蕴含着奉献，每一次开拓

就像征服了一个国度，可供我主宰。

《我的灵魂，尚未》，罗伯特·路易斯·史蒂文森

我们只掌控了习惯的开始，

它们的潜移默化难以察觉，

就像疾病发展的过程一样。

《伦理学》，亚里士多德

　　在开始向本科生们发表令人愉快的演讲之前，身为本省子弟以及这所学校的老校友，我必须谈谈这个学期以来所发生的重大变革，这也许是安大略省医学史上最重要的事件。今天下午，我们看到了那些富丽堂皇的实验室正式开放，它们不仅见证了学校当局对于医学科学需求的重视，同时也为医学基础学科设定了最高的教育标准。而它们

的作用或许还不止于此。他们深知，学校之伟大在于智慧而非建筑的真理，因此在政策上采取了一项开明的措施，也就是建立一所无与伦比的科学中心，为这座城市与我们的国家带来声誉。各学系的负责人都是能力出众的人才。你们务必以正确的方式善待他们，并且为他们提供充足的技术支撑，以确保那些世界级天才的活力不要被日常教学工作耗尽。我知道，我的许多年轻听众心中都会有一个遗憾。解剖学与生理学系从大学生物实验室迁出，打破了它们与这座城市医学界的重要联系。这要归功于拉姆齐·赖特教授，正是他的灵感使这些优秀的新型实验室成为可能。[1]他多年来以各种方式鼓励医学科学分支的培养，并无私地投入许多时间为医学院争取最大利益。顺便说一下，我谨向麦克伦博士的能力与热情顺致敬意，[2]他通过深入的研究为自己赢得了全球美誉，把大学的声名带到全球每个培养生理学学生的角落。他对于新建筑所做的贡献，我在各位听众面前无须赘述。

然而我们要庆祝的另一件事却更为重要。通过一砖一瓦平地起高楼在资金充足时并非难事，但是我们很难找到一处购买珍贵黏合剂的市场，将两所同城竞争医学院的教授们融为和谐整体。[3]这项工作能取得如此令人满意的成绩，既是对两所学院领导远见卓识的致敬，也反映出他们对本省专业需求的认知。期望金斯顿与伦敦学院并入或加入省立大学是否过于乐观？在没有全额捐赠的情况下，小型学院已经无法满足学生、专业或公众需求。我很清楚这些学院的教师无偿付出

1　拉姆齐·赖特（Ramsay Wright，1852年9月23日—1933年9月6日）是一位苏格兰动物学家。1887年，他被任命为多伦多大学的第一位生物学教授。此外，他还在重建多伦多大学医学院方面发挥了重要作用。
2　阿奇博尔德·拜伦·麦克伦（Archibald Byron Macallum，1858年4月7日—1934年4月5日）是一位加拿大生物化学家以及加拿大国家研究委员会创始人。1888年，他在约翰斯·霍普金斯大学获得博士学位。1908年，麦克伦成为麦吉尔大学生物化学系的创始主任，使其成为加拿大最杰出的生物化学研究机构之一。
3　当多伦多大学与三一学院合并后，两家机构的医学院也随之整合。

了时间与金钱。至少当我敦促他们改变自己的组织形式，将其转变为重点大学附属的临床学院，或者作为该省医院广泛联盟的一部分时，他们不会误解我的动机。一所世界一流的学校，例如正在建设的这所学校，必须拥有自己支配的充足临床教学资源。同样有必要的是，内外科等专业的教授必须掌控全年的大型医院服务，就像病理学与生理学教授应该拥有我们这样的实验室一样。省政府当局与多伦多总医院的受托人应该很容易做出安排，使用完备的现代化诊所取代目前过时的多种小型服务体系，而我们可以先从三家内科诊所与三家外科诊所开始实施。服务效率的提升将会带来实质性的回报，但是许多主治医师必须做出自我牺牲。由于学院在合并后学生数量众多，没有一家医院能够在实用医学、外科与专科方面为学生提供与新实验室中科学训练相当的临床实践。应该寻求与本市和本省其他每家拥有50张以上床位的医院建立联系，其中每家医院可以聘请两到三名校外教师，他们将会接收与医院床位数相称的学生，时间为三个月或更长。具体名字我无须提及。我们在渥太华、金斯顿、伦敦、哈密尔顿、圭尔夫与查塔姆认识一些人，他们可以负责高年级学生小组，并使他们成为优秀的实习医师。以上只是我提出的建议。尽管前路困难重重，但是在这一生中，任何值得我们奋斗的事情不都充满了挑战吗？

医学生们：希望今天对于你们每个人来说，就像35年前我进入这所学校时一样，是在一种幸福召唤下开启的美好人生。你们中没有一个人会像我这样如释重负地来到此处，从圆锥曲线和对数以及胡克和皮尔逊中解脱出来。[1,2] 枯燥的知识变得充满了趣

1　理查德·胡克（Richard Hooker，1554年3月25日—1600年11月2日）是16世纪最重要的英国神学家之一，他的多卷本著作《教会政制法规》（*The Laws of Ecclesiastical Polity*）成了英格兰教会的基石。

2　约翰·皮尔逊（John Pearson，1613年2月28日—1686年7月16日）是一位英国神学家与学者。1662年4月14日，他被任命为剑桥大学三一学院院长。1672年，皮尔逊被任命为切斯特主教。1659年，他出版了《教义阐释》（*An Exposition of the Creed*）。

味，我觉得自己终于步入了正轨。我无须提及你们在起步阶段拥有的更大优势。何必把我的话浪费在你们无法理解的事情上。只有我们这些在附近那座破旧建筑里教书学习的人，才能真正感受到岁月带来的全部变化，这是我今天看到的老师们，理查森博士、奥格登博士、索伯恩博士与奥德莱特博士，完全无法想象到的结果。[1] 我们环顾四周试图寻找那些曾经熟悉的景物，希望能够在回首时让目光稍作停留。然而，一切都已消失，那些旧日熟悉的地方已不复存在！甚至连景观都发生了改变，而那种孤独与遗憾的感觉，就像在这种场合经历的乡愁，都被一种感激之情缓解，至少还有一些旧时熟悉的面孔见证了今朝。对我来说，至少追忆那些快乐时光是一种永恒的祝福，回顾我在这所学校所度过的两年时间，我感到无比幸福。虽然医学院的工作还有很多地方需要改进，我们可以说那个时期的机构每家都相差无几，但我的收获似乎比约翰·比蒂·克罗泽的更多，作为我们杰出的哲学家朋友，他对于那个时期的描述好像没有那么全面。但毕竟，就像有人所说的那样，教学往往是教育中最不受重视的部分，并且，据我回忆，我们的老师以他们的生活与信条阐明了一个真实而生动的道理，给我们走出黑暗带来了巨大启迪。在我的记忆深处，他们是

1　詹姆斯·亨利·理查森（James Henry Richardson, 1823年—1910年）是一位加拿大外科医生与解剖学家。他是多伦多大学医学专业的第一名毕业生，也是第一个获得英国皇家外科学院文凭的加拿大人，后来被任命为多伦多大学首任解剖学教授。

乌西勒·奥格登（Uzziel Ogden, 1828年3月6日—1910年1月4日）是一位加拿大医生与教育家。1893年—1897年，他接替威廉·托马斯·艾金斯博士担任多伦多大学医学院的第二任院长。此外，奥格登还是加拿大医学新闻的先驱之一。1876年，他创办了《加拿大医学杂志》。

詹姆斯·索伯恩（James Thorburn, 1830年11月21日—1905年5月26日）是一位加拿大医生与多伦多大学教授。他是加拿大麦吉尔大学医学院的创始人之一，并曾在蒙特利尔皇家维多利亚医院担任医学教授。他毕生都致力于推动加拿大医学教育和医学研究的发展。1895年，索伯恩当选为加拿大医学会主席。

威廉·奥德莱特（William Oldright, 1842年—1917年）是一位加拿大医生与卫生学家。他在多伦多大学医学院教授卫生学，曾担任安大略省卫生委员会首任主席。

一群影响深远且为人师表的人。在威廉·博蒙特与爱德华·马尔伯里·霍德身上，[1,2]我们看到了英国外科医生中具有最高修养的典范。在亨利·赖特身上，[3]我们看到了忠于职守的化身，当我们艰难地去赶早上 8 点的课时，大家都会为他无可挑剔的敬业所折服。在威廉·托马斯·艾金斯身上，[4]我们看到了一位卓越的实用外科医生，同时他也是一位理想的全科医生教师。我们对理查森医生的解剖学演示感到既好奇又兴奋，他富有感染力的热情使解剖学成为学生们最喜爱的科目。我非常荣幸地参加了奥格登博士的最后一门课程，以及索伯恩博士的第一门药物学与治疗学课程。而奥德莱特博士则刚开始他为卫生事业无私奉献的生涯。

在此，我必须向自己的一位老师表达由衷的敬意。今天在座的有些人对于詹姆斯·鲍威尔博士与我有同感，[5]他所具有的那种高尚精神在生活中并不罕见，只有在适当的环境中才能得到更好的发挥。如果理事会在 1851 年选举托马斯·亨利·赫胥黎担任校长，[6]那么这位年轻的博物学家会成为进化论的圣保禄吗？只有那些特定类型的人才能在环境中崭露头角。虽然鲍威尔集雄心壮志与精力和勤奋于

1　威廉·罗林斯·博蒙特（William Rawlins Beaumont，1803 年 9 月—1875 年 10 月）是一位出生于英国的加拿大眼科医生与大学教授。1843 年，他被任命为国王学院（现为多伦多大学）医学系外科教授。

2　爱德华·马尔伯里·霍德（Edward Mulberry Hodder，1810 年 12 月 30 日—1878 年 12 月 20 日）是一位出生于英国的加拿大医生与教育家。1850 年，他和詹姆斯·鲍威尔创立了上加拿大医学院。1871 年，霍德当选三一学院医学院院长。他被公认为多伦多与安大略省的医学领袖。

3　亨利·霍弗·赖特（Henry Hover Wright，1816 年—1899 年）是一位加拿大多伦多大学的医学教授。1843 年，赖特获得了多伦多大学医学学位，后来他成为该大学的解剖学和生理学教授。

4　威廉·托马斯·艾金斯（William Thomas Aikins，1827 年—1897 年）是一位加拿大医生与医学教育家。他为加拿大医学协会的成立做出了重要贡献。

5　詹姆斯·鲍威尔（James Bovell，1817 年—1880 年）是一位加拿大医生、显微镜学家、教育家、神学家与牧师。他是奥斯勒爵士最敬重的三位老师之一。鲍威尔后来成为英国教会的牧师，并撰写了关于自然神学的文章。他因拒绝接受达尔文的进化论与莱尔的地质学而闻名。

6　托马斯·亨利·赫胥黎（Thomas Henry Huxley，1825 年 5 月 4 日—1895 年 6 月 29 日）是一位英国生物学家、解剖学家与博物学家，因捍卫查尔斯·达尔文的进化论而有"达尔文的斗牛犬"之称。

一身，但是他也有思维散漫的致命弱点，即使是天才也会被淹没其中。他的头脑像四面陀螺一样永远转个不停，没有任何一面能够长时间保持在最上方。随着《物种起源》的出版，他被卷入了一场震撼科学界的风暴中，但是他没能顺应形势，甚至在大局已定之后，他还是随波逐流寻找避难的港湾，撰写了一部关于自然神学的著作。你可以在二手书店的书架上看到这本书，至少它与佩利的作品在一起还显得体面。[1]他是一位兴趣广泛的读者与传播者，可以津津乐道，甚至是对当今科学界从原生质到进化论的任何话题侃侃而谈。但是他缺乏专注力与科学的准确性，这种准确性只有在长期训练后才会获得（有时的确永远无法获得），而这也是决定一个人成功与否的关键。不过他的思想倾向于神学，他在早年就卷入了牛津运动，[2]成为一位圣公会高级教士，以及一位虔诚的天主教徒。正如有一天他对朋友达林牧师开玩笑说，[3]他自己就像《天路历程》里的那位船夫一样，一边朝着罗马的方向划船，一边却又凝望着兰贝斯的方向。[4]他的演讲《走向祭坛》与《耶稣降临》证明了其信仰的坚定。在随后的岁月中，他以林纳克为榜样接受圣职，成为科顿·马瑟所说的医学与神学天使般结合的又一例证。此外，我还清楚地记得他热衷于形而上

1　威廉·佩利（William Paley，1743 年 7 月—1805 年 5 月 25 日）是一位英国牧师、基督教辨惑学者、哲学家、功利主义者，著作有《自然神学：从自然现象中收集的关于神性存在和其属性的证据》《道德与政治哲学原理》。

2　牛津运动（Tractarian movement or Oxford Movement）或盎格鲁大公教会运动，是 1833 年由牛津大学的一些英国国教高派教会的教士发起的宗教运动，其目的是通过复兴罗马天主教的某些教义和仪式来重振英国国教。

3　威廉·斯图尔特·达林（William Stewart Darling，1818 年—1886 年）是加拿大多伦多圣三一教堂的牧师与多伦多大学的创始成员。此外，他还是一位历史学家和作家，主要研究加拿大的历史和文化，并著有多部历史著作。

4　兰贝斯是伦敦的一个行政区。兰贝斯宫（Lambeth Palace，或译为兰柏宫）位于此处，这里是坎特伯雷大主教在伦敦的官方住所。

学的讨论，以及他研究康德、汉密尔顿、里德与密尔的热情。[1]那时，牧师贝文教授被赋予了一项难能可贵的特权，[2]可以引导省立大学的青年才俊进入正确的哲学领域。有传言说，"饥饿的羊群仰望天空却得不到滋养"。至少我是这么认为的，因为他们中以米尔斯为首的某些人，[3]每天在鲍威尔博士4点的讲座结束后，都会过来和他进行深入讨论。

> 探讨关于上帝、先见、意志与命运、
>
> 定命、自由意志、绝对先见的问题。[4]

然而，他一生的主业就是做医生，以其诊断技术高超而备受追捧，以其慈爱之心而备受敬仰。他出身于最优秀的实践学院。他是

---

1 伊曼努尔·康德（Immanuel Kant，1724年4月22日—1804年2月12日），被认为是继苏格拉底、柏拉图和亚里士多德之后，西方最具影响力的思想家之一。他的主要贡献是在认识论和道德哲学领域，其学说深深影响近代西方。

威廉·汉密尔顿（William Hamilton，1788年3月8日—1856年5月6日）是一位苏格兰哲学家、逻辑学家与玄学家。他在哲学、逻辑学与心理学方面做出了许多重要的贡献，被视为分析哲学的先驱之一。

桑普森·里德（Sampson Reed，1800年—1880年）是一位美国哲学家，著有《心灵成长观察》（*Observations on the Growth of the Mind*）。这部作品影响了包括爱默生在内的许多人。

约翰·斯图尔特·密尔（John Stuart Mill，1806年5月20日—1873年5月8日）是一位英国著名自由主义哲学家、政治经济学家，英国国会议员。他是古典自由主义历史上最具影响力的思想家之一，对社会理论、政治理论与政治经济学做出了广泛贡献。

2 詹姆斯·贝文（James Bevan，1801年—1875年）是一位加拿大多伦多大学的牧师与教授。他的主要著作包括《加拿大教育史》和《圣经教义概要》等。贝文的同时代人对他有不同的看法，尽管其学识在牧师圈子里很受尊敬，但那"缓慢平淡的态度"却常常激怒学生。

3 托马斯·韦斯利·米尔斯（Thomas Wesley Mills，1847年—1915年）是一位加拿大医生与生理学家。他在科学文献中通常被称为T. 韦斯利·米尔斯，曾在麦吉尔大学担任教授。米尔斯是加拿大第一位专业生理学家，撰写了关于比较生理学、动物行为学等方面书籍和研究文章。米尔斯是威廉·奥斯勒的亲密伙伴，奥斯勒影响了他的职业方向。

4 出自约翰·弥尔顿作品《失乐园》第二卷。

布莱特与艾迪生的学生，[1]以及斯托克斯与格雷夫斯的挚友，他忠实地维护着盖伊医院的传统，[2]同时教导我们敬重他的伟大导师。作为一名教师，他掌握了约翰·亨特所宣布的生理与病理过程统一的基本真理，并且，当他成为医学研究所的教授时，他会在生理学讲座上谈论病理学过程，在肿瘤病理学讲座上阐述原生质生理学，从而解答学生们的困惑。1870 年 9 月，当他写信告诉我不打算从西印度群岛返回时，我感到自己失去了一位父亲与好友。但在蒙特利尔的罗伯特·帕尔默·霍华德那里，我找到了一位品行高贵的继父，如果成功意味着如愿以偿与心满意足的话，那么我要归功于这两位前辈，以及我的启蒙老师，来自韦斯顿的威廉·约翰逊牧师。

二

我对于入门讲座的价值并不完全确定。我不记得自己从曾经参加的许多讲座中，或者发表的言论里获得了任何持久的益处。总体来说，我支持废除这个古老的传统，但既然这是一个包含精彩演讲在内的特殊场合，我认为自己非常荣幸能被选中参与这部分活动。对于在座的各位而言，我担心自己要说的内容会显得迂腐与老套，但请耐心听我讲下去，因为，实际上，对于大多数人来说，无论我的这些话语有多么中肯，可让你们受益的时期早已过去。当我扫视着眼前的每一

1　理查德·布莱特（Richard Bright，1789 年 9 月 28 日—1858 年 12 月 16 日）是一位英国医生，肾脏疾病研究的先驱。他以对肾炎"布莱特氏病"的描述而闻名。

　　托马斯·艾迪生（Thomas Addison，1793 年 4 月—1860 年 6 月 29 日）是一位英国医生与科学家，毕业于爱丁堡大学医学院。他被认为是盖伊医院的"伟人"之一。他发现了艾迪生氏病（一种肾上腺退行性疾病）与艾迪生氏贫血症（恶性贫血）。

2　盖伊医院（Guy's Hospital）是一所位于英国伦敦市中心的大型医院。盖伊医院以其高质量的医疗保健服务和医学研究而闻名，曾经有多位知名医学家在此工作和学习。1721 年，盖伊医院由托马斯·盖伊于在伦敦萨瑟克建成，目的为治疗圣托马斯医院拒绝接受的"绝症患者"。

张面孔时，最显著的特点便是你们之间存在的惊人差异。虽然你们都是白人男性，但是在特征、思想与心智培养方面截然不同，而老师也会为你们能力上的独特差异扼腕叹息。因此，我一想到你们的职业生涯就会感到悲伤：有人成功，有人失败；有人将踏上通往熊熊篝火的光明大道，有人将挤进通往争名逐利的艰难囧途；你们中一些佼佼者会在途中英年早逝，加入那些舍生忘死的青年殉道者的队伍；而另一些也许是你们中最杰出的人，就像我的好友与同道理查德·齐默尔曼（他要是能看到这一天该有多高兴！），当成功似乎已经近在咫尺之时，命运却将他们卷入毁灭的旋涡。当遗忘之罪盲目散播其罂粟花之际，[1] 你们中的一些人将成为社会栋梁，以及这所学院各个学系的负责人。而对于绝大多数人来说，我希望你们能够享有最幸福与最实用的人生，成为精力充沛、全心全意与聪明睿智的全科医生。

在这种场合，坦诚相待似乎是一种义不容辞的责任，因此，我打算告诉你们我所观察到的人生秘诀，以及我尝试亲身实践这个秘诀的体会。你们可能还记得《丛林奇谭》，当毛克利想报复村民们时，他只有通过发送丛林口诀来获得哈蒂及其儿子们的帮助。[2] 我怀着希望把这个口诀分享给你们，确信至少有人能抓住机会并从中获益。尽管这个口诀看似微不足道，但其蕴含的意义却极为重大。它是打开所有门户的咒语，[3] 是世界上最伟大的平衡器，是真正的贤者之石，可以将人性中的腐朽化为黄金。它会让你们中的愚者变得睿智，让智者成就卓越，让天才极尽所能。如果有了这个魔法口诀，那么一切皆有可能；如果没有它，那么所有努力都是徒劳无益。生命的奇

1　由于罂粟具有麻醉作用，它成为遗忘或睡眠的象征。奥斯勒所说的"盲目散播"是指，就像罂粟种子被随意撒下一样，有些学生被遗忘，有些学生被记住。出自托马斯·布朗爵士作品《瓮葬》。

2　出自约瑟夫·鲁德亚德·吉卜林作品《丛林奇谭》。

3　原文用的是 open sesame（芝麻开门），出自阿拉伯民间故事集《一千零一夜》。

迹与它相伴；盲人可以通过触摸看到，聋人可以通过眼睛聆听，哑巴可以用手指说话。它给青年人带来希望，给中年人带来信心，给老年人带来安宁。它是治愈心灵创伤的真正良药，悲伤之心在其面前得到了舒缓与慰藉。过去 25 个世纪以来，它直接促成了医学的所有进步。希波克拉底掌握了它，使观察与科学成为我们医术的基本要素。盖仑深刻地理解了它的含义，使人们停止思考 15 个世纪，一直到被维萨里的《人体构造》唤醒，而这部著作正是医学要义的完美化身。在它的启发下，哈维对血液循环的贡献远超他的认知，[1] 我们至今还能感受到这种推动力。亨特探究了它所涉及的方方面面，成为我们历史上这一美德的杰出榜样。菲尔绍用它击碎了屏障，进步之泉从此喷涌而出；而在巴斯德手中，它被证明是一种非常神奇的护身符，为我们打开了内科新天地与外科新世界。它不仅是进步的试金石，也是日常生活中衡量成功的标准。在座的每一个人都应该感激它所带来的境遇，之所以对你们讲话的人能够直接获得这份荣誉，是因为我在像你们今天这样之时已将其牢记在心。这个要义就是"工作"，正如我说过的那样，这只是一件微不足道的事情，但如果你们能将其铭刻在心且努力遵循，[2] 它就会对你们的未来产生深远的影响。工作习惯对于你们的组织机构不可或缺，但是要让你们理解其重要性非常困难。你们距离汤姆·索亚的阶段并不远，其哲学是"工作身不由己，娱乐随心所欲"。[3]

关于工作习惯，人们可能会做出许多负面评价。对我们大多数人来说，这意味着一场艰苦的战斗。只有少数人天生就能适应，而许多

1　1628 年，哈维发表了《心血运动论》，从根本上推翻了统治千年的关于心脏运动和血液运动的错误观点，提出血液是循环运行，心脏有节律的持续搏动是血液循环流动的动力源泉。

2　出自《箴言》（7:3）。

3　汤姆·索亚是马克·吐温小说《汤姆·索亚历险记》的主角，引文出自《汤姆·索亚历险记》。

人偏爱游手好闲，并且从未学会热爱劳动。请听听这些："我恳求你们，看看你们中那位勤奋的伙伴，"[1]罗伯特·路易斯·史蒂文森说道。"他匆忙播种且草草收割；他投入大量精力以获取利益，却换来同等程度的神经紊乱。他要么完全远离社交，孤独地生活在阁楼上，穿着地毯织料做的拖鞋，摆弄着沉重的墨水瓶，要么在精神紧张的状态下与人争执，发泄一番情绪后才重返工作岗位。我不在乎他干得多卖力或者干得多么好，这家伙在别人的生活中是一个卑劣典型。"[2]这些是过度劳累与垂头丧气之人的感慨；请让我引用他在头脑清醒之际的座右铭："希望之旅胜过抵达终点，真正的成功在于不懈努力。"[3]如果你们想了解学者们的苦难以避免重蹈覆辙，那么可以参阅不朽之作《忧郁的解剖》第一卷第二章第三节第十五小节，[4]但我在这里还是要警告你们提防这些恶习，并恳请你们在学生时代就养成良好的习惯。

首先，要明确你们每个人应该有的目标与愿景，了解疾病及其治疗方法，还有对你们自身的认识。前者是专业教育，将使你们成为一位医生；后者是内化教育，可能会使你们成为心地善良、正直无瑕的人。前者是外在的，主要通过教师与导师、文字与言语来完成；后者是内在的，是每个人自己通过努力获得的精神救赎。前者可以在没有后者的情况下单独存在，你们中的任何一个人都可能成为一位积极的从业者，却没有足够的理智认识到自己终生都是一个傻瓜；或者你们可以在前者缺席的基础上拥有后者。而且，即使对于医术的了解不多，只要你们具备头脑与心灵的天赋，你们拥有的那点知识也能在社

---

1 出自罗伯特·路易斯·史蒂文森作品《为悠闲者辩护》（*An Apology for Idlers*）。

2 同上。

3 出自罗伯特·路易斯·史蒂文森作品《黄金国》（*El Dorado*）。

4 1621 年，《忧郁的解剖》（*The Anatomy of Melancholy*）首次出版，作者是牛津大学牧师兼学者罗伯特·伯顿（Robert Burton）。这本书是一部特殊的文学作品，被用来剖析人类的情感和思想。

区发挥重要作用。我希望能够激发你们的是，对两者都保持适当比例的渴望。

就你们的专业教育而言，我下面要说的话可能会让你们每个人事半功倍。由于需要学习的科目存在纷繁复杂的难点，因此教师与学生很难在工作中把握好尺度。我们正处于教学方法转型的阶段，尚未完全摆脱考试是"终极目标"的想法，[1]因此学生眼前只有自己所追求的学位。[2]也许这是好事，但是你们记住，用句老话来讲，成为医学学士只是你们可以开始终身教育过程的起点。

这个主题涉及的方面是如此多种多样，我只能强调其中几个较为重要的方面。任何职业成功的第一步是对它产生兴趣。洛克非常巧妙地表达了这一点。他说，一旦让学生"享受到知识的乐趣"，[3]你们就会为他的工作注入生机。毫无疑问的是，如果你们对自己的专业没有兴趣，那么你们根本不可能好好学习。你们的到来在某种程度上说明，你们已经对医学研究产生了兴趣，但当你们接触到课堂上的严峻现实时，起初满怀期待的种种憧憬会逐渐冷却。你们中的大多数人已经体验过科学分支的无穷魅力，如今实用教学方法赋予了传统理论教学所缺乏的乐趣。结果是校园生活变得更加紧张严肃，医学生也放弃了许多负面的幼稚把戏。在近期出版的亨利·阿克兰爵士的传记中，[4]有一张1842年的"骨锯医生"照片，[5]如果将其与现在的医生代表做个比较，那么显然已经实现了一场伟大的革命，而这在很大程度上得益于教育方法的改进。现在可以用实践工作来填满

---

1 出自威廉·莎士比亚作品《麦克白》第一幕第七场。

2 原文用的是 magical letters（魔法字母），指的是学位名称的缩写。

3 "享受到知识的乐趣"出自约翰·洛克写给彼得伯勒伯爵的一封信。

4 亨利·温特沃斯·戴克·阿克兰（Henry Wentworth Dyke Acland，1815 年 8 月 23 日—1900 年 10 月 16 日）是一位英国内科医生与教育家。

5 原文用的是俚语"外科医生"（sawbones），奥斯勒爵士可能是以此反映过去与现在的专业差距。

一天，并以丰富的内容来避免单调乏味，合理的安排便于学生自己挖掘知识，而非随意灌输他不接受的内容。他需要积极发挥自己的聪明才智，不再像一只被动的斯特拉斯堡鹅，[1]任人捆绑起来并用食物塞满肚子。

那么，如何以最小的代价发挥你们最大的潜能呢？答案是培养条理性。之所以我使用培养这个词，是因为你们有些人会发现养成有条理的习惯非常困难。有些人的思维天生就井井有条，另一些人则需要终身努力对抗工作中遗传的散漫与粗心倾向。少数优秀之人试图完全摒弃这种习惯，但他们对自己的同行来说是一种负担，对其亲密伙伴来说是一种痛苦的考验。我曾听到过这样的评论，条理是一种庸人的标志。也许确实如此，但作为医学实践者，我们应该庆幸自己能进入这个有益的集体。请允许我劝诫那些首次来到这里的人，认真对待我在这个问题上阐述的道理。忘掉其他所有的一切，但请牢记这位曾经为生活中那难得的条理性历经艰难，且并非总是能够成功之人的建议，请带着对工作中系统性价值的深刻认识离开。我特别呼吁新生们注意这一点，由于你们今天开始了新的征程，因此你们在本学期养成的习惯在很大程度上将决定你们未来的职业生涯。按照书本知识循规蹈矩地学习轻而易举，但将其融入生活的每个角落则谈何容易。你们中的一些人会像基督徒与希望那样兴奋地启程，多日平安无事地走向快乐山，你们憧憬着它们，直到发现自己深陷怀疑堡垒的桎梏与绝望巨人的折磨，才开始想到可能会遭遇灾难。[2]你们太过自信。重新开始时，你们要更加谨慎。没有哪位学生能够完全摆脱这些危险与考验。不要灰心丧气，期待它们

1　斯特拉斯堡鹅（Strasbourg goose）是指经过育肥的鹅，让其肝脏增大用于制作鹅肝酱。

2　出自约翰·班扬作品《天路历程》。

到来。让每一天的每一个小时都能物尽其用，同时培养那种随着训练增强的专注力，这样你们的注意力既不会减弱也不会动摇，而是用执着的精神专注于你们面前的主题。不断重复会让好习惯轻松地扎根于你们的头脑，等到本学期结束时，你们可能已经获得了工作能力这种最宝贵的知识。你们在严格执行日程表上的每个细节时，不要低估自己被迫拿出坚定决心的困难。不要过于关注某一门学科而忽视其他专业，你们应该统筹兼顾每天给不同学科的时间。只有这样，普通学生才能充分发挥出他们最大的潜力。如果一个人能够通过不懈努力最终取得博士学位，以至于系统已经成为其生命中不可分割的一部分，那么他为此所付出的一切痛苦与烦恼都是值得的。在工作中追求完美的艺术感是另一种非常值得培养的品质。无论手头的事情多么微不足道，你们都要以尽善尽美的态度完成，并在结束后用批判性的眼光审视，对于自己的工作要有严格的评判。而这正是解剖学成为医学生试金石的原因。[1] 以一位将"分内之事"做到极致的人为例，他在工作中尽可能发挥了自己的潜力，不仅为各种结缔组织精心制作了标签，还在他负责的部分展示了梅克尔神经节，[2] 这个人日后在处理紧急情况时会游刃有余，能够在铁路事故中挽救严重受损的下肢，或者在治疗伤寒患者时不知疲倦地坚持到底。

要学会热爱学生生活的自由，因为这种日子转瞬即逝；享受未来不会再有的宁静，享受同伴之间的欢乐，享受新工作的喜悦，享受自己进步的幸福。这样的快乐时光，一生只有一次。特别是对你们这些日后从事全科医学的人而言，深居简出的学生生活并不总是

1　判断学生素质的一种测试或标准。

2　翼腭神经节（Pterygopalatine ganglion），或称蝶腭神经节，又名梅克尔神经节，是位于翼腭窝的副交感神经节。

对一个人有益，因为你们将会错过医生成功所依赖的交流互动。另一方面，这种生活对于那些胸怀大志、能力出众的人来说又必不可少。正是为此，金口圣若望才给出了他那著名的忠告："由于路边的树很难让其果实保持到成熟，因此要避开大路将自己迁移到某些封闭之处。"

难道工作没有与之相关的危险吗？我们常听到的过劳恐慌是怎么回事？的确存在一些危险，但只要稍加注意就可轻松避免。我只能提到其中两种：一种是身体上的，一种是精神上的。最优秀的学生往往不是最强壮的。正如柏拉图在谈及他的一位朋友时，将身体状况欠佳称为"蒂阿吉斯之辔"，[1] 他的思想成长是以牺牲健康为代价的，这或许成为其投身知识或专业的动力。在我教过的那些优秀学生中，我记得有很多年轻的利西达斯英年早逝，他们因忽视生活习惯与卫生法规而牺牲。医学生很容易暴露在各种感染中，为了抵御这些危险，身体必须保持在一流的状态。林肯教区主教格罗塞特斯特曾说过，[2] 世俗救赎有三样东西必不可少：食物、睡眠与乐观态度。如果你们加上适当的锻炼，就能维持良好的健康状态。健康并不是一件需要永无止境关注的话题，但对身体有益的习惯会培养出理智的心态，从而使生活与工作的乐趣在其中融为一体。让我为你们读一段老伯顿的引言，他是伟大的"疾病研究"权威。他说："有许多原因使得学生比其他人更易忽视自己。而第一项原因就是他们的大意。其他人懂得爱惜工具，例如画家会清洗他的画笔；铁匠会检查他的铁锤、铁砧与锻炉；农夫会

1　出自柏拉图作品《理想国》第六卷。
2　罗伯特·格罗塞特斯特（Robert Grosseteste，约 1175 年—1253 年 10 月 9 日）是一位英国政治家、经院哲学家、神学家与林肯教区主教。澳大利亚动物学家与科学史家阿利斯泰尔·卡梅隆·克朗比（Alistair Cameron Crombie）称他为"中世纪牛津科学思想传统的真正创始人，并且在某种程度上，也是现代英国知识传统的创始人"。

修补他的犁铧，并且打磨他的钝斧；鹰猎手或狩猎者会仔细照顾他的猎鹰、猎犬与马匹；音乐家会为他的鲁特琴调整琴弦松紧。只有学者们会忽视自己的工具，（即）他们每天使用的大脑与精神。"[1]

过度学习不仅会导致身体疲惫，[2]还可能成为各个年级与阶段中造成心理健康问题的积极因素。我认为正常工作与此没有任何联系。在大多数情况下，这都是恶魔"忧虑"在作祟。[3]人们越是仔细研究学生神经衰弱的原因，工作本身作为一项因素的重要性就越小。虽然有些真正过劳的案例，但是它们并不常见。关于学生生活中烦恼的缘由，我会简要提及三个最重要的因素。

第一个因素，一种期望的心态，一种持续的预测，会扰乱他平稳的生活，并导致灾难性后果。多年以前，卡莱尔作品中的一句话给我留下了深刻印象："我们的要务不是辨明朦胧的远方，而是专注清晰的眼前。"[4]我一直认为，学生最好的座右铭是"不要为明天忧虑"。[5]把今日之事做好，为今日之事而活，无论未来发生什么，相信明天自有考量。没有什么安全措施比这更能防止对未来的病态焦虑、对考试的恐惧以及对最终成功的怀疑。而且这种态度也不会导致粗心大意。相反，专注于当下的职责本身就是终极成功的最佳保证。"观风者不播，望云者不收"的意思是，[6]你们如果总是预设未来，就不可能踏实工作。

另一个让人担忧的强大因素是偶像崇拜，这将使你们中的许多人

1　伯顿引用了 15 世纪大利哲学家马西利乌斯 · 菲西努斯（Marsilius Ficinus，1433 年 10 月 19 日—1499 年 10 月 1 日）的表述。

2　出自《传道书》（12:12）。

3　出自威廉 · 莎士比亚作品《李尔王》第三幕第四场。

4　出自托马斯 · 卡莱尔作品《时代征兆》。

5　出自《马太福音》（6:34）。

6　出自《传道书》（11:4）。

受到困扰与阻碍。你们学习的女神应该是天堂中的阿佛洛狄忒，也就是乌拉诺斯的无母女儿。[1]只要你们全心全意地奉献于她，她会成为你们的保护神与朋友。[2]她是个善妒的尤物，绝不允许位置旁落，如果她发现你们与其竞争对手，尘世间那位年轻的阿佛洛狄忒，即宙斯与狄俄涅的女儿打情骂俏，[3]她会呼啸着把你们吹走，让你们随风而去成为猎物，并且可能会落入考官之手，而你们定会感到追悔莫及。换句更通俗的话来说，就是把你们的情感暂时冷藏几年，等你们取出时会变得更加成熟醇厚，但肯定不像很多年轻人那样容易善变。只有对年长女神的强烈激情与全身奉献，才能拯救那些先天倾向于拈花惹草的人，就像在西莉亚与多萝西亚之间周旋的利德盖特，最终会受到像罗莎蒙德这样貌美心狠妻子的惩罚。[4]第三，你们所有人都必须面对这一代学生的考验，即迟早会将科学之水与信仰之油混合起来。[5]只有将水与油分开，你们才能二者兼得，而烦恼来自尝试进行混合。作为全科医生，你们会需要尽可能多的信仰，虽然它可能并不总是传统模式，但当你们将其体现在生活中而非口头上时，这种多样性从圣雅各的角度来看并非坏事；[6]并且可能有助于消除老牧师医生约翰·沃德

---

1 乌拉诺斯（Uranus）是希腊神话中天空的化身与原始神之一。根据赫西奥德的说法，乌拉诺斯与盖亚共同养育了第一代泰坦。关于阿佛洛狄忒的诞生分为两个版本。第一个版本如赫西俄德的《神谱》中所述，阿佛洛狄忒是从乌拉诺斯的阳具被抛入海中形成的浪花里诞生的。

2 这段话的意思是，学生们应该将学习放在心中最重要的位置，让学术成为他们心灵上的保护神和朋友。

3 狄俄涅（Dione）是一位希腊神话中的女神。另一个版本则出自《荷马史诗》中的《伊利亚特》，她与宙斯生下爱神阿佛洛狄忒。

4 利德盖特、西莉亚、多萝西亚与罗莎蒙德是英国女作家乔治·艾略特作品《米德尔马契》中的人物。这句话的意思是，只有那些全身心投入学习的人才能够取得最终的成功，而那些不断改变自己感情对象的人，则可能会像男主角利德盖特一样最终失败。

5 科学是基于证据和实验的理性方法，旨在探索自然现象和解释现象背后的原理。相比之下，信仰通常缺乏科学方法中的证据和实验支持。将科学比作水，因为它是透明和清晰的，能够帮助我们理解和探索现实世界。而信仰则可以比作油，因为它是相对浑浊和晦涩的，有时会让我们陷入迷惑和混乱之中。

6 出自《雅各书》（James）（2:24）。由此可见，人称义是靠行为，而不是靠信心。

对社会的负面影响，而这位喜欢八卦的牧师在其著名日记中记载了许多逸事："有人告诉格洛斯特主教，他认为医生是所有人中最能胜任宗教事务的裁判员，其原因是他们完全不关心这个领域。"

三

任何专业工作都容易使人思维狭窄、观点局限，并且给人留下一种完全不容置疑的印记。一方面是那些性格热情奔放之人全神贯注于学业，很快就失去了对自己专业以外一切事情的兴趣，同时其他领域的才能与兴趣也未得到"充分"利用。[1] 另一方面是有些同道只关注例行工作与生活。虽然出于截然不同的原因，一种是由于专注，另一种是源自冷漠，但是两者都容易忽略那些能够拓展同情心，并帮助人们获得最佳生活体验的课外学习。像艺术一样，医学也是一位要求严格的女主人，在研究某门学科分支时，有时甚至在行医过程中，人们的精神可能根本无暇分心，但是这种情况并不会经常发生。由于医务人员的工作具有个人隐私的属性，他们也许比任何人都更需要柏拉图所说的高等教育，"从年少开始进行美德教育，使人渴望追求理想的完美"。[2] 这并非对所有人都适用，也不是所有人都能达到，不过即使永远无法到达终点，但是毕竟会有安慰与帮助。对于大多数人来说，日常生活与常规任务足以满足其心愿，似乎没有留下任何空间去做其他事情。正如弥尔顿在《论出版自由》中批评的那个好逸恶劳之人，他的宗教信仰是一项"如此错综复杂的交易，以至于他无法熟练掌握其全部奥秘"，并把它全部交给了一位"备受推崇的神学家"，而我们许

1　出自威廉·莎士比亚作品《哈姆雷特》第四幕第四场。

2　出自《法律篇》。

多人在高等教育问题上也是如此。它不再是植根于我们内心深处的信仰，用弥尔顿的话来说，它已经成为一种"可分割的、可移动的个体"，[1]如今全部听从日报、讲坛、平台或杂志的无序指导。[2]就像许多其他事物一样，不刻意追求，反而会历久弥新。最重要的是，在与各个时代伟大思想家的日常交流中，你们将对人类的优秀思想产生浓厚的兴趣。如今，你们正处于生命的春天，可以从这些人里选择知己，并且开始系统性阅读其作品。你们中的许多人需要强大的推动力，以使你们超越自己所处的平庸境地。怅然若失的外部环境、理想与现实之间的差距、人类社会的事与愿违、芸芸众生的悲欢离合，以及我们悲伤绝望地坐在隐泉旁，所有这些都容易培养某些人的愤世嫉俗，导致其心态与我们的职业格格不入，而这种内化教育则提供了最好的解毒剂。与具有崇高目标与品德之人接触，将会有助于你们找到更高的起点，当然至少要有这种愿望。但要实现这种文化的完整性，这个词最能表达其含义，必须由每个人身体力行。立即着手为自己整理一套枕边书目，[3]每天用最后半小时与人类的圣徒沟通。从约伯、大卫、以赛亚与圣保禄身上可以学到很多重要教训。在莎士比亚的教导下，你们可以非常精确地衡量自己的智力与道德水平。学会欣赏爱比克泰德与马可·奥勒留。[4]如果你们非常幸运成为一位柏拉图主义者，那么乔伊特将向你们介绍这位伟大的先贤，我们只有通过他才能在一定的

1　出自约翰·弥尔顿作品《论出版自由》。指的是一种可以被分割、可移动的物体，这里的用法是指思想、信念等不再固守于人们内心深处，可以被外界的各种因素影响与改变。

2　这句话指的是高等教育的信息和知识不再是通过学术渠道传递，而是通过日报或其他大众媒体来传播和了解。也就是说，人们更多地通过新闻报道或其他媒体获取高等教育的信息，而不是通过学校或学术机构等专业渠道获取。这反映了高等教育日益商业化和大众化的趋势。

3　奥斯勒建议医学生阅读的书目包括《沉着冷静》《希波克拉底誓言》《医者的信仰》《心血运动论》《济慈书信选》等。

4　爱比克泰德（Epictetus，约50年—135年），希腊斯多葛派哲学家。爱比克泰德教导说，哲学是一种生活方式，而不仅仅是一门理论学科。在爱比克泰德看来，所有外部事件都是我们无法控制的；无论发生什么事，我们都应该心平气和地接受。

层次上思考，他永恒的现代性使我们感到惊异与欣喜。蒙田会教你们在一切事情上都保持适度，并且"封印于他的支派"是一种特殊的荣誉。[1] 在这个行业里，我们只有几位一流的文学巨匠，其中两位的友谊与忠告对你们来说至关重要。托马斯·布朗爵士的《医者的信仰》应该成为你们随身携带的伴侣，而从老奥利弗·温德尔·霍姆斯的早餐桌系列散文集中，[2] 你们可以获取一种特别符合医生需求的人生哲学。至少有十几本书能够帮助你们获得人生智慧，并且这种智慧只会降临到那些真心追求它的人身上。

认真追求柏拉图的完美理想可以教会你们人生的三大教训。你们也许能学会克制自己的怨言。[3] 人们对于琐事的抱怨与哀鸣让气氛变得黯淡，然而它们不可避免地与每日的喧嚣紧密相连。但事情并非总按照你们的想法进行。要学会在沉默中接受微不足道的挫折，培养沉默寡言的品质，通过更加刻苦的努力来化解自己的怨言，让周围的人不会被你们的抱怨之尘困扰。与其他任何职业相比，医学从业者可以更好地诠释第二大教训，即我们的存在不是要尽可能为自己谋利，而是为了努力让他人的生活变得更幸福。[4] 这就是基督经常重复的训诫精髓："为己得到生命的，必将失去生命；为我失去生命的，必将得到生命。"[5] 如果这代人能够认真接受上述教诲，那么世界上的痛苦与

1　原文意思是"先生，你是本杰明支派的封印者"。来自英国剧作家与诗人本杰明·琼森（Benjamin Jonson，约 1572 年 6 月 11 日—约 1637 年 8 月 16 日）。琼森的艺术对英国诗歌和舞台喜剧产生了持久的影响。这句话的意思是属于他的朋友。与《启示录》（7:4-8）相呼应。

2　《早餐桌上的独裁者》（*The Autocrat of the Breakfast-Table*）是老奥利弗·温德尔·霍姆斯的散文集。这些散文集最初发表在 1857 年和 1858 年的《大西洋月刊》上，之后以书籍的形式被收集起来。

3　出自美国浪漫主义诗人约翰·亨特（John Hunter，1837 年—1900 年）的作品《我的书房窗户》（*My Study Windows*）。在书中，亨特探讨了他对诗歌、小说、历史和哲学的看法，同时也谈到了他对美国政治和社会的看法。

4　奥斯勒爵士在《医生与护士》一章中提到，我们在此是为了奉献，而不是从生活中索取。

5　出自《马太福音》（10:39）。

不满定会减少。没有任何人能比你们更有资格去体验这个教训。行医是一门艺术而非交易，是一种使命而非生意，这项使命会让你们的心灵与头脑同样得到锻炼。你们工作中最具价值的部分通常与用药无关，而是涉及强者对弱者、正者对邪者、智者对愚者的影响。作为值得信赖的家庭顾问，父亲会带着其焦虑，母亲会带着其隐痛，女儿会带着其困扰，儿子会带着其鲁莽来找你们。你们所从事的工作有超过三分之一会被铭刻在其他人的生活里。勇气与乐观不仅会带你们走过生活中的坎坷，还能让你们给心灵脆弱的人带去安慰与帮助，并将在你们像托比叔叔一样不得不"吹口哨以免哭泣"的悲伤时刻安慰你。[1]

你们将学到的第三项教训可能难度最高。高尚生活的法则只有通过爱，也就是仁慈来实现。[2] 许多在日常生活中充满善意的医生，可能会对同事尖酸刻薄或心存不满。对同行缺乏仁慈是最容易困扰你们的罪孽。由于医学实践中个人因素的影响极大，每个地方都有很多人在闲言碎语，以至于我们在工作中不可避免的疏忽都会成为被谩骂、谎言与诽谤攻击的目标。医界同行之间没有任何理由引起不和与分歧，而避免麻烦的唯一方法就是遵循两项简单的规则。从你们开始行医的那一天起，决不在任何情况下听信诋毁同行的传言。而当出现任何争端或麻烦时，要在太阳落山之前坦率地交流，你们即可获得一位兄弟与朋友。你们可能认为这做起来很容易，然而事实远非如此；没有比这更艰难的斗争了。虽然理论上似乎没什么困难，但是当具体问题出现激化时，[3] 琼斯夫人在一旁煽风点火，声称J医生曾私下揭露了

1　劳伦斯·斯特恩（Laurence Sterne，1713年11月24日—1768年3月18日）是一位盎格鲁-爱尔兰小说家与英国圣公会牧师。托比叔叔出自其作品《项狄传》(*The Life and Opinions of Tristram Shandy*)。

2　出自《马可福音》（12:30）。《哥林多前书》（13:13）。

3　指的是具体的问题仍然困扰着人们，难以消除或者忘记。

你们的重大失误，你们的心态肯定是宁愿看到他在炼狱里也不愿意主动寻求和解。等到你们的审判日来临，再想起我说过的话。[1]

最后，请允许我对听众中的年轻从业者说几句话。你们的活动将随着时代变迁而蓬勃发展，新世纪为这所学校、这座城市和我们的国家带来了祥瑞开端。你们继承了一种高贵的传统，它并非源自你们个人的努力，而是由一代又一代的前辈铸造，他们为了人类的苦难无私奉献。虽然已经完成很多，但是还有很多要做；如今前路已开，医学科学发展的可能性似乎没有极限。作为全科医生，除了在实际应用中，你们不会与此有太大关系。你们的职责更高尚且更神圣。不要想着点灯照亮别人，让大家看见你们的善行；[2]相反，你们属于那支默默耕耘的劳动者大军，包括来自世界各地的医生、牧师、修女与护士。他们不争斗，不呼号，街上也听不见他们的声音，[3]但他们肩负着在悲伤、需要与疾病中给予安慰的神圣使命。就像普鲁塔克所说的理想妻子那样，[4]最好的医生通常最不为人所知。但时至今日，在炉火炽热的光芒照耀下，[5]心无旁骛地工作越来越难。对于你们这些默默无闻的劳动者来说，无论是在村落与乡镇、大城市的贫民窟、矿区与工业重镇，还是在富人的豪宅与穷人的小屋，你们都被赋予了一项更加艰巨的任务，即用自己的生命诠释希波克拉底的学习、智慧、人性与正

1　在《神曲》中，主人公但丁穿越地狱、炼狱和天堂，目睹了许多灵魂的审判和惩罚，其中有一些类似的警告和预言。

2　出自《马太福音》（5:16）："让你的光芒照在人前，让他们看见你的善行。"

3　出自《马太福音》（12:19）。

4　根据普鲁塔克的说法，理想妻子"应该谦虚谨慎，不要在外人面前说什么，因为这样会暴露自己；从她的谈话中可以看出其感情、性格和倾向"。

5　出自丁尼生作品《国王的田园诗》。这里的意思是行医受到更多的社会监督。

直的标准。[1] 学习，让你们在实践中运用我们行业中已知的最佳方法，并且智慧这种无价天赋也会跟随你们的知识增长同步提升，以便所有人都能在任何时候、任何地方得到专业有效的帮助。人性，让你们在日常生活中展现出对弱者的温柔体贴，对苦难者的无限怜悯，以及对所有人的宽厚仁爱。正直，让你们在任何情况下都忠实于自己，忠实于自己的崇高使命，忠实于自己的同胞。

1　希波克拉底誓言仍然是当今医生的医学伦理基础。宣誓文本分为两个主要部分。第一部分规定了医生对学生的义务和学生对老师的义务。在第二部分中，医生保证根据自己的能力和判断，给出有益的治疗方法并避免造成伤害。最早提到这份誓词的是公元1世纪罗马皇帝克劳狄一世身边的一名罗马医生。1804年，蒙彼利埃医学院首次使用希波克拉底誓词全文作为毕业生的誓词。

固定期限

尽管失去很多，但仍留存不少。[1]

《尤利西斯》，丁尼生

　　由于这是我作为大学成员出席的最后一次公开活动，因此我非常高兴能有这个机会表达我心中油然而生的感激与悲伤，感激的是你们给予了我十六年非常美好的生活，悲伤的是我日后将无法再与你们一起分享。我既没有遭受岁月的摧残也没有经历疾病的困扰，你们可能会好奇，是什么动机促使我放弃如此有影响力与重要性的职位，离开如此投缘的同事、如此忠诚的伙伴与学生，离开这个我有如此多热情的朋友，以及对我高度赏识的国家。你们最好还是保持这种好奇的心态。毕竟谁又能完全理解别人的动机呢？你们总能理解自己的想法吗？我可以做一些解释，但不是为自己开脱。在经过多年的辛勤工作后，当一个人的精力开始衰退，感到需要更多闲暇的时候，那些使人

1　出自丁尼生作品《尤利西斯》（ *Ulysses* ）。表达了虽然时间会带走许多事物，但是人类的意志与精神将永久存在的思想。

们成为现在这样的条件与环境，将其性格和能力塑造为对社会有益的事物，也会对他们产生更多的需求。当东方的呼唤来临时，[1]它会以各种形式传达给我们所有人，并且将随着我们年龄增长越来越响亮，它有时可能会像对以利亚的召唤一样，[2]不只是一天的耕作，而是一生的工作，离开朋友、亲戚甚至是父母，去一个新的领域开始新的工作。或者，更幸福的是，如果呼唤像吉卜林故事中的普兰·达斯那样到来，[3]不是让人去从事新的劳作，而是过上一种"私密、静默、平和、沉思"的生活。[4]

我的离开揭示了大学生活中的几个问题。首先可能会有人问，教授团队的新陈代谢是否足够活跃，人员更迭是否足够频繁？失去一位教授难道不能为大学带来前进的动力吗？之所以我们这里很少有人离职，是因为这所大学深受人们爱戴，并且在回顾它的历史时，我没有看到任何人的离开对大学构成了严重冲击。令人感到奇怪的是，在一个庞大的体系中，个体价值是多么卑微。一个人可能已经创立了一个学系，并且已经获得当地或业界的认可；不仅如此，他的精神与道德品质可能具有特殊的价值，他的离去可能会留下一道伤痕，甚至是一道难以弥合的伤痕，但是这种情况不会持续很久。我们习惯于这个过程的人都知道，整个生物体对此的感受微不足道，就像一个群体从大型苔藓虫上分离，或是蜂王带领一群蜜蜂迁移到新巢。[5]这并不总是一场灾难，它往往也是一种解脱。当然，对于少数人来说，个体的失

1　出自《列王纪上》（17:2-3）。

2　根据《列王纪》，以利亚是一位先知和奇迹创造者。在他升天之后，其门徒和最忠实的助手以利沙接替了他。

3　出自约瑟夫·鲁德亚德·吉卜林作品《普伦·巴加特的奇迹》（*The Miracle of Purun Bhagat*）。普兰·达斯（Puran Das）在退休后过上了一种安逸且富有的生活。

4　出自约翰·弥尔顿作品《复乐园》（*Paradise Regained*）。

5　原文用的是 after a swarm（分蜂）。分蜂一般在春季发生。蜂王率领蜂群的部分成员迁移，将王位让给另一只蜜蜂。

落感会非常明显。对于我们大多数人来说，与同事建立互信的能力得到了加强，而有些人会意识到诗句中蕴含的苦涩：

> 唉！我们对他的爱只留下悲伤
> 仿佛它们从未真正存在过一样。[1]

但是对于教授本人来说，这些离别属于他自己选择的生活。就像马修·阿诺德诗中的主人公一样，[2]他知道自己的内心不是为"长久之爱"而造。[3]变化是他生命的本质，每年都会来一批新学生，每隔几年都会来一批新助理、新同事来替代那些被调往其他领域的人。在任何充满活力的学系中，人际环境都没有持久性或稳定性。这里面存在一种悲伤的成分。一个人只须进入你的生活几年，你就会在情感上产生依恋，对其工作与幸福关怀备至，也许你会像父母一样爱他，但他最终还是会扬长而去！给你留下一颗受伤的心。

可能会有人问：我们作为教授是否不应在一个地方待得太久。我无法理解一些为人师表的榜样，即便在其他方面是贤达与正直之士，也会有勇气在同一个位置待上25年！对于一个思想活跃的人来说，在一所大学里待得太久容易滋生自满，导致他的视野狭窄，助长地方主义精神，并且加速衰老。这所机构的惊人成功在很大程度上取决于学校汇聚了一群自由的知识分子，[4]他们在当地没有关系，他们的行动不受限制，他们不会固守某种特定的地区利益，但是他们会忠诚于自

---

1 出自珀西·比希·雪莱作品《阿多尼》第21节第1—2行。

2 指的是古希腊哲学家恩培多克勒，出自马修·阿诺德作品《埃特纳山上的恩培多克勒》第二幕。

3 出自马修·阿诺德作品《告别》（*A Farewell*），第5节第2行。

4 原文的轻骑兵（light-horse）是指一些文化、知识或思想上的精英分子，其本身并没有特定的地域束缚，可能来自不同的地方。这个词的使用比较抽象，可能与特定的历史、文化或时代有关。

己从事的工作。[1]而这应该是警醒的教授们所应该具备的态度。就像圣保禄更喜欢无依附关系的传教士，只有这样他才能在传播福音时更加自由。因此为了高等教育的整体利益，大学校长应该鼓励教职员工具备适度的游学精神，[2]即使在某些情况下这看似会带来一些负面影响。一家组织良好的学院信托基金可以安排教师轮岗，而这种方式将在各个方面提供最鼓舞人心的动力。如果我们长期停留在同一领域，思想就会变得陈旧与贫瘠。当一个人来到新领域、新环境与新同事中时，他就会获得一种可能持续长达数年的激励。此外，教师之间的国内外交流也证明大有裨益。例如，特恩布尔讲座是多么令人振奋啊。[3]最近大学协会在这里召开过会议，而由它来安排教师交流非常合适。甚至偶尔"交换"一下学院院长也可能对收支有益。今年从耶拿调来的库根教授讲授历史课，[4]就是说明这项计划价值的一个成功案例。学校可以组织一个国际大学交流平台来促进这项工作。如果能回到教授们自由漫步欧洲的中世纪，或重返古希腊教师的辉煌年代该有多美妙！正如恩培多克勒所歌颂的那样：

那些巴门尼德的时代是多么美好啊！

当我们年轻时，我们可以在意大利

1　原文 vigilant professoriate 的含义可能是指教授们应该保持谨慎和警惕，不断探索新的思想和观点，以确保知识的创新和进步，而不只是满足于传统和已有的思想观念。

2　指的是人们可以在不同的领域和项目中工作，以获得更多的经验和知识，同时也可以将这些经验和知识带回到他们所在的学术机构，从而提高整个学术机构的水平和影响力。

3　指的是珀西·特恩布尔诗歌纪念讲座（Percy Turnbull Memorial Lectureship on Poetry）。该讲座由美国小说家弗朗西斯·哈伯德·利奇菲尔德·特恩布尔（Francese Hubbard Litchfield Turnbull，1844 年 5 月 23 日—1927 年 2 月 28 日）及其丈夫劳伦斯·特恩布尔共同成立，旨在纪念他们意外去世的儿子（Percy Graeme Turnbull，1878 年—1887 年）。该系列讲座迅速确立了自己的地位，成为美国首屈一指的讲座之一。

4　弗里德里希·威廉·爱德华·库根（Friedrich Wilhelm Eduard Keutgen，1861 年 7 月 28 日—1936 年 9 月 30 日）是一位德国历史学家。

所有城市中找到像我们这样的朋友。

当我们满心欢喜地加入你们的队伍

你们这些太阳女神正走在真理路上。[1]

　　我特别想向年轻人强调早期专注逍遥学派哲学的益处。[2] 一旦你们长出恒牙，就应该考虑改变，离开照顾自己的保育员，摆脱之前老师的束缚，在新环境中寻求新联系。如果可能的话，你们应该找到一个拥有某种自由与独立的环境，而不是等待一个几乎与自己导师平起平坐的位置。一所规模较小、设施简陋、学生众多且研究机会有限的学校，或许正是激发潜在与可能未被发现的天赋所需，这会让你们在逆境中也能够完成他人在顺境下都无法实现的任务。对于年轻人的学术生涯来说，只有一种高度敏锐活跃的身心状态才能预防罹患以下两种可怕的疾病。其中一种罕见的身体状况被称为幼稚症，[3] 在这种情况下，青春期没有按照预定时间到来，或者一直推迟到 20 岁或更晚，患者在此过程中出现发育不全，表现为幼稚的思维、外貌与体征。相比之下，精神幼稚症更为普遍。这是一种公认的疾病，就像营养不足可能导致青春期身体发育失败一样，长期故步自封也会导致思维变得僵化甚至幼稚。当然，比这更糟糕的情况也可能发生。一种罕见但更特殊的身体状态就是早衰症，[4] 在这种情况下，人们就像被某位

1　出自马修·阿诺德作品《埃特纳山上的恩培多克勒》第二幕。太阳女神用来比喻哲学家拥有高尚的品德与纯洁的思想。

2　"逍遥派"或"逍遥学派"指的是一种哲学思想，源于古希腊哲学家亚里士多德的学派。这个学派也叫作"漫步派"，因为亚里士多德经常在公园和学校周围漫步讲学而得名。该哲学思想强调经验主义和实证观察，认为人们应该通过亲身经历和实践来获得知识和智慧，并追求实用的哲学和人生方式。

3　指的是身体发育过程中某些方面的停滞与不全，导致成年人具有类似儿童的外貌与行为特征。

4　早衰症（Progeria）是一组导致个体比正常年龄衰老得更快的疾病，导致患者看起来比他们的实际年龄更老。

邪恶仙女的魔杖触碰，孩子不会停留在婴儿期，而是跳过青春期、成熟期和成年期，直接进入衰老期，十一二岁看起来就像个微型提托诺斯，[1]"相貌丑陋且身体虚弱"，[2]满脸皱纹且矮小畸形，似乎是他玩具中的一个小老头。任何人若想让自己的精神生活与身体所经历的阶段相匹配，都需要付出极大的努力。有多少人的思想能够达到青春期，又有多少能够进入青少年期，还有多少能够跻身成熟期！由于获取知识的方式不当，因此精神幼稚症普遍存在，而这种情况着实令人悲伤。早衰症在大学里是一种可怕的顽疾。差不多每所学院都会出现一两例精神幼稚症，正如某些瑞士山谷里的水会引发克汀病一样，某些特定的饮食习惯也会导致精神发育障碍。我曾经见过全体教职员工均受到影响的情况。早衰症患者本身的外表与性格无可厚非，但是这种人精神贫乏，视野狭窄，完全无法汲取当今世代的新思想。

与许多其他疾病一样，预防要比治愈更容易，而且，尽早改变环境与饮食习惯，[3]可能会对先天或后天倾向产生很大作用。早期阶段可以通过在柏林或莱比锡的大学浴场长期疗养来缓解，[4]或者在适当的时机将年轻人的饮食习惯从美英改为法德口味。这不是人的过错，而是制度的问题。由于各教派认为每个州均应设有自己的教育机构，[5]这种狭隘的观念导致学院派幼稚症过于盛行。设施完善的州立大学提供了

---

1 提托诺斯（Tithonos）是古希腊男性神话人物之一。他受到女神厄俄斯的宠爱，遂成为其情人与重要伴侣，被许以永远不死，但一直衰老，最后变成蝉。

2 出自丁尼生作品《提托诺斯》（*Tithonus*）。

3 饮食习惯指的是教育体系。

4 原文的浴场指的是沐浴疗法。在 19 世纪和 20 世纪早期，这些浴场被认为是治疗各种疾病的有效手段之一，因为它们提供了清洁、温暖和放松的环境，同时也可以提高身体的免疫力。这里是比喻德国和法国的教育环境，意味着那里的教育环境能够帮助年轻人更好地发展和成长。这种比喻可能来源于古希腊时期的浴场文化，那里是人们集会、交流和分享知识的场所。

5 在 19 世纪末 20 世纪早期，美国的大学教育往往与宗教密切相关，许多大学由教会创办和资助。因此，这些大学通常受到特定宗派的影响，这也促使其他教派创立自己的教育机构。这也是本段文字中提到的"教派"概念的来源。随着时间的推移，美国的大学系统变得更加多元化和世俗化，宗教的影响逐渐减弱。

更自由的环境与更好的饮食，它们已被证明是对抗这种幼稚症的快速而合理的方法。

我并没有将这种对变革的渴望局限于教师。技术学院的学生应该尽早开始其游学之旅，[1]而不是推迟到他获得硕士或博士学位之后。在同一所学校住上四年容易导致思想偏见和心理散光，并且这种情况在日后可能永远无法纠正。一个主要的困难是学校课程缺乏协调性，但时间会解决这个问题，一旦开始并受到鼓励，优秀的学生将在母校之外学习一年甚至两年。

接下来，我将要大胆地触及另一个颇为敏感，但在大学生活中具有无限重要性，且在这个国家尚未得到解决的问题。我指的是教师的服务期限或年龄限制。除了一些私立学校，我不知道有哪些机构规定了服务时间或工作年限，例如伦敦的某些医院规定了二十年的服务时间，或者规定了一定的工作年限。聘任教授通常会按照一句古老的格言进行。按照旧时的传统，聘任教授通常采取的是"终身制"。[2]对于我们年轻的大学来说，[3]所有教授同时变老是一件非常严峻的事情。在一些地方，只有流行病、时间限制或年龄限制才能挽救这种局面。我有两个被自己的朋友们熟知的执念，此类无害的执念有时会让他们感到厌烦，然而它们与这个至关重要的问题直接相关。我的第一个执念是四十岁以上的人相对无用。[4]这种说法可能会令人震惊，但如果仔细阅读世界历史，就可以证明其真实性。如果将人类在行动、科学、

1　原文"Wanderjahre"是一个德语词汇，字面意思是"漫游年"，指的是在完成教育（尤其是在德国大学文化背景下）之后进行旅行和探索的阶段。

2　指终身或在保持良好品行期间拥有某一职位。这意味着一旦教授被聘用，他们可以一直担任该职位，直到他们自愿辞职或因为犯了严重错误而被撤职。

3　指刚刚建立不久，还没有形成稳定师资队伍、教学资源和科研体系的大学。

4　奥斯勒在《教师与学生》中提到：正是这种心理弹性的丧失，使得四十岁以上的人接受新生事物的速度如此缓慢。

艺术与文学方面的成就相加，然后减去那些由四十岁以上的人所做的贡献，虽然我们会错失巨大财富甚至是无价之宝，但我们的社会实际上仍然会停留在今天的状态。很难找到一个伟大而影响深远的思维征服，[1]不是由一位年轻有为之人赋予天下万物的。世间各种有效、有影响、有生命力的工作，均是在二十五岁至四十岁之间完成的。这十五年是人们思考或创造的黄金时期，在这个阶段，思维储备保持着平衡且信用记录始终良好。在医学的科学与艺术领域，年轻或相对年轻的人取得了每一次重大进展。对于维萨里、哈维、亨特、比沙、雷奈克、菲尔绍、李斯特与科赫来说，他们在进行划时代的研究时，本身正值青春年华的岁月。将古语换个说法就是，[2]三十岁道德清醒，四十岁精神充实，五十岁灵性睿智，否则将一事无成。年轻人应该得到鼓励和有尽可能多的机会来展示自己的才华。如果说这所大学的教授们有什么感到自豪的地方，那就是他们与年轻同事之间的这种情谊与合作。实际上，在很多学系里，特别是在我的部门中，年轻同事们承受了大部分工作压力。而这就是那些已经过了人生巅峰时期，不再是创造性因素的教师的主要价值所在，他们可以像苏格拉底对泰阿泰德那样扮演助产士的角色，并判断年轻人的想法到底是虚假的幻象还是高贵的真身。

我的第二个执念是，六十岁以上的人百无一用。人们如果按照惯例在这个年龄停止工作，会让商业、政治与职业生涯受益良多。多恩在其作品《论生死》中告诉我们，根据某些明智国家的法律，六十岁以上的人会被从桥上推下。在罗马，这个年龄的人不能参加选举，由于到元老院需要通过桥梁，而年纪大了就不允许到那里，因此他们被

1　思维征服（conquest of the mind）也可以被解释为超越自我，追求更高层次的精神体验与境界的过程，指的是人们在科学、哲学、文学、艺术等领域取得的巨大成就。

2　出自乔治·赫伯特作品《格言集》（Outlandish Proverbs）。

称为德波塔尼。[1] 在那部引人入胜的小说《固定期限》中，[2] 安东尼·特罗洛普讨论了回归这种古老习俗在现代生活中的实际优势。该小说的故事情节围绕着一项与众不同的学院计划展开，即六十岁退休的人们在用氯仿平静离世前进行一年的沉思。[3] 对于任何一位像我这样逐渐接近极限的人来说，如果他们仔细研究了七八十岁时可能遭受的灾难，尤其是想到自己不知不觉延续了许多罪恶并且可以逃避惩罚时，就会发现这种计划也许会带来不可估量的益处。正如所有重大进展都是来自四十岁以下的人一样，世界历史也表明，很大一部分罪恶均可以追溯至六十岁以上的人身上：例如几乎全部政治与社会的重大错误，所有粗制滥造的诗歌，绝大多数糟糕的画作，大部分滥竽充数的小说，许多低劣的布道与演说。不可否认的是，偶尔会有一位六十多岁的人，他的思维就像西塞罗所说，不受身体机能衰退的影响。[4] 这样的人已经掌握了赫尔米普斯的秘密，[5] 那位古罗马人感到银绳正在松开，[6] 于是切断了与自己同龄人的联系，然后让自己与年轻人为伍，融入他们的娱乐与学习，通过年轻人的气息滋润，他得以活到一百五十三岁。这个故事确有道理，因为只有那些与年轻人生活在一起的人，才能对世界上的新问题保持新鲜的看法。教师的一生应该分为三个阶段，二十五岁之前学习，四十岁之前调研，六十岁之前工

1　德波塔尼（Depontani）是一个古罗马时期的词语，指的是那些年龄已经太大，不能再进入城市中心的人。

2　安东尼·特罗洛普（Anthony Trollope，1815 年 4 月 24 日—1882 年 12 月 6 日）是一位英国维多利亚时代的小说家。1882 年，安东尼·特罗洛普撰写了《固定期限》（The Fixed Period）这部反乌托邦小说。《固定期限》的故事发生在一个位于新西兰附近的虚构岛屿，这里将安乐死作为解决老年人问题的根本方法。

3　氯仿曾经作为麻醉药得到广泛使用。

4　指人们的思想或智力水平不受身体衰老的影响。

5　赫尔米普斯（Hermippus，约活动于前 5 世纪前后）是一位独眼雅典作家，他创作了《旧喜剧》，在伯罗奔尼撒战争期间名声大噪。赫尔米普斯的秘密是，通过与年轻人相处来保持生命的活力。

6　出自《传道书》（12:6）。银绳代表了连接身体与灵魂之间的纽带。这句话通常用来指代死亡的时刻。

作。到了这个年龄，我希望他能以双倍津贴退休。由于我自己的时间已经越来越短，因此对安东尼·特罗洛建立学院与使用氯仿的建议是否可行有些怀疑。（为了公众的利益，我可以说，对于一位女性，我会建议采取完全不同的计划，因为在六十岁之后，她对于同性的影响可能最有帮助，特别是如果辅以帽子与披肩等那些迷人的配饰。）[1]

二

对于约翰斯·霍普金斯基金会来说，目前这个场合为我们提供了一个机会，可以谈谈它在医学领域做了哪些工作，以及在未来可能为医学做出什么贡献。约翰斯·霍普金斯医院组建于一个恰逢其时的年代，当时医学界终于意识到了自己的责任，一流大学已经开始认真对待医学教育，公众逐渐获悉科学研究疾病的重要性，以及训练有素的医生在社会上的优势。对于这样的大型机构来说，犯下严重的错误非常容易。在有些情况下，大额遗赠从一开始就徒劳无功；但是在教育机构的历史上，很难找到比约翰斯·霍普金斯大学更成功的案例。它不只是一家种子农场，它更像是一座真正的苗圃，为全国各地提供插条、嫁接、幼枝与秧苗。在这个听众席上，无须赘述董事会与吉尔曼先生在二十五年里做的贡献，[2]他们的功绩在各个学院中广受赞誉。但我必须向那些规划这家医院的智者致敬，他们拒绝按照传统建立一家服务贫穷患者的城市慈善机构，而是让它与一所大学建立紧密的有机联系。我不知道是谁直接促成了霍普金斯先生的遗嘱，即在条款中规

1　三角形女用薄围巾或三角形披肩（fichu）。

2　丹尼尔·科伊特·吉尔曼（Daniel Coit Gilman，1831 年 7 月 6 日—1908 年 10 月 13 日）是一位美国教育家与学者。他担任过加州大学伯克利分校的第二任校长、约翰斯·霍普金斯大学的第一任校长以及卡内基研究所的创始主席。吉尔曼在约翰斯·霍普金斯大学担任了 25 年的校长，他在 1876 年的就职典礼被称为"美国研究生教育的起点"。

定医院应成为医学院的一部分，并且医院将是一所研究与治疗疾病的机构。或许是创始人自己提出了这个想法，但我一直认为弗朗西斯·金对此功不可没，[1]因为他对这个问题有着坚定且明智的信念，并在他有限生命的最后几年将其付诸实施。作为医院董事会的第一任主席，他自然而然地为制定该机构的政策付出了很多心血，想起他总是乐于合作的热忱与支持就会令人欣慰。遗憾的是，在短短的几年里，原董事会的所有成员均已作古，作为最后一位原董事会成员，科纳先生在几周前刚刚去世，[2]而他对这项事业一直矢志不渝。他们为这座城市做出了巨大贡献，他们的名字应该被永远铭记在心。其中特别要提到的是多宾法官与詹姆斯·凯里·托马斯，[3]他们为解决医学院所面临的问题做出了不懈努力，而早期的工作人员都非常感激他们的无私奉献。约翰·肖·比林斯一直担任董事会的资深顾问，我们在工作中都向他寻求忠告与意见，其影响力比我们通常所见的要更加深远强大。我们要感谢纽维尔·马丁、伊拉·雷姆森与威廉·亨利·韦尔奇，[4]因为他们不仅制订了非常出色的医学预科课程计划，并且还在医院向患

---

1 弗朗西斯·汤普森·金（Francis Thompson King, 1819 年 2 月 25 日—1891 年 12 月 18 日）是一位美国商人，约翰斯·霍普金斯大学与医院的董事会成员。霍普金斯于 1873 年去世后，金与弗朗西斯·怀特和查尔斯·格温一起担任霍普金斯遗产的执行人，他投入了大量的精力来处理霍普金斯先生的遗赠。

2 乔治·华盛顿·科纳（George Washington Corner, 1821 年 2 月 11 日—1905 年 1 月 20 日）是一位美国商人，约翰斯·霍普金斯医院董事会早期成员之一。

3 乔治·华盛顿·多宾（George Washington Dobbin, 1809 年—1891 年）是一位美国律师、法官、马里兰历史学会创始成员与业余摄影师。他也是约翰斯·霍普金斯大学与医院董事会早期成员之一。

詹姆斯·凯里·托马斯（James Carey Thomas, 1833 年—1897 年）是一位美国外科医生，约翰斯·霍普金斯大学董事会成员。

4 亨利·纽维尔·马丁（Henry Newell Martin, 1848 年 7 月 1 日—1896 年 10 月 27 日）是一位英国生理学家，也是奥斯勒在约翰斯·霍普金斯大学的同事。

伊拉·雷姆森（Ira Remsen, 1846 年 2 月 10 日—1927 年 3 月 4 日）是一位美国化学家。1901 年成为约翰斯·霍普金斯大学第二任校长，1902 年任美国化学学会会长，1907 年—1913 年任美国国家科学院主席。

者开放前确立了科学工作的目标。作为他们辛勤努力的成果，目前这个卓越的医学教育计划版本，充分体现了经典、科学与文学内容。

大约在十六年前的这个时候，金先生、比林斯博士、韦尔奇医生与我本人就医院的开业问题进行了多次协商。我已经在 1 月 1 日得到任命，但是当时还没有离开费城。通常情况下，组建大型机构到了最后关头往往颇为棘手。在拖延了一段时间后，整件事情被委托给吉尔曼先生，他成为代理院长，几个月后，一切准备就绪，医院于 5 月 7 日正式开业。我非常高兴地回想起自己与吉尔曼先生的合作。这既是一种教育，也是一种启示。我以前从未遇到过像吉尔曼先生这样乐于克服困难的人。但是我在此不打算谈论那些快乐的时光，以免影响我撰写医院成立初期内部历史的故事。

在医院成立之时，美国医学界面临的两大问题是：首先，如何为学生提供适当的教育，换句话说，如何赋予为他们提供与学术职业尊严相称的文化、科学和艺术；其次，如何使这个富强的国家成为医学科学的贡献者。

在美国医学史上，1893 年医学院开办时的条件可谓独一无二。如果我们效仿其他知名院校的做法，以入学考试确保人们接受过普通教育，那么这将是一件轻而易举的事情，但加雷特小姐的慷慨捐赠使我们能够说，[1]不！我们不需要大量文化水平差强人意的学生；我们更倾向于那些在预科阶段接受过科学培训，并且还掌握了对现代医生最有用语言的精英。这是一项尝试，我们预计至少在八年或十年内，每

---

1 玛丽·伊丽莎白·加雷特（Mary Elizabeth Garrett，1854 年 3 月 5 日—1915 年 4 月 3 日）是一位美国女权主义者与慈善家。她帮助成立了美国约翰斯·霍普金斯大学医学院的女性学生计划，使得女性可以获得与男性相同的医学教育。加雷特还在约翰斯·霍普金斯大学医学院担任董事会成员，并在社区医院和医疗中心的建设方面发挥了重要作用。她的影响力也为其他女性进入医学领域打开了大门。

年只招收二十五或三十名学生。正如通常的情况一样，国家比我们预想的更能满足我们的要求，医学院的招生人数在不断增加，已经接近我们能够承载的极限。在入学前完成文理科预科的做法已被哈佛大学效仿，而哥伦比亚大学也计划采用类似的入学要求。虽然这并非所有学院均必须采取的措施，但入学考试的严格程度已经得到普遍提高。在我们开始这项工作之前，美国已经在医学科学教学上进行了重大改革。各地的实验室工作已经在一定程度上取代了讲座，并且还组织了生理学、病理学和药理学的实践课程。然而，我们不应忘记的是，作为约翰斯·霍普金斯大学的第一位生理学教授，纽厄尔·马丁引入了生物与生理学实践课程。[1] 学校的迅速发展促使我们建立了独立的生理学、药理学与生理化学大楼，而它们与解剖学系所配备的设施足以满足教学需求。至于病理学、卫生学和实验病理学的需求，现在不是谈论这个问题的场合。可以这样说，对于以科学教学为基础的医学实践，这所学院的教学条件处于一流水平。

事实上，医学院科学教学水平在过去二十年里迅速提高是最显著的教育特点之一。[2] 即使是规模较小且缺乏经费的学院也能提供出色的细菌学与病理学课程，[3] 有时还会涉及难度更大的实用生理学课程。但是，这些特殊课程的需求和必要已经使私立学院的资源被消耗殆尽。这种新型教学方法的费用是如此之高，以至于整个班级的学费均被实验室吞噬。其结果是，旧式的私立学院不再是有利可图的投资，特别是在美国北部地区，情况更不如意。幸运的是，它们正在被迫与

1　亨利·纽厄尔·马丁（Henry Newell Martin, 1848 年 7 月 1 日—1896 年 10 月 27 日）是一位英国生理学家。他是约翰斯·霍普金斯大学任命的第一位生理学教授，其工作为约翰斯·霍普金斯医学院的建立奠定了基础。

2　科学教学指的是在教育过程中，将科学知识、方法和技能传授给学生的过程。

3　指的是那些提供医学课程的私立学院。

大学建立更紧密的联系，因为私营企业获得适当的捐赠并非易事。

学生教育中的最大挑战在于第三部分，即将理论知识转化为实践操作的能力。在过去，当一名年轻人成为某位全科医生的学徒时，他有很好的机会去学习粗糙但实用的技艺，并且这个体系培养出了许多自立与睿智的人。后来，随着医学院的增多和它们之间竞争的加剧，出现了两年制课程。半个世纪以来，它就像是医学界的祸患，阻碍了这个行业的发展，不仅使滥竽充数之人遍布队伍，还直接促成了公众之中的各种庸医、骗术和欺诈行为。这种情况大约在三十年前开始改观，现在全美几乎没有一所学院不开设四年制课程，它们都在努力摆脱传统的桎梏，并以合理的方式教授理性医学。但是，要让医学生掌握实践技能非常困难。例如，教会他有关肺炎的全部知识并不难，包括它在冬春季如何流行，它一直以来是多么致命，还有所有关于细菌的特性，以及对肺部与心脏的影响。他可能会变得博学多才，对这个问题有深刻的了解，但是如果让他来到一位患者身边，那么他或许不知道哪侧肺受到累及，也不知道该如何发现问题，即便是他找到了症结所在，他可能拿不准是在患侧贴冰袋还是敷膏药，是采用放血疗法还是给与鸦片制剂，是每小时给一次药还是置之不理，而他可能对症状的吉凶没有丝毫概念。其他全科医生所需的实践技能也是如此。学生可能对于腕骨的一切了如指掌，事实上，他可能在口袋里装了一套腕骨标本，知道骨骼的每一个表面、突起与结节，他可能已经解剖过几十只手臂。然而，当他为在冰上摔倒造成腕部骨折的琼斯夫人诊疗时，他可能都不知道科利斯骨折与波特氏骨折有何区别，至于如何按照规范处理骨折，他可能完全没有基本概念，因为他从未见过一例患者。或者他可能被叫来应对那些可怕的家庭悲剧，即突发紧急事件，例如孕妇在家分娩时遇到并发症，或儿童在家发生严重意外事故等，但是这需要技能、技巧与勇气，那种胸有成竹的勇气。如果他没有在产科病房工作过，如果他没有接受过实践训练，如果他未曾得到每个医学生应有的机会与权利，那么他可能会在关键时刻一败涂地，一条或两条生命可能会随着无知逝去，而这种状态通常无法预见或无法控制。到目前为止，约翰斯·霍普金斯医院最伟大的贡献是，向美国医学界与这个国家的公众展示了应该如何指导医学生掌握医术。之所以我将其放在首位，是因为它是最需要的课程；之所以我将其放在首位，是因为它是最好的激励示范；之所以我将其放在首位，是因为在这个国家的历史上，医学生从来没有能够作为医院整体的一部分，以及病房工作的重要成员在医院生活和工作过。在说这句话的时候，我绝非间接贬低同行在其他地方完成的非凡工作。但是，讲堂诊所、病房与药房授课只是医学教育的次要替代品，医学生自己应该作为医院人力资源的一部分协助医院工作。他不应坐在讲堂诊所的长凳上观察肺炎病例，而是日复一日、每时每刻跟踪患者的治疗过程；他将时间安排得井井有条，以便自己能按计划开展工作；他观察与研究类似的病例，使疾病本身成为其首席教师，他了解疾病不同的阶段与变化，就像在活体中描述的那样。在经验丰富的教师指导下，他学会了何时采取行动，以及何时保持克制，他在无意中掌握了实践原则，同时摆脱了"机械式"思维方式，[1] 而这是医生治疗疾病的大忌。同样的教学方式也适用于其他医学分支。他由此获得了第一手的知识，如果他具有足够的洞察力，就可成为拯救患者的良医。所有这些都是通过明智的决策实现的，即医院应该成为医学院的一部分，并且理应成为高年级学生的学院。此外，他们并非被默许参与其中或者通过非正规途径

1　原文用的 Nickel-in-the-slot 是一个起源于 20 世纪初的短语，指的是一种投币式自动售货机，主要提供一些廉价的商品。此外，它还有着即时满足和撞运气的意思。

进入，而是作为高效完成工作的重要辅助力量受到欢迎。公众对与医学生实践教育相关的所有问题极为关注。聪明睿智且学识渊博的医生对于社区来说难能可贵，[1]值得我们为医学院与医院提供丰厚的捐赠支持。就个人而言，我对参与组织约翰斯·霍普金斯医院医疗诊所，以及引入传统实践教学方法感到无比自豪。我无须现在准备墓志铭，当然也没必要急着安排，只是希望将来写上我曾经在病房里为医学生授课，因为我认为这是我所从事的最有用、最重要的工作。

第二个大问题则更为棘手，因为它与一个相对新兴国家的增长与扩张紧密相连。多年来，美国一直是世界科学市场上最大的借贷方，而这特别体现在与医学相关的学科领域。为了获取世界上最先进的知识，我们的年轻人不得不出国深造。国内只有零星的生理学或病理学实验室，且它们通常只配备教学所需的设备。但是在 20 年的时间里，情况发生了显著的变化。如今，在我们的大城市中，几乎每个科学医学部门都有从事研究工作的专业人员，美国的科学医学正在世界工作中占据其应有的位置。没有什么能比在几年内创办的科学期刊更能彰显这一点。同时，该学院作为领导者的积极参与，也在其成员发表的重要出版物中得到了充分体现。医院董事会很早就意识到了这些科学出版物的价值，《简报》与《报告》为医院在全球树立了医学中心的美誉。[2]但我们要清楚地认识到，这些成绩只是一个开始。对于病理学领域的从业者而言，我指的是那些致力于病因研究的学者，如果说美国有 1 个人的话，那么德国至少有 25 个人。在与医学相关的重要学科领域中，德国一流实验室的数量更是比美国多十几倍。这不仅仅是资金匮乏的问题，有时眼前也缺少合适的人才。一旦找到能够胜任工

1　学识渊博在这里指的是具有文化、科学与艺术方面的素养。

2　《简报》与《报告》分别指的是《约翰斯·霍普金斯医院简报》(*Johns Hopkins Hospital Bulletin*)，以及《约翰斯·霍普金斯医院报告》(*Johns Hopkins Hospital Reports*)。

作的栋梁，他就能迅速将美国科学推向前沿。让我给你们举个例子。解剖学是医学的一个基础分支，即使在非常偏远的地方，学院也有自己的解剖室。但是在美国大学中，想让高级解剖学得到充分重视非常困难。能够给医学生讲授这门课程的人一直很多，但是只要其内容涉及形态学与胚胎学，以及与之相关的众多问题的真正科学研究，就只有个别人对此进行了深入透彻的思考。年轻人不得不去国外参观设备齐全的现代化解剖研究所。今天，这所大学的解剖学院让任何一个国家都值得骄傲，而莫尔博士也证明了适应环境的人具有无限潜能。[1]

看到为疾病研究设立的专业机构，让人感到充满希望，例如纽约的洛克菲勒研究所、芝加哥的麦考密克研究所与费城的菲普斯研究所。[2]它们将为美国迄今为止薄弱的高端领域提供强大推动力。但是，看到我们的德国同行能够取得如此多的成就，又不禁让人羡慕不已。以精神病为例，它是疾病史上最悲惨的一章，也是文明生活中的最大诅咒。美国在照护精神病患者方面做了大量工作，并在研究这种疾病方面进行了很多尝试，我可以说，谢泼德医院在该领域具有开创性的良好工作吸引了全球关注。[3]然而，与德国在该学科上的现代发展相比，我们所做的事情似乎根本不值一提，因为每所大学都设有大型精神病诊所，可以对早期与疑似病例系统地进行研究与治疗。慕尼黑大学新成立的精神病学系已经耗资近五十万美元！医院空地的一侧将建成四家新科室，它们将在未来二十五年内投入使用，其中一家作为示

1　富兰克林·潘恩·莫尔（Franklin Paine Mall，1862 年 9 月 28 日—1917 年 11 月 17 日）是一位美国解剖学家与病理学家。莫尔曾在约翰斯·霍普金斯大学任解剖学教授，以其在解剖学和胚胎学领域的研究而闻名。

2　这三家研究所是美国知名的非营利性研究机构，致力于开展社会科学、人文学科与自然科学等领域的前沿研究。它们培养了大量优秀的学者与研究人员，并取得了许多重要的研究成果。

3　全名谢泼德与伊诺克·普拉特医院（Sheppard and Enoch Pratt Hospital），是一家位于马里兰州巴尔的摩市北郊陶森的精神病院。它成立于 1853 年，是美国最古老的私立精神病院之一。

范性精神病诊所，用于收治那些急性和可治愈的病例。第二家是儿科诊所。在布克医生的指导下，[1] 我们的门诊部已经取得了很大的进展，他帮助厘清了婴儿死亡率中的一个难题。但我们还需要一座拥有舒适病房与实验室的建筑，以便像凯利医生领导的妇科一样具有全球影响力。[2] 第三家需要提供独立建筑的重要部门是梅毒与皮肤科。这家医院在专业领域中的声誉很大程度上源于已故的布朗医生、吉尔克里斯特医生与休·杨医生的出色工作。[3] 最后，为了治疗眼、耳、喉疾病，我们还需要建立一家大型独立诊所，为这些至关重要的学科提供所需设备。

我们为能参与创建这两家伟大的机构而心怀无限感激！我们有幸拥有两位无与伦比的校长，他们的积极支持推动了每个部门勇往直前，其英明决策让部门之间的摩擦降到最低，而这种情况是学院非常容易遭受的内耗。值得一提的是，在这个由全美国各路精英组成的多元群体中，人们竟能如此顺利平和地融入彼此的生活，以至于教职员工之间的友好和谐令人愉悦。此外，我们在与市民的相处中也非常幸运，他们不仅学会了欣赏这些大型信托给本市与本州带来的巨大利益，而且以一种高尚的方式为大学生活开创了新时代。我们这些医学

1　威廉·大卫·布克（William David Booker, 1844 年—1921 年）是美国约翰斯·霍普金斯大学的儿科医生与教授。他是美国儿科学会的创始人之一，并于 1901 年成为该学会的主席。他在医学教育和临床医疗方面做出了卓越的贡献，被誉为 "医学教育之父" 和 "美国现代医院之父"。

2　霍华德·阿特伍德·凯利（Howard Atwood Kelly, 1858 年 2 月 20 日—1943 年 1 月 12 日）是一位美国妇产科医生。他在宾夕法尼亚大学获得医学博士学位。他与威廉·奥斯勒、威·霍尔斯特德与威廉·韦尔奇并称为约翰斯·霍普金斯医院 "四大创院教授"。

3　托马斯·理查森·布朗（Thomas Richardson Brown, 1845 年—1879 年）是一位美国消化病学专家，约翰斯·霍普金斯大学临床医学教授。

　托马斯·卡斯帕·吉尔克里斯特（Thomas Caspar Gilchrist, 1862 年 6 月 15 日—1927 年 11 月 14 日）是一位美国皮肤病专家。他在约翰斯·霍普金斯医院担任同一职位之前，曾担任马里兰大学皮肤病学教授。

　休·汉普顿·杨（Hugh Hampton Young, 1870 年 9 月 18 日—1945 年 8 月 23 日）是一位美国外科医生与学者。1895 年，他开始在约翰斯·霍普金斯医院任教。1897 年，年仅 27 岁的他成为约翰斯·霍普金斯医院泌尿科主任。

院的全体同仁必须对医学界心存感激，因为其影响和支持是医院与医学院成功的重要原因。我们不仅要感谢本市与本州的医生，他们在对待我们的时候是如此真诚，我们还要感谢整个国家的医学界，尤其是那些来自南方各州的同行，我们以实际行动回报了他们的信任。未来的发展取决于人们对这种信任的维护。而过去十六年工作的品质是其持久性的最佳保证。

　　已经取得的成绩只是未来即将完成工作的基础。我们必将迎来全新的完美世界，它由我们创造，注定要超越我们。[1] 我们只是尽到了职责，同时见证了一个开端。就个人而言，我深感骄傲的是能够被允许参与这项崇高的事业，并且与那些拥有高尚人类理想的同道一起前行。

1　出自约翰·济慈的长篇诗歌《海伯利安》。

送别

我是自己所见所闻的一部分。

《尤利西斯》，丁尼生

在这种场合下，我相信你们大家都能够理解，我发自肺腑的心声溢于言表。你们已经给予我太多爱戴与尊重，但是这次远远超过了以往的一切。我非常感激你们中的许多人长途跋涉，不辞辛劳，来为我即将开始的新事业而向我祝福。请原谅我谈及自己，尽管蒙田曾经告诫我们，谈论自己势必伤害别人。[1] 幸福会以多种方式降临到我们当中，但是我可以诚恳地说，很少有人能像我一样得到这么多眷顾。我不知道原因是什么，可有一点我十分清楚，我并不比别人更值得拥有，然而，我获得了非常丰富的恩赐。我的朋友们让我充满幸福，为此我要说"感谢上帝"。我在自己选择的职业中获得了非凡的快乐，而我要把这一切都归功于你们。我一直在追求人生的成功，如果就像某些人说的那样，这包括如愿以偿与心满意足，那么我已经在同行们

1　出自米歇尔·德·蒙田作品《随笔集》（*Essais*）。

的评价、合作与友谊中找到了我所追求的东西。

　　无论是在我自己的祖国加拿大，还是在我选择生活的这个国家里，我很高兴能够为公共群体服务，在离开这里之前，我必须对同事们拥有的高贵优雅品格表示敬意。我不仅收获了生活中至关重要的尊重与友谊，还得到了我的患者及其朋友最真挚的爱戴，一想起这些我就感到十分欣慰。

　　我的家庭是我全部幸福的最大源泉。你们中很多人都知道，我在此无需赘述。

　　我想告诉你们我来到这个国家的经历。负责接待我的人是费城的塞缪尔·韦塞尔·格罗斯与米尼斯·海斯，[1] 他们在《医学新闻》办公室制订了这项计划，并且请詹姆斯·泰森写了一封信，[2] 询问我是否愿意成为宾夕法尼亚大学临床医学教授职位的候选人。我在莱比锡收到了这封信，[3] 它由我的朋友谢泼德从蒙特利尔转寄。[4] 我在那里对朋友们搞过很多恶作剧，以至于当信寄到的时候，我确信那就是一个玩笑，我根本没想过自己会受邀接替佩珀医生。我过了几个星期才敢回复那封信，因为我担心谢泼德博士可能偷拿了宾夕法尼亚大学的便笺来特意捉弄我。米切尔医生发电报邀请我去伦敦会面，[5] 因为他与

1　艾萨克·米尼斯·海斯（Isaac Minis Hays，1847 年—1925 年）是一位美国眼科医生。他是《美国医学科学杂志》和《医学新闻》的联合编辑。在担任美国哲学学会的秘书和图书管理员期间，他收集并整理了本杰明·富兰克林的大量论文和手稿。

2　詹姆斯·泰森（James Tyson，1841 年—1919 年）是一位美国内科医生与教授，担任过宾夕法尼亚大学医学院院长。他的研究领域涵盖了消化系统疾病、代谢疾病和血液疾病等方面。此外，他还致力于医学教育的改革，提倡临床医学和实践经验的重要性。

3　1884 年，奥斯勒在德国莱比锡的科恩海姆病理研究所学习。

4　弗朗西斯·约翰·谢泼德（Francis John Shepherd，1851 年—1929 年）是一位加拿大解剖学家与外科医生，也是奥斯勒在麦吉尔大学的同事。

5　西拉斯·威尔·米切尔（Silas Weir Mitchell，1829 年 2 月 15 日—1914 年 1 月 4 日）是一位美国医生、科学家、小说家与诗人。他被认为是医学神经学之父。第一任妻子去世后，米切尔于1875 年与费城最有名望的家族之一的玛丽·卡德瓦拉德（Mary Cadwalader）结婚。这使他进入了这个城市最高的社交圈之一，并在第二年成为宾夕法尼亚大学的理事。

其高贵的妻子受命"考察我"，特别是在个人条件方面。米切尔医生说，在费城这样的城市，只有一种方法可以检验一个人的教养是否适合担任这样的职位：给他一块樱桃馅饼，看他如何处理果核。我以前刚好读到过这种把戏，于是优雅地用勺子将其剔除，从而获得了教授职位！

我与这个国家医学界的广泛联系令自己十分欣慰。在宾夕法尼亚大学，我遇到了一些自己很快就学会了爱戴与敬仰的人，每当我想起佩珀、莱迪、沃姆利、阿格纽与阿什赫斯特等逝去的前辈时，[1]我就很感激能够在他们被召去长眠之前与其相识。我很高兴地想到，我亲爱的朋友泰森与伍德还在这里，可以和我一起参加这次庆祝活动。[2]

在约翰斯·霍普金斯大学，我感受到了同样亲切的友谊，正如你们所知道的那样，我与那里的同事一直相处得非常愉快。

我在医学社团的同事遍及美国医学会、美国医师协会以及儿科、神经和生理协会，我与他们的关系始终十分融洽，我衷心感谢他们在过去 20 年里对我的善意与体贴。

我与美国各地全科医生的关系一直非常亲密。在这个国家，或许

1　这些都是宾夕法尼亚大学的教授。

　　小威廉·佩珀（William Pepper Jr., 1843 年 8 月 21 日—1898 年 7 月 28 日）是一位美国医生，19 世纪医学教育的领导者。他曾经长期担任宾夕法尼亚大学的教务长。1891 年，他创办了费城自由图书馆。

　　西奥多·乔治·沃姆利（Theodore George Wormley, 1826 年 4 月 1 日—1897 年 1 月 3 日）是一位美国毒理学家。1877 年，沃姆利被任命为宾夕法尼亚大学化学和毒理学教授。他最著名的作品是《毒药的微观化学》。

　　大卫·海斯·阿格纽（David Hayes Agnew, 1818 年 11 月 24 日—1892 年 3 月 22 日）是一位美国外科医生与解剖学家。

　　小约翰·阿什赫斯特（John Ashhurst, Jr., 1839 年 8 月 23 日—1900 年 7 月 7 日）是一位美国外科医生。他被称为"学识最渊博的外科医生"。从 1867 年到 1877 年，《美国医学科学杂志》上绝大多数外科评论都出自他的笔下。1888 年，阿格纽医生辞职后，宾夕法尼亚大学的董事会选举他为外科教授。

2　小霍雷肖·柯蒂斯·伍德（Horatio Curtis Wood Jr., 1841 年 1 月 13 日—1920 年 1 月 3 日）是一位美国医生与生物学家。

很少有人像我这样走过那么多地方，并且见过许多不同专业医生的工作状态。对于所有这些给予我支持的好朋友，我要衷心地感谢他们的鼓励与帮助。

最后，我与自己学生的情谊极其深厚，我在此看到了许多熟悉的身影。他们是我工作的灵感源泉，我甚至可以说，他们也是我生命的不竭动力。

我在这个行业中只有两个愿望。第一，使自己成为一名优秀的临床医生，并且与这个国家的医界先贤比肩，与内森·史密斯、巴特利特、詹姆斯·杰克逊、毕格罗、阿隆佐·克拉克、梅特卡夫、威廉·伍德·格哈德、德雷珀、佩珀以及达·科斯塔等人齐名。[1] 我一生中最大的愿望就是，成为一名与这些伟人一样的临床医生，我们敬仰他们的英名，他们为临床医学做出了如此杰出的贡献。

我的第二个愿望是建立一家符合德国标准的伟大诊所，它不是沿袭以前这里以及在英国遵循的模式，而是采用在欧洲大陆被证明非常成功的路线，正是它让德国的科学医学走在世界前列。如果说我为促

1　詹姆斯·杰克逊（James Jackson，1777 年 10 月 3 日—1867 年 8 月 27 日）是一位美国内科医生与教育家。他是麻省总医院的第一位医生，直到 1835 年辞职。1810 年，他被选为哈佛大学医学院临床医学教授。

亨利·雅各布·毕格罗（Henry Jacob Bigelow，1818 年 3 月 11 日—1890 年 10 月 30 日）是一位美国外科医生与哈佛大学外科教授。作为波士顿医学界几十年来的领军人物，他因治疗髋关节脱位的毕格罗手法、治疗肾结石的技术及其他创新而被铭记，并且率先报道了乙醚麻醉在外科手术中的应用。

塞缪尔·莱瑟·梅特卡夫（Samuel Lyther Metcalfe，1798 年—1856 年）是一位美国内科医生与化学家。他因在医学和化学领域的贡献而被认为是美国医学与科学的先驱之一。

威廉·伍德·格哈德（William Wood Gerhard，1809 年 7 月 23 日—1872 年 4 月 28 日）是一位美国医生与病理学家。1838 年，他被任命为宾夕法尼亚大学医学院教授，并一直担任这该职位直到去世。

威廉·德雷珀（William H. Draper，1809 年—1872 年）是一位美国皮肤科医生。曾经担任哥伦比亚大学皮肤病学教授与临床医学教授。

雅各布·门德斯·达·科斯塔（Jacob Mendez Da Costa，1833 年 2 月 7 日—1900 年 9 月 12 日）是一位美国医生。他以发现达·科斯塔综合征而闻名。达·科斯塔对人文学科的兴趣贯穿了终生。他认为一个真正有天赋的医生需要科学与艺术两方面的知识。

进临床医学发展做了什么的话，那就是朝着这个方向，努力建立了一家大型诊所，拥有一批训练有素的临床助理与住院医师，以及设备齐全的实验室，用来解决我们在内科学中遇到的复杂问题。我非常感谢约翰斯·霍普金斯医院能够让我有机会来实现这些理念。尽管成功与否尚有待观察，但有一点我可以肯定：如果说这个国家有什么需要改变的地方，那就是现有的医院系统与医学院之间的关系。雅各比医生曾经提到这一点，[1]但没有引起太多的关注。如果医疗行业能够遵守自律的规定，[2]并且只安排一两个人而不是半打人负责医院服务，那么在每座拥有五万居民的城镇上，都可以建立起一家优秀的模范诊所，其水平足以达到小型德国城市的标准。[3]通过配备适当的临床助理与设备，以及良好的临床与病理实验室，这个国家的临床工作就会像德国一样出色。

我自己有三个理想。第一个理想是，做好当天的工作，不要为明天忧虑。[4]有人认为，这个理想并不令人满意。其实它无懈可击。对于学生来说，没有什么比这个理想更能产生实效了。比起其他任何事情，我所取得的任何成功都更多归功于这一点，即专注当日之事，尽力做到极致，让未来顺其自然。

第二个理想是，尽己所能遵守金规则，善待我的医界同道以及我

---

1 亚伯拉罕·雅各比（Abraham Jacobi，1830 年 5 月 6 日—1919 年 7 月 10 日）是一位德国医生与儿科先驱。他是改善美国儿童保健和福利运动的关键人物，并在美国开设了第一家儿童诊所。迄今为止，他是美国医学会唯一一位在外国出生的主席。他帮助创办了《美国产科杂志》，并且被誉为"美国儿科之父"。

2 原文指的是《自我否定条例》。1645 年 4 月 3 日，英国议会通过了《自我否定条例》（Self-denying Ordinance），或称《忘我条例》。自 1645 年 4 月 3 日起 40 天内，拥有军职的下议院或上议院成员都必须辞去其中一个职务。该法案限制先前的法律或规则创建者在稍后的执法机构中续存，以维护法律规则在执行过程中的独立性与公正性。在英国内战及法国大革命中，此条例曾数次出现，其后在美国等国家作为一种立法原则存在。

3 奥斯勒指的是慕尼黑以及其他德国城市。

4 出自《马太福音》（6:34）。

照护的患者。

第三个理想是，培养这样一种平和的心态，使我能在成功时保持谦逊，不骄不躁地接受朋友的爱戴；当悲伤与难过的日子来临时，以男子汉应有的勇气去面对。

未来究竟会怎样，你我都无法预料。但只要带着你们赋予我对过去的回忆，我就丝毫不会感到介意。因为没有什么能让它远离。

我曾经犯过错误，但它们都是源于误判而非本意。我可以问心无愧地说，并愿以亲身经历证实，在与你们相处的日子里，

> 我从未爱过黑暗，
> 不曾歪曲过真理，
> 没有滋生过妄想，
> 未尝允许过恐惧。[1]

1　出自马修·阿诺德作品《埃特纳山上的恩培多克勒》第二幕。